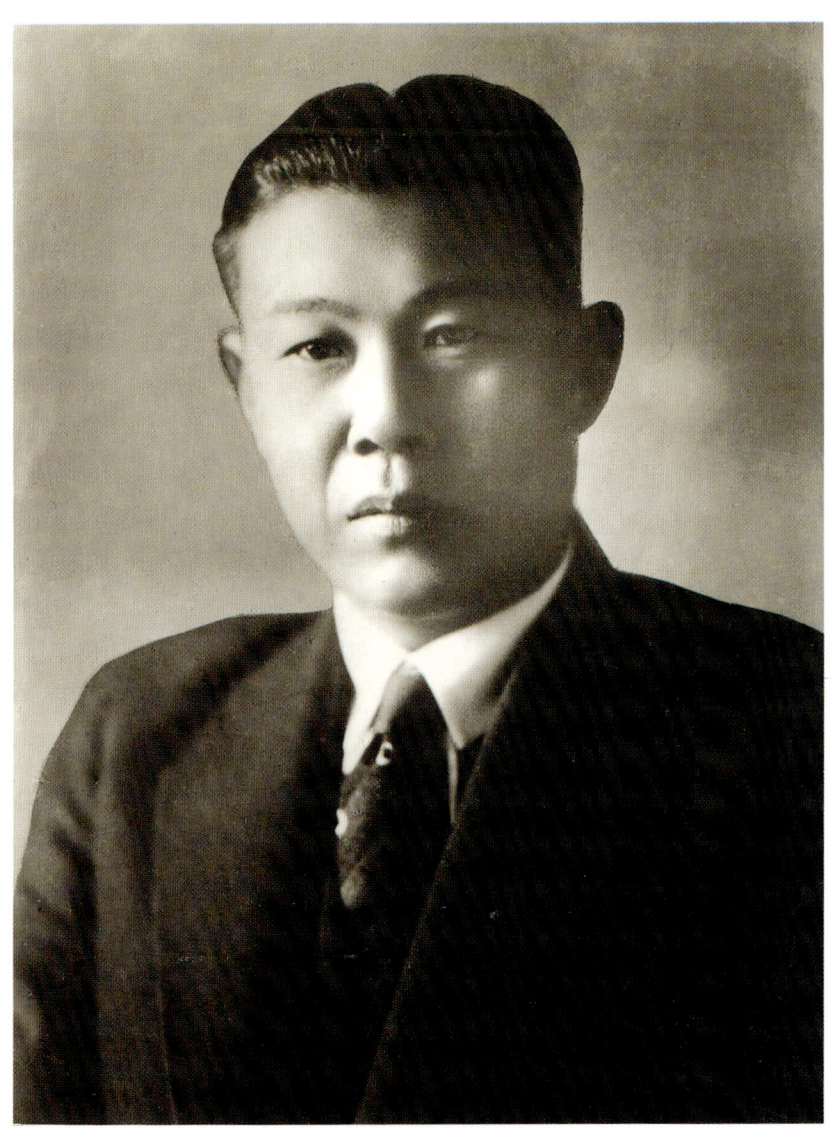

선각자 백인제 박사, 그는 우리나라 현대의학의 개척자였다.

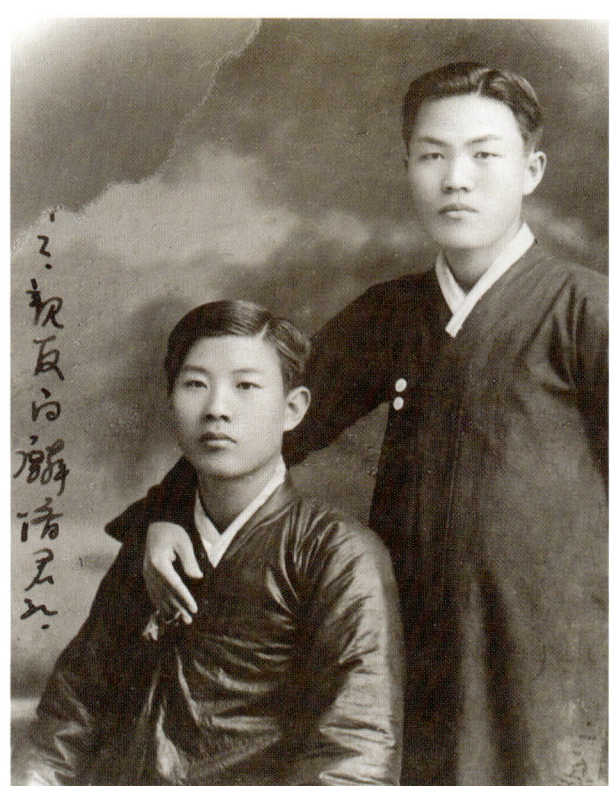

소년 시절의 백인제(왼쪽).
백인제 박사는 평북 정주에
서 태어나 이승훈 선생이
설립한 오산학교, 경성의전
을 거치며 우리나라 현대
의학, 특히 외과학 발전의
기틀을 마련하였다.

獨立有功者功勳錄

●

第 2 卷

三·一獨立運動篇
（上）

●

國家報勳處

白仁城 (白仁聖)		黃海 長淵	독자 (14) 504, 958 明治 (1分) 588 獨 (文一民) 175
白仁玉	1919 35才	平北 江界	독자 (5) 886 明治 (1分) 681
白麟濟	1919 22才	平北 定州 서울	독운 (2) 104 독운 (9) 182, 190 독자 (5) 61, 91 독자 (13) 94, 104, 141 獨 (文一民) 106
白日煥	1919 36才	京畿 金浦	독자 (5) 331～337 독운 (2) 154, 155
白正基		慶南 東萊	독·운 (3) 183 독·운 (9) 261
白貞基	1919	全北	독·운 (3) 512

국가보훈처에서 펴낸 「독립유공자공훈록」에 실린 백인제 박사. 민족에 대한 사명의식이 투철
하였던 백인제 박사는 경성의전 학생으로 1919년 3·1운동에 가담하여 10개월의 옥고를 치
렀다. 그를 아끼던 일본인 교수들의 노력으로 복학하여 1년 늦게 졸업했는데, 수석 졸업을
하고도 3·1운동 가담 경력 때문에 2년간 무보수로 일한 뒤에야 의사면허를 받게 된다.

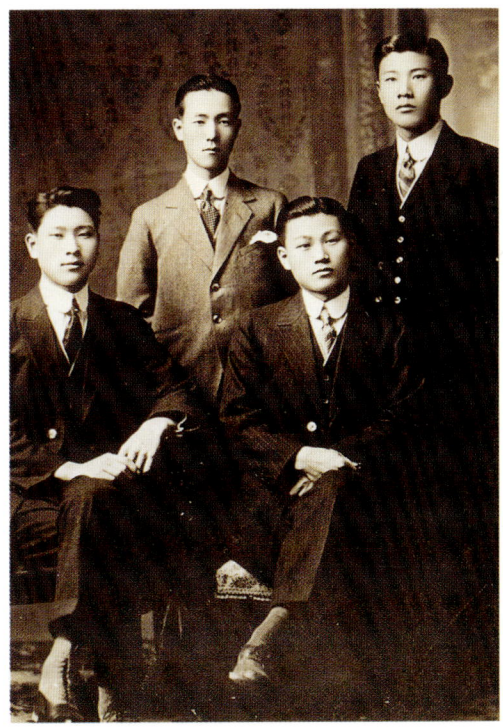

1928년 최경진 여사와 결혼. 춘원 이광수(오른쪽에서 여섯번째), 춘원의 부인 허영숙 여사(왼쪽 여섯번째), 부친 백희행(오른쪽 네번째) 등이 보인다. 이광수 부부는 이 결혼식에 들러리를 서주었다.

청년 시절의 백인제(오른쪽 끝).

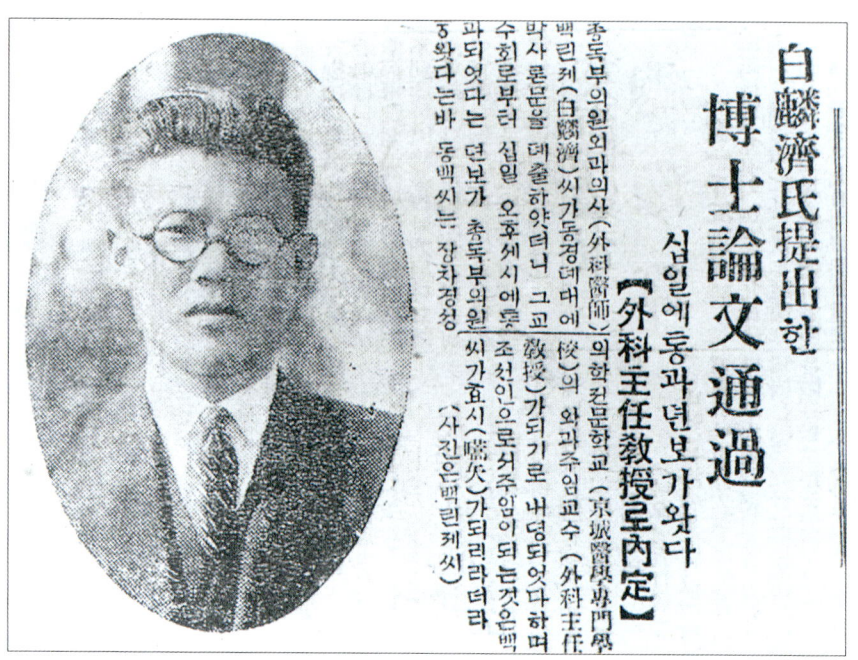

白麟濟氏提出한
博士論文通過
십일에 동과 년보가왓다
【外科主任敎授로內定】

총독부의원외과의사(外科醫師)엿
백린제(白麟濟)씨가동경제대에(京城醫學專門學
박사론문을데출하얏더니 그교(校)의 외과주임교수(外科主任
수회로부터 심일 오후세시에통 敎授)가되기로 내정되엿다하며
과되엿다는 던보가 총독부의원 조선인으로쉬주임이되는것은백
왓다는바 동백씨는 장차경성 씨가효시(嚆矢)가되리라더라
(사진은백린제씨)

조선총독부의원 외과 의사였던 백인제 박사가 동경제대에서 박사학위 논문이 통과되고 경성의전 외과 주임교수로 내정되었다는 소식이 동아일보 1928년 3월 12일자에 보도되었다.

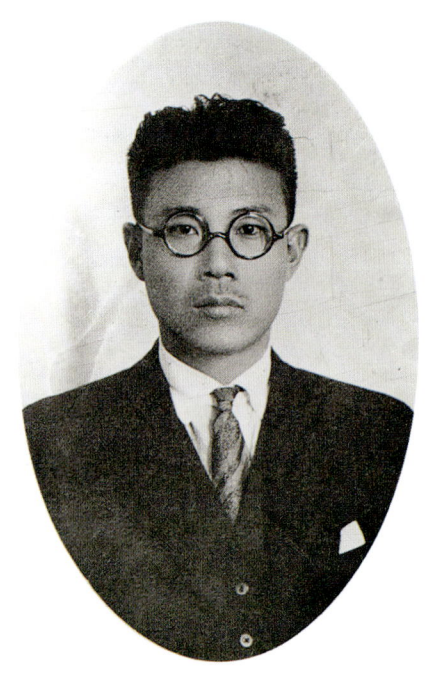

경성의전 교수로 임용된 직후의 백인제 박사.

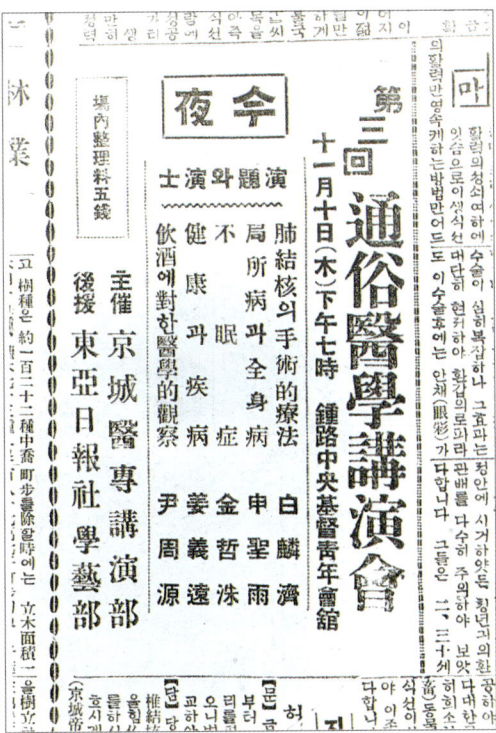

1932년 11월 5일자 동아일보의 통속의학 강연회 공고. 백인제 박사는 1928년부터 지속적으로 이러한 강연회에 참여하여 의학 지식의 대중화에 노력하였다. 여기서 '통속'이란 대중을 상대로 한다는 뜻이다.

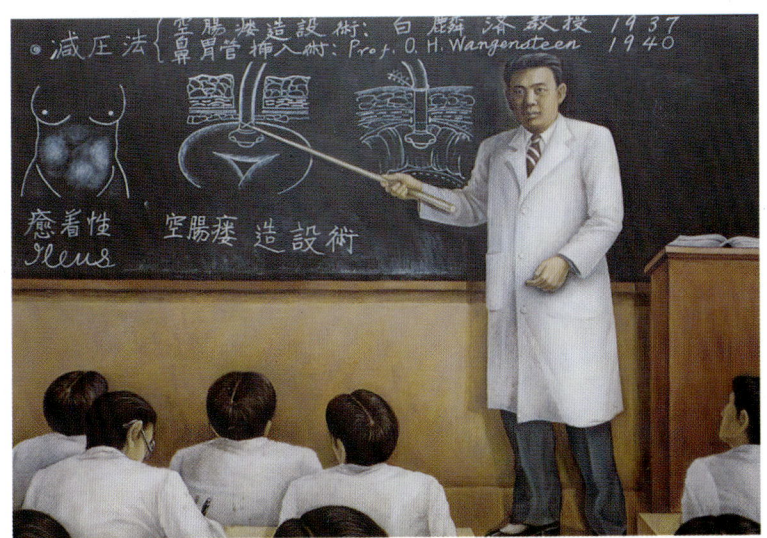

백인제 박사는 1937년 장폐색증에 있어서 상부장관(上部腸管) 감압술(減壓術)이 유효한 수술임을 세계 최초로 발표하였다. 그러나 이러한 업적에도 불구하고 세계 학회에는 1940년 미국의 왕겐스틴(O. H. Wangensteen)이 먼저 보고하였다. 사진은 이를 애석하게 여긴 백인제 박사의 일본인 제자들이 그의 발표내용을 그림으로 그려 보내준 것이다. 현재 부산백병원에 보관되어 있다.

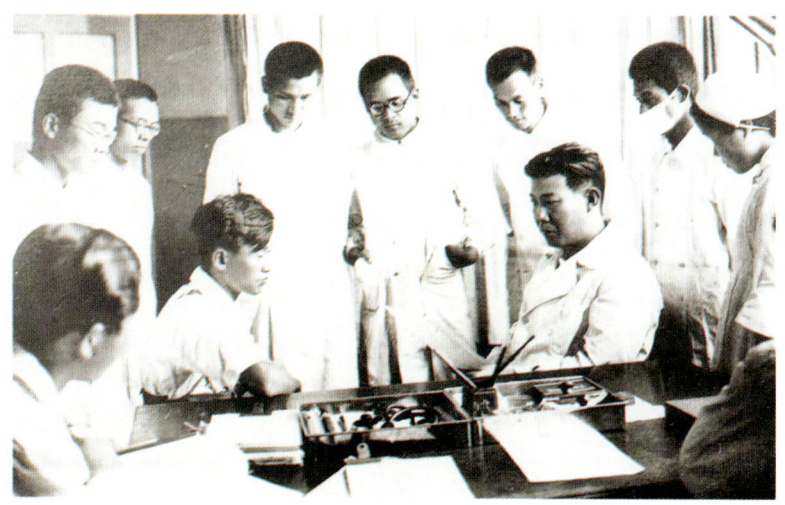

백인제 박사의 임상강의 모습. 한국인 학생들은 물론 일본인 학생들 사이에서도 진단의 정확함과 대담하고도 정확한 수술, 그리고 명쾌한 강의로 존경의 대상이었다.

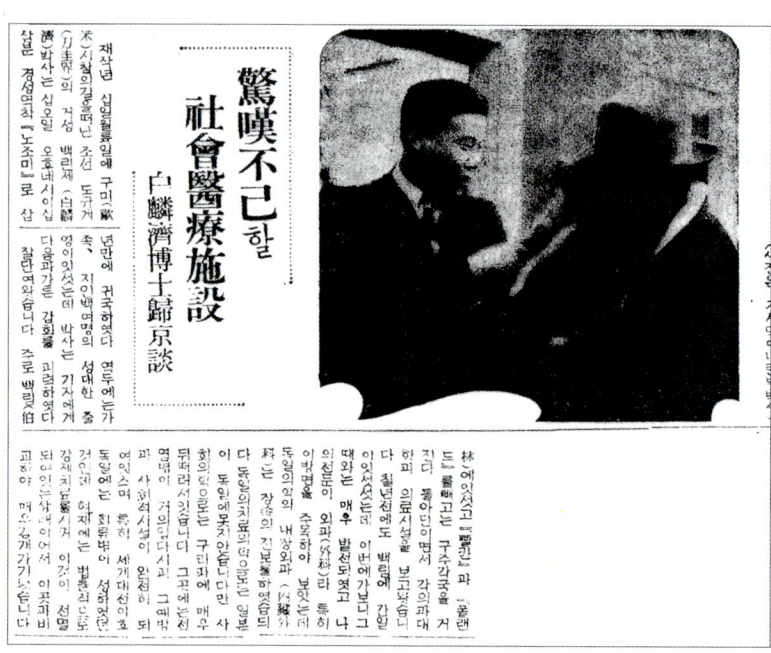

백인제 박사가 외국 유학을 마치고 귀국하였다는 소식을 보도한 1938년 1월 16일자 조선일보. 백인제 박사는 두 차례에 걸쳐 구미의학계를 시찰하였다. 1차로 1930년 독일 등 유럽을 3개월간 방문하였고, 2차로 1936년부터 1년여 동안 독일 베를린대학의 노르드만 외과교실에서 공부하고, 미국 콜롬비아대학, 존스 홉킨스 병원, 메이요 클리닉 등을 시찰하였다. 이러한 경험은 메이요 클리닉과 같은 훌륭한 의료기관을 설립하겠다는 포부를 갖는 계기가 되었다.

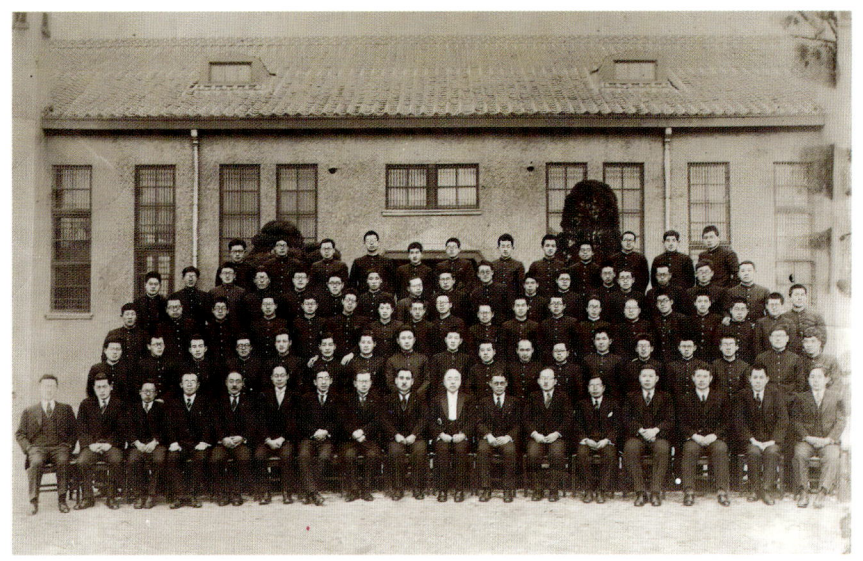

1938년 3월 20일 경성의학전문학교 졸업생과 함께. 앞줄 오른쪽에서 네번째가 백인제 박사. 중앙은 사또오(佐藤) 교장.

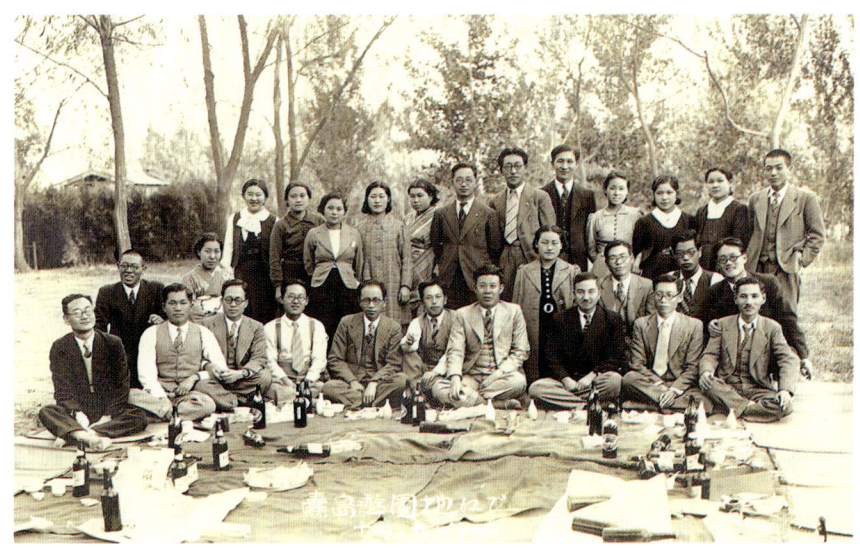

1939년 9월 27일 뚝섬에서의 경성의전 외과학교실 야유회. 앞줄 왼쪽부터 김희규 박사, 민영옥 박사, 한 사람 건너 장기려 박사, 두 사람 건너 백인제 박사, 하이다. 이재복, 오노 등이 보인다. 뒷줄 왼쪽에서 일곱번째는 주영재 교수. 백인제 박사는 장기려 박사를 외과학교실의 후계자로 지목하고 있었으나 장박사는 이를 고사하고 평생 봉사와 희생의 삶을 추구하였다. 이러한 인연으로 장기려 박사는 생전 백병원의 가장 든든한 정신적 지주가 되어주었다.

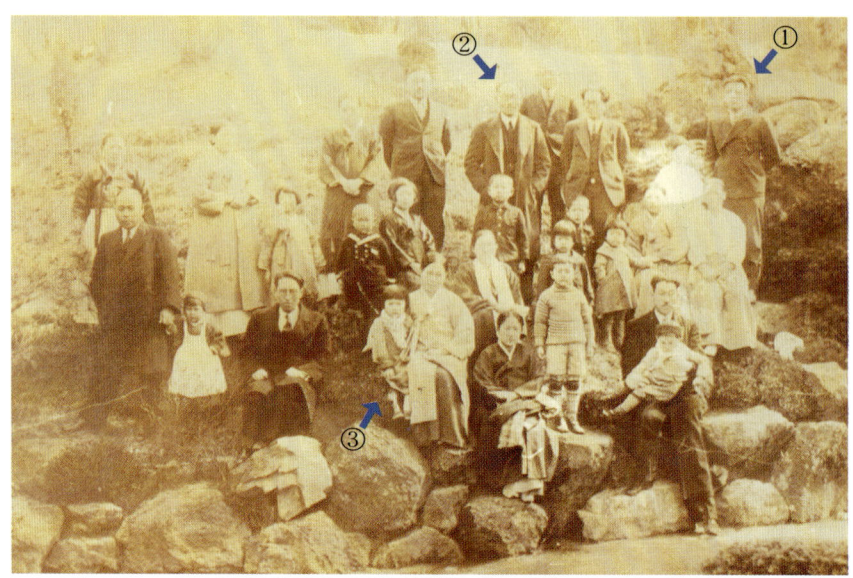

백인제 박사(맨 뒷줄 오른쪽 끝 ①)가 자택에서 안창호(맨 뒷줄 오른쪽 네번째 ②), 주요한(맨
뒷줄 오른쪽 두번째), 이응준(맨 뒷줄 오른쪽 세번째) 등과 찍은 사진. 앞줄 중앙에 최경진 여사
와 장녀 백향주(③)가 나란히 앉아 있다.

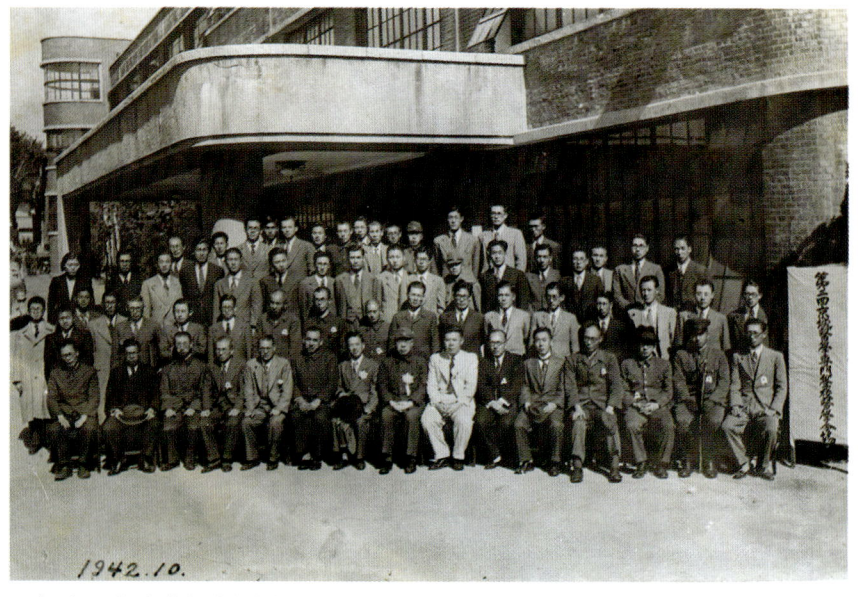

1942년 10월 제24회 경성의학전문학교 학회를 마치고 기념 촬영을 했다. 앞줄 가운데 백인제
박사가 보인다. 이때는 경성의전 교수직을 사임하고 백외과의원을 경영하고 있었다.

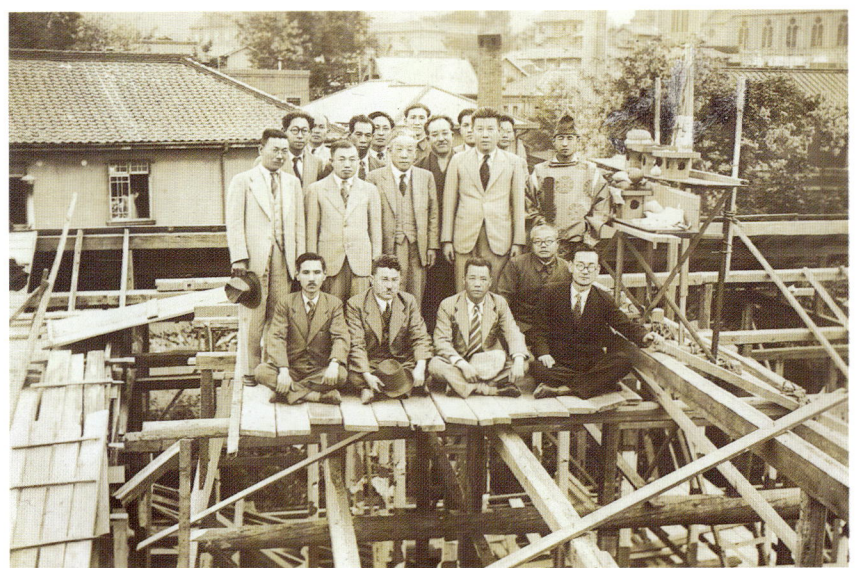

백인제 박사가 백외과의원을 설립하고 1년 후에 증축하던 모습. 1942년경으로 추정되며, 수술실 및 외래 그리고 병실 7개를 증축하였다.

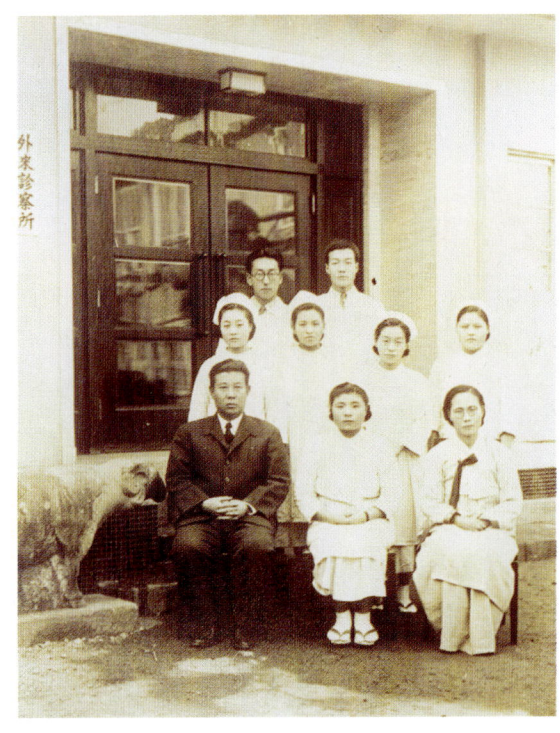

현재의 서울백병원 자리인 옛 백병원 앞에서 백인제 박사와 최경진 여사(앞줄 오른쪽).

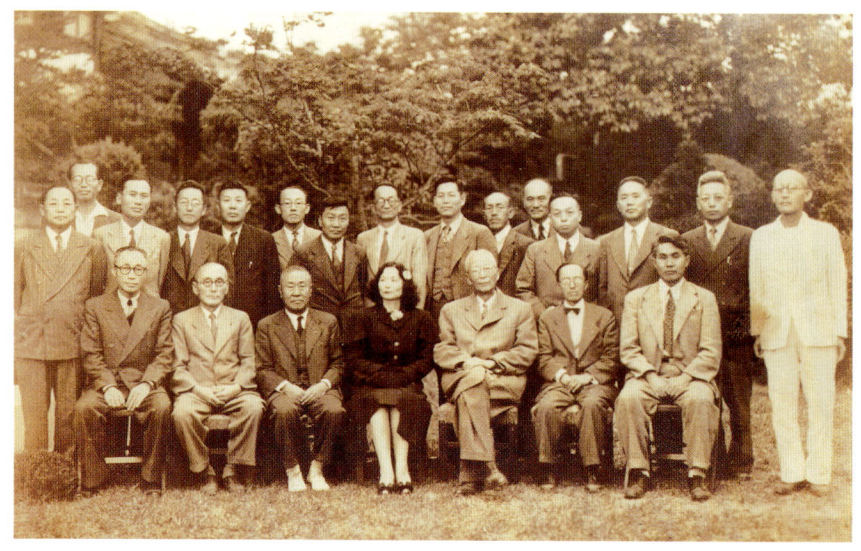

서재필은 해방 직후인 1947년 미군정장관의 초청으로 귀국하여 과도정부의 최고 정무관이 되었다. 귀국 직후 백인제 박사 자택을 방문하여 기념촬영을 했다. 백인제(뒷줄 왼쪽 다섯번째), 서재필(앞줄 오른쪽 세번째), 그 따님(앞줄 오른쪽 네번째), 이광수(앞줄 왼쪽 두번째), 이용설(뒷줄 오른쪽 다섯번째) 등이 보인다. 백인제 박사는 서재필을 환영하였을 뿐 아니라 정치적으로 지지하는 성명을 내기도 했다.

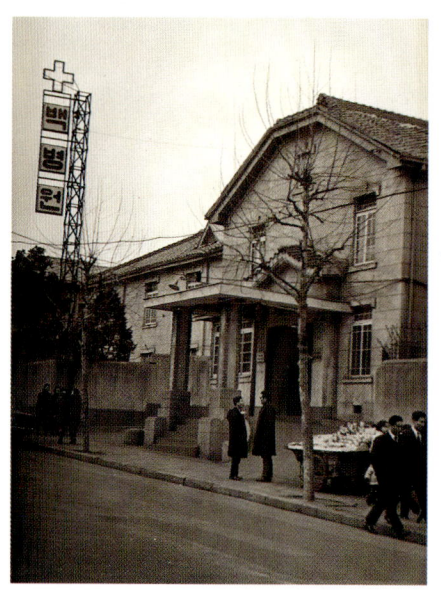

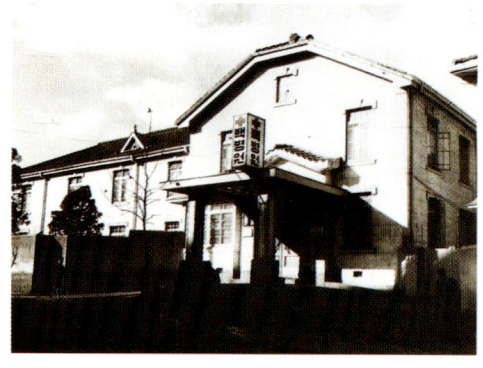

현재의 서울백병원 자리에 있던 옛 백병원 건물. 1960년대 말에 이르러 건물이 낡아 비가 새는 등 존폐의 위기를 맞고 있었다.

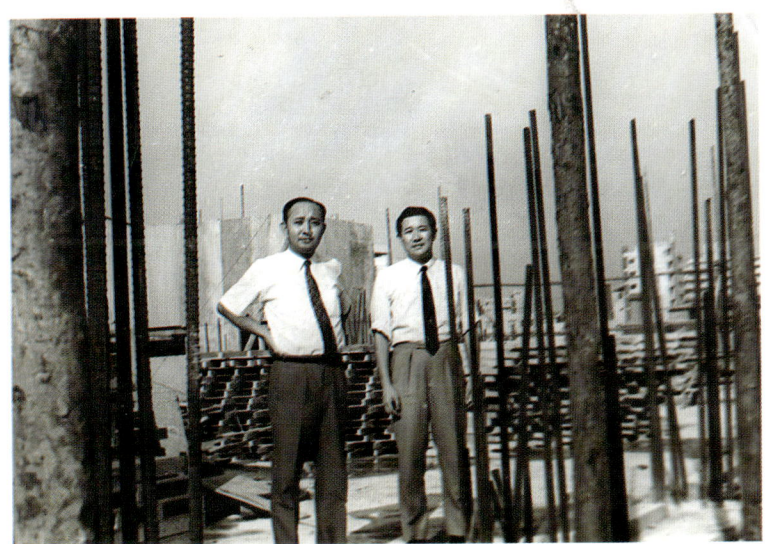

1969년 옛 백병원 자리에 짓는 서울백병원 공사에서의 현 인제대 백낙환 총장(백인 제 박사의 조카)과 백낙조 이사장(백인제 박사의 장남). 백인제 박사 납북 후 그의 뜻 을 따르기 위해 백병원 중흥에 천신만고의 노력을 기울이던 백낙환 박사는 백낙조 이사장의 귀국으로 큰 힘을 얻었다.

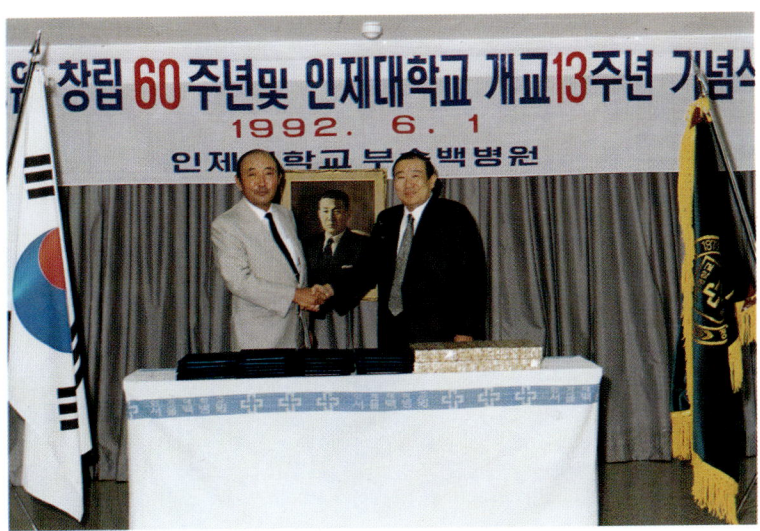

1992년 백병원 창립 60주년 기념식에서 백낙환 총장과 백낙조 이사장. 백인제 박사 의 유훈은 그 후예들에 의해 실천에 옮겨지고 있다.

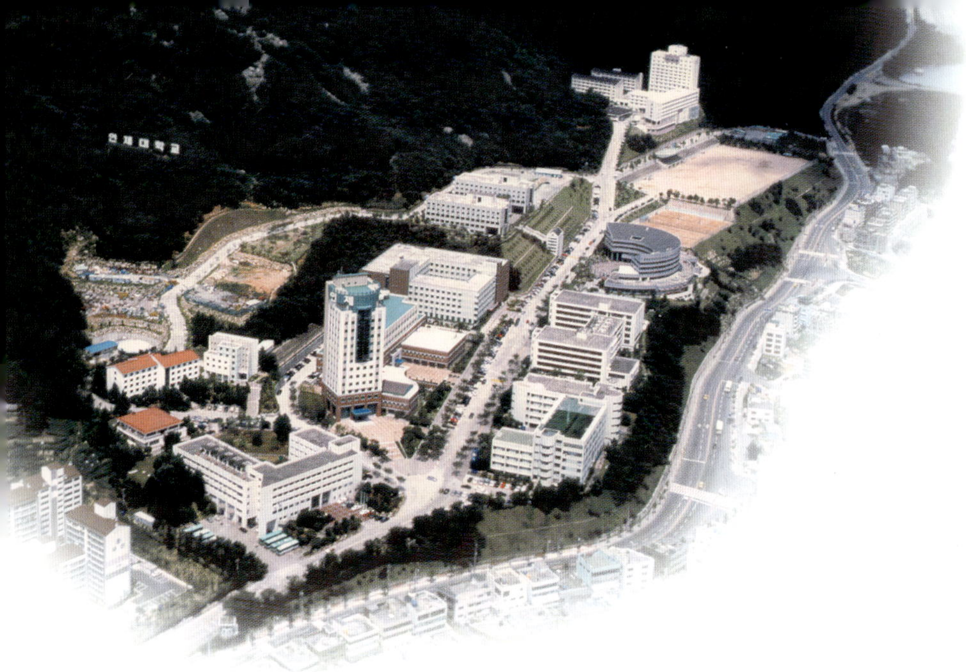

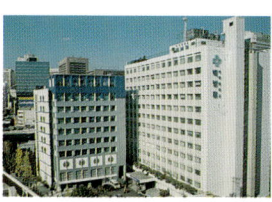
인제대학교 서울백병원

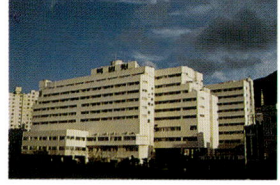
인제대학교 부산백병원

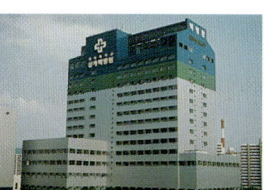
인제대학교 상계백병원

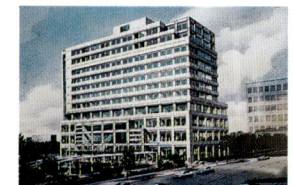
인제대학교 일산백병원
(1999년 12월 개원 예정)

백병원은 1932년 작고 초라한 병원에서 시작하여 현재는 서울백병원, 부산백병원, 상계백병원 등 총 2천여 병상을 갖춘 굴지의 대학부속병원으로 성장하였으며, 1999년 말에는 600병상 규모의 일산백병원을 개원할 예정이다. 백인제 박사의 뜻에 따라 나라의 장래를 이끌 인재 육성을 목표로 설립된 인제대학교 역시 각종 대학평가에서 상위권을 다투고 있다. 인제대학교 백병원의 발전 과정은 바로 백인제 박사의 창립 이념인 인술제세(仁術濟世)와 이를 발전적으로 계승한 인덕제세(仁德濟世), 그리고 그의 생활철학이던 정직, 성실, 근면이라는 정신적 유산의 실천 과정이다.

선각자 백인제

한국 현대의학의 개척자

학교법인 仁濟學園

창작과비평사

1999

□ 발간사

민족의 선각자이셨던 분

6·25전쟁은 우리 민족 최대의 비극이었다. 단지 국토가 초토화되고 많은 사람이 목숨을 잃었기 때문만은 아니다. 전쟁중에 우리 민족은 너무나 많은 인재를 잃었다. 백인제(白麟濟) 박사도 그중의 한 분이다

백인제 박사는 우리나라 현대의학, 특히 외과학 발전의 기틀을 마련한 위대한 의사였을 뿐 아니라 암울했던 일제 강점기에 우리 민족의 미래에 관해 원대한 꿈을 꾸었던 애국자요 선각자(先覺者)였다. 그는 민족에 대한 투철한 책임감과 사명의식을 가지고 자기 직분에 최선의 길을 걸으며 후학들에게 희망을 불어넣어준 인물이었다.

백인제 박사는 1899년 평북 정주에서 태어나 이승훈 선생이 설립한 오산학교를 졸업했다. 현재의 서울대학교 의과대학 전신인 경성의학전문학교 재학중에는 3·1운동에 가담하여 옥고를 치르고 퇴학당하는 고초를 겪었다. 후에 복학이 허용되어 수석졸업을 한 후에도 3·1운동에 가담했다 하여 2년간 무보수로 일한 후에 의사면허를 받게 되었다. 그러나 그 뛰어난 실력을 인정받아, 경성의전 외과 주임교수를 역임했으며 우리나라 현대의학의 새로운 경지를 열어나갔다. 그는 경성의전 재직중 많은 후학을 길러냈으며 그 제자들은 인제대 백병원, 한림대 성

4

심병원, 가톨릭대 성모병원, 중앙대 필동성심병원 등을 설립하였다. 1937년에는 장폐색증에 있어서 상부장관(上部腸管)의 감압술(減壓術)을 세계 최초로 시행하기도 하였으며, 진단과 수술이 정확하여 우리나라는 물론 일본과 만주에까지 이름을 떨쳤던 명의였다.

단순히 수술 잘하는 외과의사라기보다 큰 뜻을 가진 선각자였던 그분은 해방 후 우리나라 최초의 민립 공익법인인 재단법인 백병원을 설립하기도 했으며 서울시의사회, 대한의사협회, 대한외과학회 등 우리나라 의사회의 결성에도 주도적으로 깊이 관여하여 서울시의사회장과 대한외과학회장의 초대와 2대 회장을 각각 지냈다. 그러나 불운한 시대를 산 그는 가슴에 품었던 원대한 뜻과 뛰어난 재능을 마저 펴지도 못한 채, 6·25전쟁중 그의 실제(實弟)인 백붕제 변호사와 함께 납북되었다.

그분이 안 계신 백병원은 후예들의 뼈를 깎는 노력에도 불구하고 풍전등화의 위기에 처한 적이 한두번이 아니었으며, 종국에는 문을 닫을 것을 검토해야 하는 지경에까지 이르렀다. 그러나 우리 두 사람은 백병원이 사라지는 것을 그냥 두고 볼 수 없었으므로 백박사가 이루지 못한 꿈을 이루고 그의 창립이념을 실천하기 위해 천신만고의 어려움을 겪으면서도 좌절하지 않고, 백병원의 중흥을 위해 한평생을 바쳤다

그리하여 백인제 박사가 남겨준 인술제세(仁術濟世)라는 창립이념과 정직, 성실, 근면이라는 정신적 유산을 이어받아 1932년 작은 외과의원에서 시작했던 백병원은 현재 서울백병원, 부산백병원 그리고 상계백병원 등 총 2천여 병상을 갖춘 굴지의 대학 부속병원으로 성장하였으며, 1999년 말에는 600병상 규모의 일산백병원을 개원할 예정이다.

백인제 박사의 궁극적인 목표인 국가와 민족의 장래를 이끌 인재 육성을 위해 우리 두 사람이 힘을 합해 백병원을 모체로 설립한 인제대학교는 최근 수년간 각종 대학평가에서 우수한 대학으로 인정받으며 21세기에 민족의 대학, 세계의 대학으로 비상하기 위해 착실한 전진을

계속하고 있다.

이제 그분이 태어난 지 100년을 기념하여 이제나마 그분의 생애와 업적을 정리하는 책을 펴내는 것은 그분의 뜻을 이어온 우리들이 하지 않으면 안 되는 일이라 느끼게 되었다.

백인제 박사 전기를 간행하기 위한 작업은 1997년 봄부터 시작되었다. 우선 자료를 모으는 일로부터 시작하였다. 불행하게도 백박사의 사진들이 대부분 6·25전쟁중에 분실되었기에 그동안 친구나 친지분들이 간직한 백인제 박사의 사진들을 모아둔 것이 도움이 되었다. 백박사에 대해 보도된 내용이나 직접 당신이 기고하신 신문자료를 가능한 대로 찾아내었다. 다행스럽게도 장기려 박사와 민영옥 교수를 비롯한 제자분들이 의학전문지나 백병원보에 회고한 내용들은 많은 참고가 되었다. 또한 1981년에 백중앙의료원에서 발간하는 의학잡지인『인제의학(仁濟醫學)』에서 백인제 박사 회고기념호를 내면서 백박사 회고 좌담회를 해둔 것도 도움이 되었다. 잊을 수 없는 것은 대한의사학회 회장이신 기창덕 박사께서 영영 사라지고 만 것으로 알고 있던 '재단법인 백병원'의 정관(定款)을 보관하였다가 전해주신 일이다. 더구나 독일 유학하시는 길에 조선일보에 연재했던 기행문을 발굴한 것은 다행이 아닐 수 없다.

그러나 전기 간행 작업을 진행하면서 아쉬웠던 점은 백박사와 가깝게 지내셨던 분들이 많이 돌아가셔서 그분의 삶의 체취를 생생하게 증언해주실 분이 적었다는 것이다. 그래도 아직도 건강하신 백박사의 부인 최경진 여사, 백박사의 수제자이고 동서인 김희규 박사, 백박사의 가르침을 받은 전종휘 교수, 주영재 교수로부터 증언을 들을 수 있었던 것으로 위안을 삼는다. 그리고 자녀들의 아버지에 대한 회고와 김희규 박사의 회고는 백인제의 또다른 모습을 전해줄 수 있는 귀중한 자료가 될 것이다. 서울의대 황상익 교수는 경성의전, 흥사단, 정주 및 오산학교 관련 자료들을 찾아주었고, 백박사 전기의 초고를 잡는 수고

6

를 해주었다. 서홍관 교수는 자료 발굴을 비롯한 전체 진행을 점검하면서 원고를 꼼꼼히 검토해주었다.

백인제 박사는 뛰어난 업적을 남긴 의사였을 뿐 아니라 의술을 통해 나라와 민족에 대한 사랑을 실천한 진정한 애국자요 선각자였다. 이 책의 발간을 위해 애쓰신 모든 분들과 창작과비평사의 관계자 여러분 그리고 음으로 양으로 많은 도움 말씀을 아끼지 않으신 선후배 여러분께 진심으로 감사의 말씀을 드린다.

1999년 1월 28일
백낙환·백낙조

차례

□발간사/백낙환·백낙조

1. 백인제의 조상과 집안 9
2. 정주지방—개화의 물결 13
3. 초년기와 오산학교 시절 26
4. 경성의학전문학교 학생 시절 36
5. 총독부의원 시절 78
6. 경성의학전문학교 교수 시절 92
7. 백인제외과의원 시절 177
8. 해방에서 피랍까지 186
9. 피랍 이후 백병원의 시련과 성장 223
10. 백인제의 가족과 후손 229

□백인제 박사 회고 233
  백향주·백낙조·백낙헌·김희규

□부록: 인도양(印度洋)을 건너며
        —구주(歐洲) 가는 길에/백인제 263

□연   표 300
□참고문헌 305
□찾아보기 309

1. 백인제의 조상과 집안

백인제(白麟濟)는 양력으로 1899년 1월 28일(음력으로는 1898년 무술년 戊戌年 12월 17일. 지금까지 많은 기록에 1898년 1월 28일로 되어 있는데, 음력 생일을 양력으로 환산하는 과정에서 생긴 착오이다) 수원(水原) 백(白)씨 정주파(定州派)의 오랜 향리(鄕里)인 평안북도(平安北道) 정주군(定州郡) 남서면(南西面) 남양리(南陽里) 424번지에서 아버지 백희행(白禧行, 자 字는 희경 禧卿, 1869~1954)과 어머니 청주(淸州) 한(韓)씨(1866~1941) 사이의 4남 3녀 중 셋째아들로 태어났다. 외할아버지의 이름은 한응모(韓應模)이다.

백(白)씨는 일반적으로 수원(水原) 단본으로 알려져 있으나, 문헌에는 그밖에도 남포(藍浦)·직산(稷山)·임천(林川)·태인(泰仁)·적성(赤城, 淳昌)·문경(聞慶)·청도(淸道)·해미(海美)·남해(南海)·해안(海顔, 大邱)·부여(扶餘)·평산(平山) 등 10여본이 전하며, 『증보문헌비고(增補文獻備考)』에는 157본으로 기록되어 있다. 그러나 이것들은 모두 수원 백씨의 분파로서, 오늘날에는 수원 백씨로 일원화되었다. 즉 아직도 남포·태인·청도·부여 등이 호적상으로 존재하지만 대외적으로는 수원 백씨로 통칭되고 있다.

원래 중국계인 백씨는 도시조(都始祖)인 당(唐)나라 사람 백송계(白松溪)가 선덕왕(宣德王) 원년인 780년 신라에 귀화함으로써 비롯되었다. 이 백송계는 중국 고대설화 속의 삼황오제(三皇五帝) 가운데 하나인 황제(黃帝) 헌원씨(軒轅氏)의 후예라는 설도 전해지고 있다.

백인제는 백송계로부터 시작되는 백씨 가계 중에 44대에 속한다.

백씨가 수원이라는 관향(貫鄕)을 얻은 것은 5대 백영(白永)이 수원에 살게 되면서부터이다. 그리고 26대 백역(白繹)은 평안도 정주로 이주하면서 정주파의 파조(派祖)가 되었다.

수원 백씨의 조상 가운데 고려시대의 대표적 인물로는 충선왕 때의 성리학자 백이정(白頤正)과 공민왕 때의 명신이자 학자인 백문보(白文寶, ?~1374)를 꼽을 수 있다. 그리고 조선시대에는 유학자 백인걸(白仁傑, 1497~1579)과 백유함(白惟咸, 1546~1618) 부자, 선조 때의 시인인 백광훈(白光勳)을 들 수 있으며, 백씨 가문은 조선시대를 통해 모두 80명의 문과 급제자를 배출하였다. 또한 조선시대 말의 백홍준(白鴻俊)은 한국 개신교 사상 최초의 순교자였다.

이제 백인제의 직계 조상을 살펴보자. 고조부인 백경해(白慶楷, 자는 성익 聖翊, 호는 수와 守窩, 1765~1842)는 1786년 식년 문과에 급제하여 성균관 학유(學諭)를 거쳐 1811년 평안도 도사(都事)가 되었다. 이때 홍경래, 우군칙 등이 이른바 '홍경래난'을 일으키자 백경해는 형 백경한(白慶翰)과 함께 민병(民兵)을 모집하여 전공을 세움으로써 태천 현감이 되었으며, 그뒤로 부총관과 한성부좌윤(漢城府左尹, 서울시 부시장 격)을 지냈다. 증조부인 백종걸(白宗杰, 자는 긍담 兢膽, 호는 지산 止山, 1800~1877)은 1831년 문과에 급제하여 문천 군수를 거쳐 병조참의(국방차관보 격)와 우승지(右承旨, 주로 교육문화에 관련된 업무를 담당하던 국왕의 비서직)를 지냈다. 조부는 백시증(白時增, 자는 여능 汝能,

1844~1917), 조모는 밀양(密陽) 박(朴)씨(1841~1903)이며, 외증조부의 이름은 박민주(朴敏柱)이다.

종조부인 백시훈(白時壎, 자는 여옹 汝翁, 1829~1899)은 과거에 급제하지는 못하였으나 평안북도 주사(主事)를 지냈으며, 그의 아들, 즉 백인제의 당숙인 백이행(白彛行, 자는 운경 雲卿, 호는 치당 耻堂, 1845~1935)은 오산학교(五山學校)의 초대 교장을 지냈다.

이처럼 백인제의 가문은 대체로 보아 전통적인 문신·학자 집안이며, 경제적으로도 대지주는 아니지만 부농(富農) 정도로 여유가 있었다. 그리고 우승지를 지낸 증조부 덕에 백인제 당시에도 그 고장에서는 승지댁으로 불렸다고 한다.

앞에서 언급하였듯이 백인제는 7남매 가운데 셋째아들로서 형이 둘, 동생이 하나, 누이가 셋(대희 大姬, 중희 中姬, 계희 季姬) 있었다. 백인제의 부모는 네 아들에게 각각 용(龍), 봉(鳳), 인(麟), 붕(鵬) 등 상상 속에 존재하는 상서로운 동물명을 따서 이름을 지어주었다. 이러한 작명에서부터 백인제의 부모가 자식들에게 가진 기대를 짐작할 수 있으며, 아들들은 그러한 기대를 저버리지 않았다.

맏형 백용제(白龍濟, 1887~1909)는 형제 중에서 유일하게 스물둘의 나이에 요절하는 비운을 당했다. 그는 도산 안창호(島山 安昌浩)를 중심으로 한 신민회(新民會)가 세운 평양의 대성학교(大成學校)를 다녔는데, 백인제와 안창호 그리고 흥사단과의 관계를 예고하는 것이었을까.

둘째형 백봉제(白鳳濟, 1896~1946)는 동생 인제와 함께 오산학교를 다닌 뒤, 일본 오오사까(大阪)공업전문학교를 졸업하고 서울의 중앙고보에서 교사와 교감을 지냈다.

동생 백붕제(白鵬濟, 1910~?)는 일본의 쿄오또(京都)제국대학을 졸업하고 약관의 나이에 고등문관시험 사법·행정 양 과에 합격하였다. 해방 뒤 변호사로 일하며 재단법인 백병원의 이사로서 형 인제의 일을 돕던 그는 한국전쟁 때 형과 함께 납북되는 비극을 맞게 되었다.

백인제의 가정과 형제들에 대해 동향의 후배이자 제자인 조진석(趙
震錫)은 다음과 같이 전하고 있다.

백선생님의 선친 백희행씨에게는 남매가 있었으며, 아들은 넷이었습
니다. 지방 유지로 명문으로써 호농(豪農)에 속하였다 하겠습니다. 맏
아들 용제씨는 평양 대성학교(안창호 선생 설립) 재학중 졸업을 앞두고
수영하다가 익사하여 돌아가셨고, 둘째 봉제씨는 오산중학 졸업 후 일
본 오오사까공업전문학교를 마치고 귀국하여 서울 중앙중학에서 오랫
동안 교원생활을 하셨고, 셋째 우리 백선생님은 인제이시고, 넷째 붕제
씨는 네 형제 중에서도 수재이어서 쿄오또제국대학 법과를 나온 후 24
세 때 사법행정고시 두 가지를 다 통과하여 그때 특히 한국인 사회에
서는 떠들썩하였으며, 일제시에는 경북 군위(軍威) 군수까지 역임하고
해방 후에는 관계에서 나와 변호사로서 시무하였습니다. (1981년 6월 2
일 부산 인제의과대학 강당에서 열린 「백인제 선생 회고좌담회」에서. 이
하 인용하는 이 좌담회의 내용은 『仁濟醫學』 3권 2호[1981년]에 수록되어
있다.)

형제들의 간단한 이력을 살펴보아도 백인제의 집안은 '개화'라는 시
대의 조류와 변화에 적극적으로 대응하고 있었다. 당숙인 백이행과 같
은 저명한 개화 선각자가 집안 내에 있기도 하였지만, 정주파 백씨 가
문 전체의 내력과 또 그 가문을 둘러싼 정주지방, 더 넓게는 서북(西
北)지역의 분위기가 백인제와 그 형제들을 진취적으로 만드는 데 커다
란 역할을 하였을 것으로 생각된다.

2. 정주지방 — 개화의 물결

사람이 사람을 만든다고 하지만 태어나 자란 고향도 한 사람의 인격을 형성하는 데 커다란 구실을 한다. 그러기에 우리는 새로운 사람을 만날 때마다 고향을 묻는 것일 게다.

고향은 우선 그 자연으로 인간의 품성과 정서를 형성한다. 그리고 고향은 말씨로도 인간을 만든다. 타향 사람들에게는 어색하게만 들리는 고향 사투리가 자기에게는 그렇게 정겨울 수 없는 것이다. 냉면집에 들어섰을 때 와자지껄하게 들리는 평안도 사투리는 금세 그곳을 고향으로 느끼게 만든다. 국어가 모국의 역사이듯이 사투리는 고장의 내력이고 정신이다. 표준말을 익히고 제대로 사용하려는 노력만큼 사투리를 지키는 정성이 필요한 것이다. 투박한 평안북도 말투와 악쎈트가 사라진 백인제를 생각하기는 어려운 것이다.

고향은 산물로, 특히 그 음식으로 인간을 인간답게 만든다. 맵디매운 함흥냉면이 어렸을 때부터 입에 붙어버린 함경도 사람에게는 그것이 평안도 동치미국물보다도 시원하고 전주비빔밥보다도 감미로운 것

이다. 대갓집 진수성찬보다 초라한 식기에 담긴 고향의 음식에 손이
가는 것은 거기에 고향이, 그리고 자신의 모습이 들어 있기 때문이다.
　자기 고향에 자부심을 가지고 사랑하는 사람만이 진정으로 타향과
타향인도 이해하고 사랑할 수 있다. 백인제의 목소리로 고향 사랑 이야
기를 들으면 더할 나위가 없겠지만, 그 대신 백인제의 정신과 활동의
계승자라고 자타가 인정하는 조카 백낙환(白樂晥)의 말을 들어보자.

　　내 고향 평안북도 정주는 산천수목이 수려하여 더없이 살기 좋은 그
　야말로 '정주의 낙토(樂土)'이다. 정주는 경의선 철도를 따라 평양에서
　신의주로 가다 보면 중간을 조금 지나 신의주 쪽으로 가까운 해변에
　위치하고 있다.
　　내가 태어난 정주군 남서면은 완전한 바닷가 마을이었다. 우리 고장
　의 정주평야는 내가 열네살 때 서울로 공부하러 올 때까지 10여년간
　풍년이 계속되었던 옥토였다. 정주평야에서 생산되는 쌀은 전국에서
　최상품으로 알려져 있었는데, 어렸을 때 가을이면 쌀품평회가 열리던
　일이 생각난다.
　　해변가 마을이라 높은 산은 별로 없었지만 독장산, 제석산 등이 기
　억나며 달래강(달천강)은 내가 살던 남서면과 덕언면, 오산학교가 있던
　갈산면 사이로 흘러 황해로 빠진다. 내가 살던 부호라는 포구는 달천강
　하구를 거쳐 수로 30리의 남쪽, 숙섬을 바라보는 곳으로 봄부터 가을까
　지 병어, 숭어, 농어, 민어, 복어, 조기 등 서해에서 나는 물고기는 없는
　것이 없었다. 내 고향 부호는 농사가 항상 풍년이었고 부업으로 어업,
　축산 등도 성해 풍요롭고 인심이 좋은 농어촌이었다. 이런 이유로 빈부
　의 차이가 거의 없었다.
　　부호에는 백씨가 주로 살았는데 타성(他姓)도 아무런 차등 없이 평등
　하게 함께 살았다. 해방 후 소련군이 들어와 인민위원회가 생기고 머슴,
　막씨리 등을 해방하는 등 계급혁명을 한다고 사회를 온통 흔들어놓았
　는데 객관적으로 보아도 우리 고향에서 무리한 정치적 행패가 많았다.
　　고향 정주의 가장 큰 자랑거리는 조선시대부터 현대에 이르기까지

많은 인물을 배출했다는 점이다. 조선시대에는 과거에 장원급제한 분이 390여명으로 한양에 버금가는 곳이었다. 현대에 들어와서도 수많은 인물을 배출했는데, 기미독립선언 33인 가운데 정주 출신으로는 이승훈, 이명룡, 김병조 등 세 분이 있다. 일제하에서 남강 이승훈 선생이 설립한 오산학교에서 특히 많은 애국항일 투사가 배출되었다는 사실도 잘 알려져 있다. 그밖에도 춘원 이광수, 안서 김억, 교육계 정계에서 오래 활약한 전 연세대 총장 백낙준 박사, 고려대 초대 총장을 역임한 현상윤 박사, 백병원 창립자 백인제 박사, 『조선일보』 창시자 방응모 선생, 통일교 교주 문선명 선생 등 일일이 거론하기 힘들 정도이다.

요사이 남과 북이 많은 접근을 보이고 있다. 스포츠·예술 분야에서 남북간의 교류가 활성화하고 있는 것을 보면 역사의 흐름은 아무도 거역하지 못하는 것이라는 생각이 든다. 앞으로 10년 이내에 우리 조국의 통일도 가시권에 들어오리라 생각하며, 건강하게 오래 살아서 다시 고향을 찾아보는 것이 나의 절박한 소망이다. (백낙환, 「정주의 낙토」, 『외길 70년』, 의학출판사 1996년, 123~24면)

백인제의 눈에 비치고 가슴에 새겨진 고향의 모습과 정신도 위의 글과 크게 다름이 없을 것이다. 소년 백인제가 진학을 위해 사랑하는 가족과 정든 고장을 뒤로한 채 경성(京城)행 기차에 올랐을 때 그의 망막에 투영되고 뇌리에 떠올려진 정주, 타지에서 어쩔 수 없는 외로움에 울 때 어머니처럼 또 아내처럼 살포시 다가오던 정주, 하나씩 성취를 이룰 때마다 고마움으로 연상되던 정주, 가끔씩 귀향을 하게 될 때마다 그를 반기던 정주, 삼팔선이 가로막아 사무친 그리움으로 남게 된 정주, 강제 납치로 어쨌든 삼팔선은 넘었지만 마음대로 가볼 수 없었기에 더욱 애타게 찾아 헤맸을 고향 정주의 모습은 바로 그것이었을 것이다.

백낙환의 글에도 잘 드러나 있듯이, 고향이 고향인 것은 자연과 산물 때문만이 아니라 고향 사람이 있기 때문이다. 주변의 정다운 갑남을 녀도 사람의 품성에 영향을 미치지만, 그보다 지도적 인물들이 주는 영향은 훨씬 더 클 것이다. 정주가 낳은 많은 근대 인물들이 백인제의 인격 형성과 삶의 방향 정립에 깊은 영향을 미쳤으리라는 점은 새삼 말할 필요가 없을 것 같다. 백인제는 각계각층의 많은 사람과 교분을 맺었지만, 이광수 등 동향인과 오랫동안 매우 각별한 사이를 유지하였다.

정주의 인물 이야기를 하기에 앞서 그 고장의 자연과 산업 등에 관해 조금 더 살펴보자.

정주는 평안북도의 남서 해안에 임해 있는 지방으로 동쪽은 박천군, 북쪽은 구성군, 서쪽은 선천군, 남쪽은 서해에 면해 있다. 북쪽으로는 적유령산맥(狄踰嶺山脈)의 여맥인 500m 안팎의 노년기성 산지로 이어지며, 남부 해안을 따라 비교적 넓은 평야가 전개되어 있다. 또 동쪽의 장수탄강(長水灘江)과 청천강(淸川江) 양안에 안주평야(安州平野)와 박천평야(博川平野)가 발달하여 그 일부가 정주에 포함되어 있다. 적유령산맥의 끝자락에 지령산(池靈山, 412m), 심원산(深源山, 560m), 독장산(獨將山, 552m), 불당산(佛堂山, 426m), 전모산(全帽山, 455m) 등이 있으며, 그 남쪽으로 석수봉(石秀峰, 293m), 묘두산(猫頭山, 310m) 등의 잔구(殘丘)로 더욱 낮아진다.

북쪽의 산지를 수원(水源)으로 하는 동래강(東萊江), 사송강(泗松江), 달천강(撻川江) 등의 연안에 정주평야(定州平野)가 전개되는데 이 평야는 침식을 받아 낮아진 침식평야(浸蝕平野)로, 평야의 곳곳에 청암산(靑岩山, 185m), 준한산(浚漢山, 421m), 범우산(凡于山, 165m), 제석산(帝釋山, 218m), 자성산(慈星山, 254m), 연향산(延香山, 166m) 등의 야트막한 야산이 있다. 그리고 앞바다에는 내장도(內獐島), 외장도(外獐島), 애도(艾島), 운무도(雲霧島) 등이 군도(群島)를 이루고 있다.

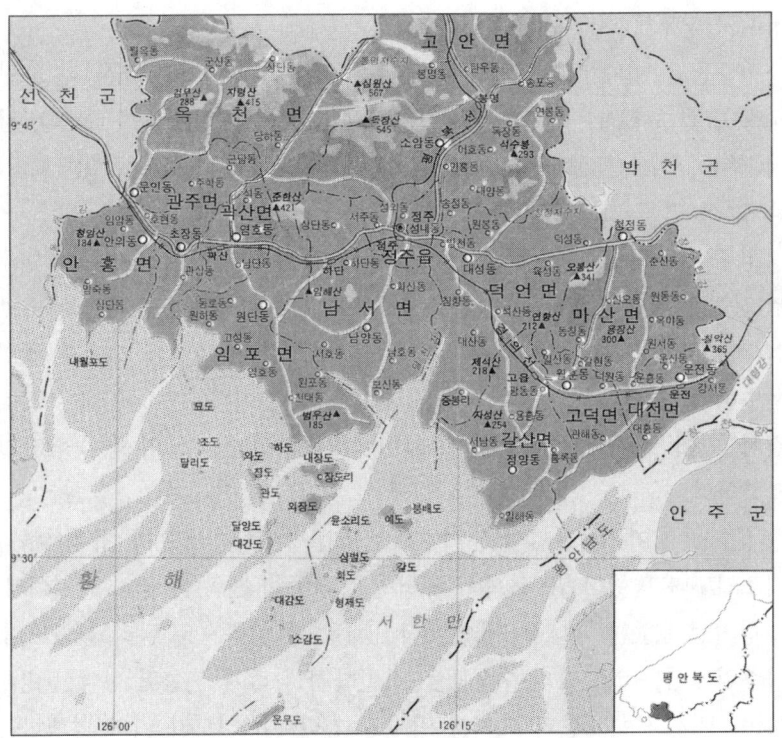

정주 지방 지도

　연간 강수량은 1,000㎜ 남짓으로 관서지방에서는 비교적 많은 편이다. 한마디로 지형과 기후가 비교적 온화하고 평야가 넓어 농사 짓고 사람이 살기에 적절한 곳이다. 소출이 많은 곳에서 인정도 꽃핀다고 하는데, 정주가 바로 그런 지역이다.

　정주는 고려시대에는 구주군(龜州郡)에 속하였다. 1019년에 강감찬(姜邯贊) 장군이 거란군을 전멸시킨 곳이 바로 이 지역으로 그뒤에 정주방어사(定州防禦使)를 두었다. 1231년 몽골의 침입 때는 병마사 박서(朴犀)를 도와 이곳의 백성들이 끝까지 싸운 공이 인정되어 정원대도호부(定遠大都護府)로 승격되었으며, 뒤에는 정주도호부와 정주목(定州牧)이 되었다. 그뒤 행정구역 변경이 여러 차례 거듭되다가 1895년에 정주군(定州郡)으로 개편되었다.

정주군은 이때부터 일제에서 해방될 때까지 정주읍(定州邑)과 고안(高安), 관주(觀舟), 안흥(安興), 옥천(玉泉), 갈산(葛山), 덕언(德彦), 남서(南西), 임포(臨浦), 곽산(郭山), 대전(大田), 고덕(古德), 마산(馬山) 등 12개 면을 거느렸다.

정주평야에는 일찍부터 관개시설이 잘 갖추어져 있어서 정주미(定州米)라는 전국적으로 알려진 쌀을 산출하여왔으며, 전작(田作)으로는 보리, 밀, 조, 옥수수, 수수, 콩, 감자 등을 산출한다. 그밖에 사과도 질이 우수하며, 소와 돼지 등의 사육도 활발한 고장이다. 바다에서는 조기, 멸치, 민어, 가자미 등의 생선이 많이 잡히며, 조개와 굴의 양식업도 발달하였다.

정주는 정미·제분업과 농기구제조공업이 발달하였으며, 유기(鍮器) 제조업도 유명했다. 또 북쪽의 옥천면 상단동(上端洞)은 금의 산지이다.

경의선(京義線) 철도가 해안에서 6㎞ 가량 안쪽으로 달리고 있으며, 정주역에서는 압록강의 수풍댐을 건설하기 위하여 부설된 정삭선(定朔線)이 분기하여 교통의 요지를 이루고 있다. 이 철도와 거의 병행하는 1호 국도와 61호 국도가 간선도로를 이룬다. 그리고 해안에는 고성(古盛), 천태(天台) 등을 중심으로 하여 연안항로가 통해 있다. 정주가 다른 지방보다 빨리 근대적 문물을 받아들일 수 있었던 데는 당시로는 잘 발달된 교통망이 기여를 하였을 것이다.

정주 읍내에는 객사(客舍)인 연훈루(延薰樓)가 있으며 조선시대 태조(太祖)와 선조(宣祖)가 이곳에 머물렀던 것을 기념하는 양성기적비(兩聖記蹟碑)가 있다. 정주성은 홍경래가 관군에 포위된 채 몇달을 항전하다 최후를 마친 곳으로 유명하다. 이때 백인제의 고조부인 백경해도 공을 세웠지만 당시 '홍경래난'을 평정하는 데 가장 큰 무공을 세웠다고 평가된 유효원의 공덕을 기리는 비석(柳孝源平西碑)이 있다. 그밖에 심원사(深源寺)의 대웅전이 유명하며(북한에서는 문화재로 지정되어 있다), 표절사(表節祠)와 충의단(忠義壇)도 꽤 알려져 있다.

정주는 고려시대에는 거란군과 몽골군 그리고 홍건적에 맞서 싸운 고장이며, 조선시대에는 임진왜란 때 왜적과 격전을 벌였던 곳이다. 조선 말에는 '홍경래난'으로 반역의 땅이 되었으며, 또 그에 맞서 싸움으로써 충절의 고장이 되기도 하였다.

이제 정주가 낳은 근대 인물들을 살펴보기로 하자.

정주는 3·1운동의 지도자 33인 가운데 이승훈(李昇薰, 1864~1930), 이명룡(李明龍, 1872~1956), 김병조(金秉祚, 1876~1947) 등 세 사람을 배출하였다. 인구가 나라 전체의 100분의 1도 안 되는 곳에서 세 지도자가 나왔다는 점만으로도 정주의 성격과 분위기를 알 수 있을 것이다. 백인제가 경성의학전문학교(京城醫學專門學校) 3학년 학생으로 3·1운동에 앞장선 것은 결코 우연한 일이 아니다.

그밖에 항일 애국지사로는 김지환(金智煥, 1900~1972), 선우혁(鮮于爀, 1881~?), 신공제(辛公濟), 조형균(趙衡均, ?~1946), 정희순(鄭希淳, 1880~1911), 선우훈(鮮于燻, 1892~1961), 서인화(徐仁和, ?~1948), 문학빈(文學彬), 전우현(全禹鉉, ?~1951), 김진팔(金鎭八, 1872~?), 김사걸(金士傑, ?~1919), 김석보(金碩甫, 1874~?), 조용석(趙庸錫, ?~1920), 승진(承震, 1898~1931), 이진무(李振武, 1898~1931), 김창의(金昌義, 1885~1922), 김세순(金世淳, ?~1920), 김은제(金恩濟, 1905~?), 김기제(金奇濟, 1885~?), 지하영(池霞榮, ?~1920), 최병선(崔炳善, ?~1942), 백운각(白雲閣, ?~1929), 장찬오(張贊五, ?~1922), 김기선(金基善, ?~1920), 김문세(金文世), 승치현(承致賢, ?~1920), 박문거(朴文巨, ?~1924), 승영제(承永濟, 1897~1928), 김용열(金龍烈, 1881~1961), 전경무(田耕武, ?~1947) 등을 꼽을 수 있는바, 이 지역의 민족의식이 매우 높았음이 짐작된다. 그리고 백씨 가문이 낳은 항일독립지사로는 백예행(白禮行), 백문경(白文景), 백낙주(白樂疇, 1887~1965) 등을 들 수 있다.

또한 근대 학문의 대표적인 학자로는 역사학의 김도태(金道泰, 1891 ~1956)와 고려대학교 총장을 지낸 현상윤(玄相允, 1893~?, 납북), 한글 학자 방종현(方鍾鉉, 1905~1952) 그리고 연세대학교 총장을 역임한 백 낙준(白樂濬)을 꼽을 수 있으며, 언론인으로는 조선일보 사주였던 방응 모(方應謨, 1890~?, 납북)와 서춘(徐椿, 1894~1943) 등이 정주 출신이 다. 농민운동가로는 김공선(金公善, 1896~1940), 백중빈(白重彬, 1886~ 1961), 이정근(李貞根, 1906~1965), 백학제(白鶴濟, 백이행의 아들) 등이, 교육가로는 백봉제, 이근택(李根宅, ?~1935), 박문규(朴文圭, ?~1972) 등이, 법조인으로는 백붕제, 김덕준(金德俊, ?~1971), 김도원(金燾元, ? ~1974) 등이, 사회사업가로는 안병헌(安炳憲) 등이 대표적인 정주 출 신 인물이다.

백인제의 집안에서 가장 먼저 근대문물을 적극적으로 수용한 사람 은 백인제의 당숙 백이행이었다. 백이행이 시대의 새로운 흐름에 눈을 뜨고 활동하는 모습을 1975년에 간행된 『정주군지(定州郡誌)』는 이렇 게 묘사하고 있다.

> 양반가정에 태어난 그는 구식교육으로는 기울어가는 국운을 회복할 수 없다고 단정한 나머지 남강(南岡, 이승훈)과 손잡고 오산중학의 설립 에 참획(參劃)하여 초대 교장에 취임한 바도 있고, 향리 남서면에 부호 육영학교(鳧湖毓英學校)를 설립하여 영재를 많이 배출케 하였다. (380면)

이렇게 수많은 인재와 애국지사들이 정주에서 배출되었지만, 그 가 운데에서도 우뚝 솟아 있는 사람은 이승훈이다. 백이행에 이어 오산학 교 2대 교장이 된 이종성(李鍾聲)이 완고한 집안의 굴레를 벗어날 수 있었던 것은 바로 이승훈을 통해서이다. 아마 백인제를 비롯하여 많은 정주 출신 인사들이 투철한 민족의식을 가진 근대화의 교인이 된 것에 는 이승훈의 직·간접적인 영향이 있었을 터이다.

이러한 점에서 우리는 이승훈에 대해 알아볼 필요가 있다. 일제시대의 대표적인 독립운동가이자 교육자인 이승훈은 여주(驪州) 이(李)씨 집안 사람으로 원래 이름은 인환(寅煥)이며, 호는 널리 알려진 대로 남강이다. 그는 가난한 시골선비의 아들로 태어나 어려서 한문을 수학하였다. 일찍이 부모를 여읜 이승훈은 16세 때 납청정(納淸亭)에서 유기상(鍮器商)인 임권일(林權逸)의 상점 점원이 되었다. 그리고 10여년 뒤 유기행상과 공장 경영 등으로 재산을 모았지만 1894년 청일전쟁 때 그것을 모두 잃었다.

그러나 그러한 시련에 굴하지 않은 이승훈은 다시 공장을 일으켜 세웠으며 그밖에도 서울과 인천 등지를 내왕하는 도매상을 시작하여 일약 국내 굴지의 대실업가로 성장하여 평양을 중심으로 활동하는 한편, 1899년에는 돈으로 벼슬을 사서 수릉참봉(水陵參奉)이 되기도 하였다. 그러는 한편으로 오산면(五山面) 용동(龍洞)에 본가를 짓고 승천재(陞薦齋)를 세워 인근의 소년들을 모아 가르치기도 하였으며, 당시 관서지방의 자산가들을 연결하여 큰 민족자본을 만들어 침투해오는 외국자본을 막아야 한다는 '관서자문론(關西資門論)'을 주장하였다.

또한 이딸리아 실업가와 제휴하여 국제무역회사를 세워 세계무대로까지 진출할 계획을 가지고 우리나라 사람으로는 최초로 국제투자를 시도하였는데, 이번에는 1904년에 일어난 러일전쟁으로 인하여 또다시 파산하였다.

그뒤 시골에 칩거하면서 나라가 기울어감을 걱정하다 늦게나마 면학의 길을 찾던 중, 1907년 평양 쾌재정(快哉亭)에서 안창호의 교육진흥론 연설을 듣고는 크게 감동을 받아 당장 상투를 자르고 금주단연을 실천에 옮기고는 승천재를 개축하여 강명의숙(講明義塾)을 열었다. 또한 안창호를 중심으로 한 신민회 발기에 참여하였으며, 재단을 만들어 오산학교를 세웠다.

1910년에 기독교 신자가 되고 나서는 오산학교의 교육목표를 기독교 정신에 바탕을 둔 것으로 다시 세웠다. 1911년 5월에는 안악사건 (安岳事件)으로 제주도에 유배되었으며, 같은 해 9월에는 105인 사건 에 연루되어 서울로 압송되어 4년 2개월 동안 옥고를 치렀다. 1915년 에 출옥한 직후 이승훈은 오산학교 교장에 취임하는 한편, 오십이 넘 은 나이에 평양신학교에 입학하였다.

1919년 2월 서울에서 기미독립운동을 준비하던 애국지사들과 연락 을 취하면서 서북지방의 동지들을 규합하였다. 이미 언급한 대로 이승 훈은 3·1운동 당시 기독교계의 최고지도자 격으로 독립선언서에 서명 을 하였으며, 이 일로 체포되어 3년형을 선고받았다. 1924년에는 동아 일보사 사장에 취임하는 한편, 물산장려운동을 벌이고 민립대학(民立 大學) 설립 운동에 동참하기도 하였다. 1926년 다시 오산학교로 돌아 와 이사장으로 활동하다가 1930년 사망하였다. 정부에서는 이러한 공 을 기려 1962년에 건국훈장 대한민국장을 추서하였다.

이승훈은 인생의 전반기를 주로 사업가로 보냈다면 후반기는 오직 민족운동과 교육운동에 바쳤다. 그는 전국적인 지도자로 활동을 하고 또 존경을 받았지만 그가 가장 아끼고 정성을 기울였던 것은 오산학교 에서의 교육이었다. 이승훈이 전반기와 다른 인생의 후반기를 걷게 된 데는 앞에서 언급한 대로 안창호의 공이 컸다. 이승훈은 안창호의 연 설을 듣기 이전에도 교육활동을 벌였지만, 이제 교육은 단순히 읽고 쓰는 것 따위를 가르치는 데서 더 나아가 쓰러져가는 나라를 구하고 이미 없어진 나라를 되찾는 구국의 무기이자 민족중흥의 가장 중요한 수단이 된 것이다. 오산학교 출신들 가운데는 평안북도 용천(龍川) 출 신의 김홍일(金弘壹, 1898~1980)과 황해도 안악(安岳) 출신의 장해평 (莊海平, 1905~1965) 등과 같이 만주와 중국 본토 등지에서 풍찬노숙 (風餐露宿)을 하며 직접적인 항일무장투쟁을 벌인 사람도 없지 않았지 만, 그보다는 백인제처럼 교육이나 연구 또는 문화사업 등에 더욱 진 력한 사람이 많았다. 이는 이승훈 등 오산학교를 설립하고 이끈 사람들의 정신과 노선이 반영된 결과일 것이다. 그리고 백인제가 안창호를 직접 대면하게 되는 것은 훨씬 뒤의 일이지만 이미 오산학교 시절에 백인제는 안창호를 만나고 있었던 것이다.

정주는 빼어난 근대 문인들을 여럿 배출한 곳으로도 유명한데, 그 가운데에서도 이광수(李光洙, 호는 춘원 春園, 1892~1950, 납북)와 김억(金億, 원래 이름은 희권 熙權이며, 호는 안서 岸曙, 1893~?, 납북) 그리고 김소월(金素月)로 더 잘 알려진 김정식(金廷湜, 1902~1934)이 대표적인 사람이다. 이들은 단지 동향인일 뿐만 아니라 오산학교의 사제지간으로 연결되어 있다. 즉 김억은 이광수의 문하생이고 김소월은 김억의 제자인 것이다. 백인제에게서도 문학적 소양과 취향이 발견된다고 하는데 이러한 사정과 무관하지 않을 것이다.

김소월이 백인제와 함께 오산학교를 다닌 시기가 있었는지, 또 그들 사이에 교분이 있었는지는 확인되지 않고 있다. 백인제가 오산학교를 졸업한 1915년에 김소월은 열셋의 나이였다. 당시 직접적인 만남은 없었다 하더라도 오산학교에서 줄곧 수석을 차지하는 등 수재로 이름을 떨치던 백인제에 대해 김소월이 알고 있었을 가능성은 매우 높다 할 것이다. 그리고 그 둘은 이미 약관 20대부터 각각 정주가 낳은 천재 시인과 뛰어난 의학자로 이름을 날리고 있었기 때문에 서로가 그 존재를 잘 알고 있었을 것이다.

정주가 배출한 수많은 인물 가운데 백인제의 일생을 통해 가장 긴밀하게 연결된 사람은 이광수일 것이다. 일찍이 백인제가 오산학교 학생이었을 때 사제지간으로 맺어진 관계는 뒤에 사상적 동반자로 발전하였다. 그뿐만 아니라 백인제는 뒤에 이광수의 주치의 역할을 하였고 또 두 집안 간에도 돈독한 관계가 지속되었다. (집안 사이의 관계는 책 뒤에 있는 백향주의 글을 참조하라.) 그리고 두 사람은 납북이라는 비극을 맞은 점에서도 공통적이다.

이광수는 문필가로 가장 잘 알려져 있지만, 홍사단 제일의 이론가였으며 언론인으로도 맹활약을 하였다. 이광수는 우리나라 근대 인물 가운데 그 생애와 사상에 관해 논란이 많은 사람 가운데 하나이다. 우리나라 근대사를 어떻게 보는가에 따라 이광수에 대한 평가는 여러가지로 나타나지만, 그가 '천재적'인 자질을 십분 발휘하였다는 점에서는 거의 이론이 없다.

백인제와 이광수는 많은 공통점을 가지고 있지만 출신은 사뭇 다르다. 백인제가 전통적인 양반 유학자 가문에서 태어난 데 비해 이광수는 빈한한 소작농의 가정에서 태어났다. 그들 사이의 관계는 양반-상놈의 신분제가 철폐된 근대에 살았기에 가능했을 것이다. 두 사람은 출신도 달랐지만 초년기의 경험도 매우 상이하다. 백인제는 만년에 이르기까지 부모가 구존(具存)하는 행운을 누릴 수 있었지만 이광수는 열살이 되던 1902년에 부모를 잃고 고아가 되었다. 유복한 가정환경이 사람을 안주케 하고 불우한 형편이 사람을 아예 좌절케 할 수도 있겠지만, 두 사람은 자신들의 근면함과 성실함으로 인생을 개척해나갔다.

고아 이광수는 한때 동학(東學)의 지방조직에 들어가 서기 노릇을 하였지만 관헌의 탄압이 심해지자 1904년 상경하였다. 그리고 이듬해에 변절한 동학교도들이 중심이 된 친일단체 일진회(一進會)의 주선으로 일본에 건너가 메이지(明治)학원에 편입하여 공부하였으며, 소년회(少年會)를 조직하여 회람지『소년』을 발행하는 한편 시와 평론 등을 발표하기 시작했다. 1910년 메이지학원을 졸업한 이광수는 귀국하여 오산학교의 교사가 되었다. 그리고 이 무렵부터 백인제와 이광수의 만남이 시작되었다. 오산학교 재직 시절 학생들에게 깊은 인상을 남긴 이광수는 재차 도일하여 와세다(早稻田)대학 철학과에 입학하였으며, 1917년 1월 1일부터는 우리나라 최초의 근대적 장편소설인『무정(無情)』을『매일신보(每日申報)』에 연재하여 소설문학의 새로운 역사를 개척하였다.

1919년 토오꾜오(東京) 유학생회의 2·8독립선언서를 기초한 후 이광수는 중국 상해(上海)로 망명, 임시정부에 참여하여 독립신문사 사장을 지냈다. 그뒤 망명생활을 청산한 이광수는 1921년 4월에 귀국하여 여의사 허영숙(許英肅)과 재혼하였으며, 1923년에는 동아일보사에 들어가 편집국장을 지내고 1933년에는 조선일보사 부사장을 지내는 등 언론계에서 활약하는 한편, 『재생(再生)』『마의태자(麻衣太子)』『단종애사(端宗哀史)』『흙』『사랑』『원효대사』『유정』등 많은 작품을 발표하였다. 1937년 흥사단의 국내 조직인 수양동우회(修養同友會) 사건으로 투옥되었다가 반년 만에 병보석되었는데 이때부터 노골적인 친일행각을 보이기 시작하였다. 그리하여 1939년에는 친일어용단체인 조선문인협회(朝鮮文人協會) 회장이 되었으며, 가야마 미쯔로오(香山光郎)라고 창씨개명을 하였다. 이광수를 아끼는 사람일수록 이 무렵의 행적에 대해 몹시 안타까워하는데, 백인제가 당시의 이광수를 어떻게 바라보고 있었는지는 잘 알려져 있지 않다.

이광수는 1949년 '반민족행위에 관한 특별법'으로 반민특위에 의해 구속되어 재판을 받는 가운데 최린(崔麟, 1878~?, 납북) 등의 참회와 반성과는 달리 "민족을 위해 그러한 [친일적] 행위를 했다"는 진술을 함으로써 또 한차례 논란을 불러일으키기도 하였다. 그뒤 병보석으로 출감한 이광수는 한국전쟁 때 납북되어 1950년 겨울 만포(滿浦)에서 병사함으로써 파란만장한 일생을 마감하였다.

3. 초년기와 오산학교 시절

　앞에서 살펴보았듯이 백인제는 유복한 '양반' 가정에서 1899년 1월 28일 태어났다. 1894년의 갑오개혁으로 이미 양반이라는 신분이 제도적으로 철폐되었고 또 당숙 백이행 등이 개화에 적극적이었으므로 고루한 양반의식은 그리 강하지 않았을 것으로 짐작되지만 어린 백인제에게 양반집 출생이라는 사실은 자부심으로 작용하였을 듯하다.

　당시 대부분의 양반집 자제들이 그러했듯이 백인제 역시 초년에는 한문(漢文) 학습을 하였다. 스승이 누구였는지는 알려져 있지 않지만, 이미 이 무렵부터 백인제는 또래 가운데에서 출중한 자질을 발휘하여 집안과 마을의 기대를 온몸에 받고 있었다. 타고난 명석함과 나중에도 거듭 확인되는 성실과 근면으로 열심히 수학하였을 것이다.

　몇해 동안의 한문 수업을 거친 뒤 백인제는 당숙 백이행이 세운 부호육영학교에 다녔다고 한다. 그리고 그뒤 이승훈과 백이행 등이 세운 오산학교에 입학하였다.

　자아가 눈뜨고 감수성이 예민한 중등학교 시절의 경험이 인생의 진로에 얼마나 큰 영향을 미치는지는 새삼 말할 필요가 없을 것이다. 중등학교 시절의 교우는 일생의 벗으로, 또 스승은 평생의 사표로 남는다. 구체적인 교우관계를 제대로 확인할 수 없음은 유감이지만 김억, 김홍일, 서춘, 김흥제(金興濟), 박현환(朴賢煥), 이희철(李熙喆) 등이 같은 시절 학교를 다닌 것은 확실하다. 그리고 백인제가 경성의학전문학교 외과 주임교수가 된 뒤 첫번째로 조수 일을 본 조진석은 백인제가 졸업한 1915년에 입학하였다. 이제 오산학교와 당시의 스승들에 대해 살펴보자.

오산학교는 헤이그 밀사 사건이 일어나고 우리나라 군대가 해산되어 민족의식이 드높던 해인 1907년의 12월 24일에 세워졌다. 오산학교는 위에서 말한 대로 이승훈, 백이행 등 정주지방의 선각자들에 의해 세워졌지만 그 무렵 결성된 신민회와의 밀접한 관련 속에서, 더 구체적으로는 신민회의 프로그램 가운데 하나로 탄생하였다.

신민회는 1907년 안창호, 이승훈, 양기탁(梁起鐸), 전덕기(全德基), 이동휘(李東輝), 이동녕(李東寧), 이갑(李甲), 김구(金九), 노백린(盧伯麟), 신채호(申采浩) 등이 결성하여, 1911년 '테라우찌(寺內正毅) 총독 암살음모사건'(이른바 105인 사건)으로 적발되어 해체당하기까지 800여명의 비밀조직원을 통해 가장 적극적으로 교육계몽운동을 전개한 민족운동단체이다. 설립 목적은 '대한신민회 통용장정(大韓新民會通用章程)' 제2장 제1절에 있듯이 "유신한 국민이 통일, 연합하여 유신한 자유문명국을 성립"하는 것이었으며, 활동목표는 공화정체의 독립국을 건설하여 국민이 주인인 국가가 되어 자주독립을 달성하는 것이었다. 그리고 이러한 근대국민국가의 주인인 국민을 신민(新民)이라 하였다. 신민회의 입헌공화제 설립 구상은 그때까지의 입헌군주제 수립운동에서 한 단계 발전한 것이었다.

합법적인 문화운동을 표방하면서 비밀리에 반일 정치활동을 벌이던

신민회는 그 이전의 체제 내적 성격의 계몽운동단체들과는 달리 무장
독립투쟁론을 부정하지는 않았지만, 여러가지 사업 가운데 가장 적극
적으로 역량을 투입한 부문이 바로 교육을 통한 구국운동이었다.

　신민회는 국권회복을 위해 신교육이 필요하다는 사실을 계몽하는
한편, 그에 필요한 교육방법을 지도하고 직접 학교를 설립하였다. 신민
회가 설립한 학교는 정주의 오산학교, 평양의 대성학교, 강화의 보창학
교, 의주의 양실학교, 납청정의 가명학교, 선천의 신흥학교, 곽산의 흥
양학교, 영흥의 명륜학교, 경성의 경성학교, 안악의 양산학교, 재령의
보강학교, 서울의 협성학교 등 주로 중등학교였다. 신민회가 중등학교
설립에 이처럼 열중했던 것은 민중에 의해 설립된 학교들이 대부분 소
학교(초등학교)였기 때문에, 소학교가 있는 지역에 중학교를 설립하고
민중에게 '교육모형'을 제시함으로써 교육의 질적 향상을 도모하고, 이
를 바탕으로 구국운동을 전국적으로 확산하기 위해서였다.

　신민회의 결성과 활동을 주도한 안창호는 이 단체의 교육활동이 "일
반 국민에게 교육의 정신을 고취하여 학교의 설립을 장려하게 하며,
특별히 각 요지에 중학교를 설립하고 보통의 학과를 교수하는 외에 군
인의 정신으로 훈련하여 유사시에는 곧 전선에 나아가 만군을 지휘할
만한 자격자를 양성하려 하였으니"라고 하여 민족교육이 추구해야 할
바를 분명히하였다.

　이러한 민족교육의 이념은 국내뿐만 아니라 일제의 폭정을 피하고
독립운동의 거점을 확보하기 위해 동포들이 이주해 있던 북간도, 서간
도, 북만주, 시베리아 등지에서도 민족의 인재를 양성하기 위한 교육기
관의 설립 등으로 구체화되었다.

　신민회가 설립한 사립학교들 가운데 가장 대표적인 것은 오산학교
와 대성학교이다. 이 두 학교는 장차 국권회복운동에 투신할 민족 간
부들을 양성하기 위한 목적에서 설립된 것으로 교원 확보, 재정, 시설,
설비, 교과내용 등이 비교적 잘 갖추어져 있었다. 대성학교는 안창호가

윤치호(尹致昊), 이종호(李鍾浩) 등과 함께 1908년 9월에 세운 학교로
서, 그의 실력양성론에 입각한 교육방침이 일반의 기대를 모으던 학교
였다. 대성학교의 교육방침은 건전한 인격과 애국심을 구비한 국민을
양성하는 것이었는데, 애국자의 조건으로는 백인제의 좌우명이 된 '성
실'을 가장 중요한 것으로 삼고 있었다.

오산학교에 대해서는 우선 『정주군지』에 소개되어 있는 학교의 연
혁부터 살펴보자.

1907년 12월 24일 이승훈의 노력으로 중등교육기관으로서의 오산학
교를 창립하였으며, 1908년 5월 15일에 정주의 명유(名儒) 백이행으로
교장을 삼았다. 1909년 5월 소학교를 부설하였으며, 동년 8월 15일 오
산중학교 설립인가를 받았다. 1910년 12월 교육 주지(主旨)를 기독교적
정신으로 변경하여 중학부와 소학부의 합부제(合部制)로 인가를 받았
으며, 1914년에 조선민중간에 명망이 높은 조만식(曺晩植)이 교장으로
취임하였다. 1919년 3월 기미독립운동 때, 교직원과 학생 전원이 그 일
에 참가한 탓으로 학교 교사는 불타버렸고, 교주 이승훈은 독립운동의
주모자로서 체포되었으며, 교직원과 학생은 모두 해산되어 학교의 운
영이 위기에 처하게 되었다. 후에 김기홍(金起鴻), 승계련(承啓璉), 조시
연(趙始淵) 등 군내 유지가 옥중의 이승훈의 부탁으로 오산학교를 부흥
시켰다.

1922년 이승훈이 출옥하였으며, 1925년 1월에 재단법인 오산학교가
완성되어 인가를 받았는데, 이승훈이 초대 이사장이 되었다.

1926년 고등보통학교로 승격되었으며, 1930년 5월에 오산 졸업생들
의 발기로 이승훈의 동상을 건립하였다. 그러다가 동년 5월 9일 협심증
으로 이승훈이 서거했는데, 유언으로 자신의 유골을 생물 표본으로 하
라고 하였다. 향년 67세. 5월 17일에 전국민의 애도리에 윤치호, 조만
식, 현상윤 등의 발기로 사회장을 엄수하였다. 이승훈의 유언은 조선총
독부의 간섭으로 이행되지 못하여, 같은 해 10월에 그의 유골은 결국
오산학교 부근에 안장되었다. (552~53면)

용감한 장수 아래 비겁한 군사가 있을 리 없고, 유능하고 민족의식
이 투철한 스승들에게서 공부한 제자 가운데 친일분자나 몰가치한 사
람이 나올 리 없을 것이다. 백인제는 그러한 분위기 속에서 소년기를
보내며 인격도야와 학업에 열심히 정진하였다. 백인제가 4년의 재학
기간 동안 한번도 수석의 자리를 놓치지 않았다는 것은 유명한 일화이
며, 그뿐만 아니라 만학이 많던 시절이라 다른 학우들보다 어린 나이
에도(열두살에 입학하여 열여섯살에 졸업하였다) 리더로서의 모습을
보였다.

교장과 교사들의 정확한 재임 기간이 불분명하기는 하지만 백인제
가 재학하는 기간 동안 이종성, 나부열, 박기선, 조만식 등이 교장을 지
냈으며, 교사로는 여준, 윤기섭, 유영모, 이광수 등 당대의 민족운동가
와 재사들이 있었다.

조만식(호는 고당 古堂, 1882~1950)은 평안남도 강서(江西) 출생으로
1905년 평양 숭실중학(崇實中學)에 입학하여 재학중에 기독교에 입교
하였다. 1908년에 숭실중학을 졸업하고는 일본으로 건너가 세이소꾸
(正則) 영어학교에서 3년간 영어를 공부하였는데, 이때 간디의 무저항
주의와 민족주의에 감동을 받아 독립운동의 거울로 삼게 되었다. 1913
년 메이지대학 법학부를 졸업하고는 곧 귀국하여 오산학교의 교사와
교장이 되었다. 3·1운동에 참가하였다가 체포되어 평양감옥에서 1년
간 복역한 뒤 다시 오산학교 교장에 취임하였다. 1922년 오윤선(吳胤
善) 등과 조선물산장려회(朝鮮物産奬勵會)를 조직하고 회장이 되어 국
산품장려운동을 벌였다. 1923년에는 민립대학기성회(民立大學期成會)
를 조직하여 민립대학 수립운동을 벌였지만 일제의 탄압으로 성공을
거두지는 못하였다. 그리고 1927년에는 당시 좌우파를 망라한 전국적
민족운동조직인 신간회(新幹會)를 결성하는 데 주도적인 역할을 하였
다. 그리고 1932년 조선일보사 사장으로 취임하여 언론활동을 벌이면
서 무저항 민족운동을 지도하였다. 해방 뒤에는 평안남도 건국준비위

원회 위원장과 조선민주당 당수로 활약하였지만 소련군 지배하에서 성공을 거둘 수는 없었다. 오랫동안 평양형무소 등에 갇혀 있던 조만식은 한국전쟁중에 살해된 것으로 알려졌다.

여준(呂準, 호는 시당 時堂, 1862~1932)은 경기도 용인(龍仁) 출생으로 오산학교에서 교편을 잡고 있다가, 북간도로 건너가 이동녕, 이상설(李相卨) 등과 서전서숙(瑞甸書塾)을 세워 민족교육에 힘썼으며, 그뒤 지린성(吉林省) 통화현(通化縣)에 신흥무관학교(新興武官學校)를 세워 독립군을 양성하였다. 1918년에는 김좌진(金佐鎭), 정안립(鄭安立) 등과 함께 39인의 이름으로 무오독립선언서를 발표하였고 3·1운동 후에는 서로군정서(西路軍政署) 부독판(副督辦) 등을 지냈다. 1930년에는 상해로 가서 김구, 안창호 등과 한국독립당을 결성하여 삼균주의를 내세우고 항일투쟁을 계속하였다.

윤기섭(尹琦燮, 1881~?, 납북)은 경기도 장단(長湍) 출생으로 보성전문학교를 졸업한 뒤 오산학교 교사로 있으면서 1908년 안창호의 지도하에 박중화(朴重華), 최남선(崔南善), 김좌진 등과 청년학우회를 조직하여 민중계몽과 민권신장운동에 진력하였다. 3·1운동 후에 망명을 하여 1923년에는 대한민국 임시의정원 의장에 선출되었다. 1935년에는 김규식(金奎植), 지청천(池靑天), 신익희(申翼熙) 등과 한국혁명당을 조직하여 독립투쟁전선의 통합에 노력하였다. 해방 뒤에도 정치활동과 교육사업을 활발히 벌였으나 한국전쟁 때 납북되었다.

유영모(柳永模, 호는 다석 多石, 1890~1981)는 어려서 한학을 배우고 유교와 불교를 섭렵하다가 1905년 기독교청년회연맹(YMCA)에서 행한 명사들의 강연을 들으러 다닌 것을 계기로 기독교인이 되었다. 1910~12년에 오산학교 교사를 지냈는데, 이것이 오산학교가 기독교 학교가 되는 시발이 되었다고 한다. 일본 유학으로 오산학교를 떠났던 유영모는 1921년에 다시 오산학교로 돌아와 교장을 지냈다.

이와같이 민족의식이 투철한 교사들이 여럿 있었지만, 당시 오산학교 학생들에게 가장 크고 직접적인 영향을 미친 사람은 이광수였다.

오산학교 교사로서의 이광수를 『정주군지』는 다음과 같이 요약하고 있다. 백인제의 학창 시절 모습을 어느정도 짐작할 수 있을 것이다.

춘원이 조국으로 돌아올 때 그의 희망은 민족운동의 전개였다. 그 첫 실천으로 나선 것이 교사생활이었다. … 그가 오산학교에 첫발을 들여놓게 된 동기는 오산학교는 남강 이승훈이 세운 것이었는데, 순수한 한국인에 의해 경영되어 민족의식을 고취하는 교육기관으로 언제나 일제의 탄압의 대상이 되었던 민족교육의 요람지였다. 춘원은 이 학교에 부임하면서 학생들로부터 열렬한 환영을 받았다. 교주 남강은 언제나 관찰과 신념을 가지고 보고들은 바를 주관적 비평을 가하면서 실천한 분이었다. 그리하여 춘원은 이 오산학교에서 백여 건아로 하여금 이 나라의 '피히테'가 되게 하려는 대망을 품고 일하였으며, 이때의 제자로서 김홍제, 안서 김억, 박현환, 백인제, 서춘, 이희철(춘원은 그를 모델로 한 여러 편의 글을 남겼다) 등이 있다. 그때 오산학교의 장로 격인 시당 여준한테서 커다란 인격적 감화를 받았다. 특히 시당한테서 한학에 많은 깨우침을 받고 경서(經書)와 주역(周易)을 읽었으며, 스토우 부인의 『엉클 톰스 캐빈』(검둥이의 설움)을 초역(抄譯)했다.

춘원이 오산학교에 부임한 첫해에 한일합병이 되었다. … 나라 잃은 설움을 노래와 시로 읊어 오산 학생들로 하여금 부르게 하였다. 그후 얼마 지나지 아니하여 교주 남강은 105인 사건으로 서울로 잡혀가 학교의 살림살이는 거의 춘원이 혼자 책임지게 되었는데 학과에 있어서는 수학, 어학 등 무엇이든지 닥치는 대로 가르쳤다. 이때 몇편의 단편 소설과 시와 수필 등을 발표했으며 또 「어린 희생」을 『소년』지에다 발표하였다. 한편 동네 살림도 맡아야 해서 집을 용동(龍洞)으로 옮기고, 남강의 이상촌 운동의 선봉이 되어 동회 일과 더불어 야학을 하는 한편 청결, 풍속 개량, 저축을 하는 등 당시 한국에서 촌락 자치운동으로 서는 이것이 처음이었다. 이해 11월에 그가 평소 사숙(私淑)하던 똘스또이가 영면하매 똘스또이 서거에 오산 학생들과 추도회를 가졌다. 이와같이 그는 많은 일을 했으므로 그는 지칠 대로 지쳤다. 후일 폐환(肺患)이 될 만큼 그는 이때에 건강이 나빠졌다. 과로로 심신의 쇠약이 극도에 달하여 있는 가운데 당시 선교사 로버트가 일시 교장이 되어 춘원에게 똘스또이의 사상을 선전한다느니 예수교의 신앙을 타락하게 한다느니 하면서 배척을 하여 춘원은 심신 전환도 할 겸 4년 동안이나 정들인 오산을 등지고 한만 국경을 넘어 세계여행을 목적으로 떠났다. 2년 만에 다시 오산에 돌아왔지만 1년도 채 못 되어 청운의 꿈을 그리며 오산을 떠나고 말았다. 춘원이 오산학교 재직 당시 오산학교 교가, 창립 기념가, 졸업식가, 동문회가, 오산경가(五山景歌) 등을 지어 많은 영향을 오산에 남겨놓았다. (401면)

이광수가 지었으며 백인제도 불렀을 '창립 기념가'의 가사는 아래와 같다. 여러가지 오산의 노래 가운데에서 오산 정신이 가장 잘 드러난다고 한다.

1. 돌아보라 살진 두던 황량케 거칠었네
   다시 갈 이 그 뉘런고 어화 이날이여
   우리 학교 창립한 날 이날 우리들 난날
   맘하여라 우리 사명

2. 흙뒤는 자 흙을 뒤고 뿌리는 자 뿌리되
   맘과 뜻은 하나로다 어화 이날이여
   우리 학교 창립한 날 이날 우리들 난날
   끝날까지 한몸되라

3. 볕에 쬐고 비에 젖어 내 근육 곤하여도
   늘 웃으며 늘 즐기라 어화 이날이여
   우리 학교 창립한 날 우리들 난날
   인내하라 곤난하라

4. 비옵나니 어미 학교 영원히 견디어라
   좋은 자녀 많이 나라 어화 이날이여
   우리 학교 창립한 날 이날 우리들 난날
   잊지 마라 어미 학교

이러한 오산학교에서 소년의 푸른 꿈을 키우며 몸과 마음이 성장한 백인제는 열여섯살이 되던 1915년 3월, 4년 내리 수석이라는 영광을 안고 또 집안과 고장, 스승과 동료들의 기대를 한 몸에 받으면서 졸업을 하였다.

오산학교와 경성의학전문학교의 후배이자 또 경성의학전문학교 외과 시절의 제자인 조진석은 백인제의 초년과 오산학교 시절에 대하여 다음과 같이 술회하였다.

이제는 60여년이 지난 일도 있어 기억이 확실치 않습니다. 기억을 더듬어서 말씀드리겠는데, 백선생님의 고향은 정주군 남면 남양동이고 저희 마을은 정주군 북면이어서 약 40리 가량 떨어져 있었고, 따라서 내가 1915년 오산중학에 입학하기 전까지는 백선생님 가정에 대하여는 아는 바가 거의 없었습니다. 학교에 입학하니 백씨 가정에서 두 형제가 졸업하였는데 동생인 인제가 수석으로 졸업하고 형인 봉제가 말석으로 나왔다는 풍문이 돌았던 것입니다. 두 형제가 다 공부를 뛰어나게 잘하여 서열을 가릴 수 없는 정도였는데 형인 봉제씨가 양보하시어, 동생과 성적을 가지고 다투지 않는다는 생각에서, 평시와는 달리 시험 때에는 문제의 해답을 절반 정도 쓰고 미완된 상태로 답안지를 내기 때문에 성적이 동생 인제보다는 훨씬 떨어지게 마련이었다는 이야기였습니다.
… 우리 백선생님은 어려서부터 재능이 뛰어나 주위 사람들로부터 신동이라는 칭찬을 받아오곤 했으며, 향리의 한문서당이나 오산중학 시절에 줄곧 수석을 독차지해 동료들로부터 부러움을 한 몸에 받는 등

대기로서의 기대를 모으게 되었다 합니다. (「백인제 선생 회고좌담회」에서)

조진석이 전하는 이야기는 '풍문'이어서 술회 그대로는 아닐지도 모른다. 그러나 우리는 그 이야기에서 두 형제가 모두 뛰어난 자질을 가졌을 뿐만 아니라 형제 사이의 우애가 매우 돈독하였다는 사실을 알수 있다. 또 봉제와 인제는 세 살 차이임에도 학교를 같이 다녔다는데, 그것은 당시의 사정에 비추어볼 때 형 봉제가 만학이라기보다는 백인제가 어린 나이에 학교를 다녔다는 것으로 해석하여야 하며, 또 백인제의 재능이 매우 출중하였음을 뜻한다.

4. 경성의학전문학교 학생 시절

　백인제는 언제 어떤 동기로 의사가 될 생각을 가지게 되었을까? 이에 관해 백인제가 남긴 기록은 발견되지 않았으며, 또 가까이 지내던 동료나 후배 그리고 가족들의 뚜렷한 증언도 없는 형편이다. 1915년에 오산학교를 졸업한 패기만만한 수재가 그 이상의 고등교육을 받기 위해 택할 수 있었던 길에는 어떤 것이 있었을까?

　한가지는 일본으로 유학을 하는 것이었다. 실제로 형 봉제는 오산학교를 졸업한 뒤 오오사까공업전문학교로 진학하였다. 그리고 훨씬 뒤의 일이지만 동생 붕제는 서울의 중앙학교를 나온 뒤 일본의 마쯔야마(松山)고등학교를 거쳐 쿄오또제국대학 법학부에서 공부하였다.

　식민지의 아들이 국내에서 취할 수 있었던 길은 몇가지 안 되었다. 백인제의 장남 백낙조의 증언에 의하면 해방 이후에 백인제가 친구에게 '일본이 지배하는 시대가 아니었더라면 의사가 안 되고 변호사나 문필가가 되었을 것'이라고 고백했다고 한다.

　1915년 당시 한반도 내에 고등교육기관이라고는 총독부의원 부속의학강습소와 세브란스연합의학교 그리고 법관양성소 등 세 개가 있었을 뿐이다. 연세대학교의 한 뿌리라고 할 경신학교 대학부(문과, 상과, 이과, 농과)는 이름이 '대학'부이지 1917년에야 연희전문학교가 되었고, 고려대학교의 전신인 보성학교는 1922년에야 전문학교로서의 자격과 이름을 얻었다.

그리고 이듬해, 즉 백인제가 경성의학전문학교에 입학을 한 1916년에 '조선총독부 전문학교 관제'가 반포되면서 경성전수학교와 경성공업전문학교가 신설되었으며, 총독부의원 부속의학강습소가 경성의학전문학교로 개편되었다.

이런 형편이니 일본 유학을 하지 않는 이상 갈 길은 뻔했다. 백인제는 몇 안 되는 선택지 가운데 하나로서 의사의 길을 택하였고 사립과 공립 중에서 후자를 취하였을 것이다. 세브란스를 지망하지 않은 것은 기독교인이 아닌 점도 작용했을 것이다. 당숙 백이행은 일찍이 기독교인이 되었지만 아버지 백희행은 교인이 아니었으며, 그 문제로 사촌들 간에 갈등이 있었던 것으로 미루어보아 백인제가 기독교단이 운영하는 세브란스연합의학교로 진학하는 것은 어려웠을 것으로 생각된다.

백인제가 경성의학전문학교에 진학하게 된 무렵인 일제시대 초기 일제의 교육정책에 대해 살펴보기로 하자. 백인제가 경성의학전문학교에 진학하고 그럼으로써 의사가 되었던 것은 일제의 교육정책과 밀접한 관련이 있을 것이기 때문이다.

1906년 통감부 설치 이후 일본의 교육침략은 본격화·노골화되었다. 학정참여관(學政參與官)과 학부 차관(學部次官)의 자격으로 시데하라(幣原坦)와 타와라(俵孫一) 등 일본인을 중앙교육행정기구인 학부에 직접 참여시켜 학제 개정, 일본어 도입, 교과서 편찬 등의 교육침략을 주도하게 함으로써 일제는 완전한 '병탄(倂呑)'을 시도하였다. 즉 당시 일제의 교육침략의 본질은 '문명개화된 일본'과 '미개한 조선'이라는 기본적 인식에 기초하여 식민적 지배를 통해 한국인의 일본화를 도모하는 것이었다.

교육식민화의 본질로서 초기의 동화(同化)교육은 '일본=문명국'과 '조선=미개국'이라는 차별적 인식을 전제로 하였다. 또 그 '동화'란 차별을 철폐하기 위한 적극적인 의미가 아니라 최소한의 '모범교육'(당시 일제가 내걸었던 표어이자 명분이다)에 의한 선별적 동화였다.

이 '모범론적 동화'의 본질은 식민지 지배를 관철하기 위한 최소한의 교화 및 억압과 폭력을 통한 침략에 있었다. 한 손에는 칼을, 다른 손에는 설득을 위한 '모범교육'을 내걸고 일제의 폭력적 지배를 유지하려는 것이었다. 이러한 본질은 1911~14년 사이 총독부의 총세출액 가운데 관료, 경찰, 군대로 대표되는 식민지 권력의 유지비가 차지하는 비율이 35% 내외인 데 반해, 학교, 도서관, 병원 등 문화복지비의 비중은 1%도 되지 않았다는 데서도 극명하게 드러난다.

'모범교육'을 통한 선별적 동화정책은 일본이 아직 산업혁명을 완성하지 못하여 자본주의가 미성숙하였을 뿐만 아니라 토지조사 등 식민지 편입을 위해 필요한 경제적 개편이 미처 준비되지 않은 상황에서 취할 수 있는 방책이었다. 이러한 일제의 '모범적'인 동화정책의 기본 노선은 3·1운동이 일어난 1910년대 말까지 큰 변화 없이 유지되었다.

1911년 8월 조선총독부는 '제1차 조선교육령'을 공포하였다. 이 교육령을 통해 일제는 "교육에 관한 칙어(勅語)에 바탕하여 충량한 국민을 육성하는 것"(제2조)이라는 동화교육의 목적을 천명하였으며, "교육은 시세(時勢)와 민도(民度)에 적합"(제3조)하게 한다는 명목으로 차별을 도모하였다. 충량한 국민 양성과 시세 민도에 적합한 교육은 '모범교육'에 입각한 동화라는 식민지 교육침략의 대원칙이었다.

그리고 이러한 원칙에 따라 학제와 내용 등 교육 전반에 걸쳐 다음과 같은 변화가 일어났다.

첫째, '간단하고 쉬운 실용성 있는 교육' '시세 민도에 적합한 교육'을 목적으로 학제가 단순화되었고 수업 연한이 축소되었으며, 고등교육의 기회가 극도로 억제되었다. 1894년의 갑오개혁 이후 다양한 형태로 분화, 발전되었던 교육의 형태는 조선교육령을 계기로 보통교육, 실업교육 및 전문교육의 세 부문으로 정리되었다. 그리하여 6년 과정의 소학교가 4년제 보통학교로 개칭되고 수업연한이 단축되었으며, 중등학교에 대해서도 고등보통학교로 개칭하는 등 비슷한 조치가 취해졌다. 입학 연령은 보통학교와 고등보통학교 각각 8세와 12세 이상으로 규정하고, 고등보통학교의 입학 자격을 4년제 보통학교를 졸업한 자 및 동등 이상의 학력을 가진 자로 명시하여 상급학교 진학을 위한 자격을 엄격하게 규정하였다.

또한 총독부는 교육을 관장하는 중앙교육행정기구를 축소 조정하였다. 즉 기존의 학부를 축소하여 내무부의 한 국(局) 수준인 학무국에서 교육행정 관련 업무를 담당하게 하였다.

둘째, 일제는 1906년 통감부를 설치한 때부터 '모범교육'이라는 명목으로 사립학교를 가능한 한 억제하고 관·공립학교 중심으로 개편을 시도하였다. 이것은 당시 국권 회복을 목적으로 애국계몽운동을 주도하고 있던 사립학교를 견제하기 위한 의도였음은 말할 필요도 없다. 일제는 한국인이 설립한 사립학교에 대해 "최근 발흥하는 사립학교들이 그 목표를 조선의 부강개발에 두고 있지만, 현실에 적합한 교육방법을 제대로 알지 못하기 때문에 과거의 폐단에 또다시 새로운 폐단을 덧붙여 소년 자제의 전도를 잘못 인도하고 있다"고 강변하였다. 그에 따라 일제는 관·공립학교에 "국리민복을 증진해야 할 교육의 대본을 세우고 솔선수범적 경영을 통해 교육의 '모범'을 보이며 교수·훈련·관리에서부터 교사(校舍), 기타 시설에 이르기까지 선진적인 진정한 교육의 모범이라는 것을 증명"하도록 하였다. 일제는 사립학교를 억제한다는 원칙 아래 시설 등 여러가지 조건이 좋은 학교를 일부 공립화하여 '모범교육'의 장으로 포함시키기도 했다. 그리하여 사립학교는 1911년의 2,085개교에서 1918년에는 종교계 317개교, 일반계 456개교 등 총 773개교로 크게 줄어들었다. 관·공립 중심의 학교 개편은 보통학교뿐 아니라 사범학교·실업학교에도 적용되었다. 실업학교의 경우 1918년 현재 총 21개교 가운데 1개만이 사립이었고 총 재학생수 2,073명 가운데 164명이 사립학교에 재학하였다. 특히 사범학교의 경우 동화교육을 담당하는 교사를 양성한다는 특성상 관·공립만 인정하고 사립은 허용하지 않아 보통학교 교원 양성을 독점하였다.

셋째, '모범교육론'적 개편의 또다른 시도는 일본인 교사로 하여금 간단하고 쉬운 실용적인 교육을 주도하게 하는 것이었다. 일제는 "신학제를 시행하는 데 있어 이를 예전과 같이 경험과 소양이 부족한 조선인에게 맡긴다면 도저히 개선의 결실을 거두기 어려우므로 새로운 일본인 교원을 고용하여 각 관·공립학교에 배치하여 학교의 경영 및 수업을 맡긴다"는 원칙을 표방하였다. 이는 일본인 교원을 고용함으로써 식민지 지배를 위한 '치안'과 동화를 위한 '교화'라는 두 가지 기능을 수행할 수 있도록 학교교육을 실질적으로 장악하려는 의도라고 할 수 있다. 각급 학교에 일본인 교원 채용과 실질적인 학교 운영의 장악은, 교원들에게 권위의 상징으로 칼을 차고 다니게 한 것과 아울러 '모범교육론'적 동화정책의 대표적인 형태였다.

'모범교육론'적 개편의 일환으로 고등교육 부문에서는 두 가지의 주목할 만한 조처가 이루어졌다. 하나는, 우리나라 최고의 고등교육기관으로서 갑오개혁 이후에는 근대적 교과를 가미하여 동도서기론적 교육 근대화의 상징으로 간주되던 성균관을 격하시키고 마침내 교육기능을 폐지한 것이다. 이는 우리나라의 최고 고등교육기관인 성균관을 다른 교육기관의 모범이 될 수 없도록 하려는 의도에서 나온 것이었다.

다른 하나는 '조선교육령'의 공포를 계기로 성균관에 대신하는 근대적 고등교육기관을 3~4년 과정의 전문학교로 국한한 것이다. 그리고 그러한 전문학교 수준의 학교는 법학, 의학, 공업 등 전문 교과에 한정되었다. 1919년 당시 전문학교는 관립으로 경성법학전문학교, 경성의학전문학교, 경성공업전문학교, 수원농림전문학교 등 4개교가 있었고, 사립으로는 개신교단에서 설치한 연희전문학교와 세브란스연합의학전문학교가 있어 총 6개교, 학생수 585명에 불과한 규모였다. 이처럼 전문학교 역시 최소한의 '모범'적 기관만 유지시킨 채 보성학교, 이화학당, 숭실학당 같은 사립학교가 전문학교로 승격하는 것은 억제되었다.

모든 것이 참으로 암울한 식민지 상황이었지만, 이처럼 당시 우리나라의 재기있고 유능한 청소년들이 택할 수 있는 진로 역시 막막한 시절이었다. 이러한 형편에서도 다행히 민족교육을 제대로 받은 소년 백인제는 의사의 길을 선택하여 경성의학전문학교의 학생이 되었다.

그러면 당시 우리나라의 의학 및 의료계의 상황은 어떠하였을까?
흔히 서양근대의학과 의술은 서양인 선교의사들에 의해 이 땅에 도입되어 발전한 것으로 이야기되어왔다. 그러나 근대의학이 도입되어 발전하는 과정은 그렇게 단순한 것이 아니었다.
근대적인 서양의학과 의술이 아무런 준비도 갖추어지지 않았고 받아들일 조건이 전혀 마련되지 않은 상태에서 느닷없이 우리 사회에 나타나 주어졌던 것은 결코 아니었다. 다른 근대적 문물의 경우와 마찬가지로 기대도 하지 않았던 '천사의 선물'로 등장한 것이 아니었던 것이다.
근대의학이 도입되어 발전하는 경로는 우리나라 사람과 정부, 서양선교의료, 일본의 군진의료 등 세 가지로 나누어볼 수 있다. 이 가운데 처음부터 노골적으로 침략적인 양상을 보였던 일본군진의료는 그 주체가 일본군부였다. 서양선교의료의 경우는 비록 직접적이고 좁은 의미의 행위 주체는 선교의사와 선교단체였지만, 그렇다고 하여 그러한 의료의 주체를 그들로만 보고 우리 민족과 정부를 피동적이고 일방적인 수혜자나 수용자로 간주하는 시각에는 상당한 무리가 따른다.

우리 사회에서 '개항' 이래 불과 몇십년 사이에 서양으로부터 도입된 의학과 의술이 주인의 자리를 차지하게 된 것은 의학 내·외적인 여러가지 요인이 상호작용한 결과이며, 다른 문물이나 제도와 마찬가지로 우여곡절을 겪은 끝에 그렇게 된 것이었다.

서양의학과 의술이 우리 사회에 본격적으로 선을 보이게 된 것은 지석영(池錫永, 본관은 충주 忠州, 호는 송촌 松村, 1855~1935)이 1879년부터 종두술을 시술하고 보급하면서부터이다. 지석영의 집안은 경제적으로 넉넉지 못한 편이었지만, 그는 어려서부터 강위(姜瑋) 등 개혁적인 성향의 문장가나 지식인들과 교유하는 기회를 가졌다. 그가 청년시대부터 교유하거나 사사하였던 인물로는 강위 외에도 김홍집(金弘集, 1842~1896), 황현(黃玹, 1855~1910), 유길준(兪吉濬, 1856~1914) 등을 들 수 있는데, 그들은 대체로 대외개방적이고 온건개혁적인 사람들이었다. 지석영이 평생 동안 거의 일관되게 보인 노선과 행태에는 그러한 교유와 인적 관계가 중요한 영향을 미쳤을 것으로 짐작된다.

지석영은 한의사이자 역관(譯官)인 박영선(朴永善)에게서 어려서부터 한문과 한의술을 배웠다. 아버지의 친구이기도 한 박영선과의 만남은 매우 자연스러운 것으로 생각되며, 그러한 만남 덕분에 지석영이 우리나라에서 처음으로 공개적으로 종두술을 보급하는 일을 할 수 있었던 것으로 여겨진다. 당시 우리나라에는 여러가지 전염병이 만연하였는데, 특히 치명률이 매우 높은 두창(痘瘡, 천연두 天然痘)이 크게 유행하고 있었다. 이에 다른 나라에서와 같이 인두술(人痘術)로써 두창을 예방하고자 노력하고 있었지만 부작용이 적지 않았고 효과도 그리 뚜렷하지 못했다. 이러한 때(1876년 7월)에 마침 정부에서 건량관(乾糧官)으로 일하던 박영선이 수신사 김기수(金綺秀)의 수행 의관(醫官) 겸 통역관으로 일본에 가게 되었다. 박영선은 이 여행에서 일본에서는 이

미 인두술 대신 서양에서 전래한 우두술(牛痘術)로 두창을 효과적으로
예방하고 있다는 사실을 알게 되었다. 그리하여 박영선은 토오꾜오 쥰
뗀또오의원(順天堂醫院)의 의사 오오다끼(大瀧富三)에게서 약식으로나
마 우두술을 배우고 또 구가(久我克明)가 저술한『종두귀감(種痘龜鑑)』
을 구해가지고 귀국하였다.

박영선은 귀국하여 자신의 방일체험담을 지인(知人)과 제자들에게
술회하는 자리에서 종두술에 관한 이야기도 하였는데, 지석영이 특히
관심을 보였다. 지석영은 스승이 가져온『종두귀감』을 통해 더욱 종두
술에 관심을 가졌거니와, 1879년의 두창 대유행시 조카딸을 잃은 개인
적 체험도 그가 종두술 습득과 보급에 나서는 데 적지 않은 작용을 하
였던 것으로 여겨진다. 종두술을 익히기로 결심한 지석영은 1879년 9
월 당시 우리나라 땅에서 유일하게 종두술이 시술되던 부산으로 내려
가 주한 일본해군 소속의 제생의원(濟生醫院)에서 두달 동안 종두법을
익히고 두묘(痘苗)와 종두침(種痘針)을 얻어 귀경하게 되었다. 지석영
은 제생의원에서 주로 종두법을 배웠지만 그곳에서 시술되던 서양의
술의 효과를 체험하기도 하였다.

지석영은 서울로 돌아오던 길에 1879년 12월 6일 충주군 덕산면의
처가에서 두살 난 처남에게 종두를 시술하였다. 우두에 관한 정보와
지식이 있을 리 없는 장인 등 처가 식구와 갈등을 겪기도 하였지만 지
석영은 마침내 어린 처남에게 우두를 시술하는 데 성공하였다. 헌종
때 정약용(丁若鏞, 1762~1836)이, 철종 때 남상교(南尙敎) 등이 비밀리
에 종두술을 시도한 적이 있다는 이야기도 있지만 기록에 분명히 남아
있는 시술로는 이것이 우리나라 최초였다. 자신을 얻은 지석영은 그곳
에서 어린이 40여명에게 더 시술을 하여 우두술의 효과를 거듭 확인한
뒤 서울로 돌아와 1880년 2월 사설(私設)로 우두국을 설치하고 공개적
으로 우두를 보급하기 시작하였다. 정부의 지원이 있었던 것은 아니지
만 지석영은 정약용과 남상교에 비해서는 시대를 잘 타고났던 셈이다.

그리고 곧 부산 제생의원에서의 수학에 아쉬움을 느끼고 있던 지석영에게 그것을 풀 수 있는 기회가 왔다. 즉 1880년 5월 김홍집이 수신사로 일본에 가게 되었을 때 지석영은 김옥균 등의 도움으로 수행원 자격으로 일본에 갈 기회를 얻게 되었던 것이다. 지석영은 이 여행에서 짬을 내어 일본 내무성 위생국의 우두종계소(牛痘種繼所)를 방문하여 제생의원에서 미처 배우지 못했던 종묘(種苗)제조법을 비롯하여 채두가수장법(採痘痂收藏法), 독우사양법(犢牛飼養法), 채장법(採漿法) 등 종두술과 관련한 거의 모든 지식과 기술을 습득하였다. 일본 방문에서 기대하였던 성과를 모두 거두고 귀국한 지석영은 1880년 9월 한성에 종두장을 차리고, 뒤에 많은 우여곡절을 거치지만, 본격적인 우두접종 사업을 펼쳐나갔다.

지석영의 종두술 시술과 보급보다 서양근대의학의 도입과 발전과정에서 더 큰 구실을 한 것은 1885년 4월에 제중원(濟衆院, 출범 당시의 이름은 광혜원 廣惠院)이 세워진 일이었다.

우리나라 최초의 근대 서양식 병원이라고 할 제중원의 설립 논의는 다음과 같은 알렌(Horace Newton Allen, 1858~1932)의 1885년 1월 27일자 「조선정부에 대한 병원 설립 제안(朝鮮政府京中建設病院節論)」으로 시작된다.

최근의 정변 이래 많은 조선인이 제게 총상을 입은 사람에게서 탄환을 제거하고 상처를 치료하는 것말고도 여러가지 질병을 앓는 사람들을 치료해주도록 요청해왔습니다.
… 미국시민으로서 제 능력이 닿는 한 조선국민들을 위해 일할 수 있다면 기쁘게 여길 것입니다. 만약 [조선]정부에서 제게 몇가지 시설을 제공하여주신다면 그것들은 서양의학으로 환자들을 돌보고 부상병들을 위하는 장소로 쓰이게 되리라고 생각합니다.
이는 또한 조선청년들에게 서양의학과 위생을 교육하는 수단이 될 것입니다. … 한성에도 병원이 있어야 하며 적은 비용으로 병원 하나를 설립할 수 있을 것입니다.

저는 기꺼이 [조선]정부의 감독하에 그러한 일을 맡겠으며, 보수는 바라지 않겠습니다. 필요하다고 여기는 것은 조명과 난방[비용], 조수, 간호원, 잡부로 일할 사람들[에 대한 급료], 식품을 살 수 없을 정도로 가난한 환자들을 위한 식[비], 그리고 약값 약 300달러 등을 충당할 수 있는 연간 운영비와 더불어 위생적인 곳에 자리잡은 커다란 조선 가옥 한 채입니다. 이런 것들을 허락하여주신다면 저는 여섯달 안으로 미국인 의사 1명을 더 충원할 것을 약속드립니다. 그리고 저희들의 생계는 … 중국 도시들에 있는 병원들을 지원하는 미국자선회[美國爲人民設立院社]로부터 나오는 돈으로 충당될 것이므로 저희들은 무보수로 함께 일할 것입니다. …

이런 것들이 이루어진다면 그 기관은 조선국왕 전하의 병원으로 불려야 할 것입니다. 그리고 전하께서는 곤궁에 처한 전하의 백성들이 적절하게 치료받는다는 사실을 아시고 분명히 만족해하실 것이며, 한편으로 백성들은 의심할 여지없이 군주에 대한 흠모심이 우러나고 그들 스스로 여러면에서 용기를 얻게 될 것입니다.

알렌이 위와같은 건의를 할 수 있었던 것은 1884년 12월의 갑신정변(甲申政變) 때 중상을 입은, 국왕 고종과 왕비의 총신(寵臣)이자 인척인 민영익(閔泳翊)을 정성스레 그리고 효과적으로 치료함으로써 왕실의 신임을 받았기에 가능하였다.

그리하여 알렌은 직접 고종과 면담할 기회를 가졌으며, 그 자리에서 고종과 알렌은 병원 설립에 대해 의견을 나누었다. 알렌이 병원 설립을 제안한 데는 자신에 대한 왕실의 일반적인 신임뿐 아니라 직접적인 면담을 통해 서양식 병원에 대한 국왕의 관심을 확인(또는 유발)할 수 있었던 것이 중요한 계기로 작용하였다.

그러면 서양식 병원과 의술에 대한 고종과 조선정부의 관심은 언제, 어떻게 생겨난 것일까? 그전에는 별다른 계획이나 관심도 없던 것이 알렌의 민영익 치료와 고종과의 대화 그리고 공식적인 제안에 의해 어느날 갑자기 솟아난 것인가?

지석영의 종두술에서도 보이듯이 서양 의학과 의술 그리고 의료제도에 대한 관심은 역사적으로 뿌리가 상당히 깊은 것이다. 이미 개항 이전에도 서양의학에 대한 지적 호기심과 더불어 그것의 현실적인 활용이 일부 지식인의 커다란 관심 사항이었다. 더욱이 개항 이래 전근대적인 화이론적(華夷論的) 질서로부터 자본주의적 세계에 편입되는 과정에서 조선사회의 대내적 성격과 대외적 위상도 근본적으로 변화할 수밖에 없었으며, 그러한 변화는 진보적 지식인들뿐만 아니라 정권 담당자들에게도 근대 서양문물의 중요한 요소인 서양의학에 대해 눈을 돌리도록 '강요'하였다.

일본에 몇차례 파견한 수신사 사절단과 신사유람단의 중요한 임무 가운데는 당시 일본에 정착해가던 서양의학의 특성과 장점을 파악하는 일도 있었으며, 그들 사절의 귀국 보고와 저술들은 당시 조야(朝野)의 중요한 화두가 되었다. 특히 근대서양식 병원과 의학교육기관(醫學堂)에 대한 관심은 「일본관의원 소개」「각 항구에 마땅히 서의학당(西醫學堂)을 설립해야 한다는 논(論)」「영국의 정신병원」「원산과 부산에 설치된 일본 의원 소개」 등 『한성순보(漢城旬報)』를 통해 여러 차례 표출되었으며, 정부에서도 몇차례의 논의를 거쳐 근대서양식 진료기관과 의육(醫育)기관을 설립할 '계획'을 가지고 있었다.

알렌의 제안이라는 씨앗은 비록 비옥하지는 않지만 조선사회의 토양이 그것을 수용할 수 있을 정도로 변화하였기에 불과 넉달도 안 되는 짧은 기간에, 그것도 갑신쿠데타라는 충격 속에 반동(反動)의 여지가 많은 가운데 조선정부의 적극적인 조치로 광혜원(제중원)이라는 결실을 맺을 수 있었던 것이다.

1885년에 제중원이 세워진 뒤에도 10년이 넘도록 우리나라에는 전통적인 한의사들은 있었지만 서양식 근대의술을 펼칠 수 있는 우리나라 의사는 전혀 없었다. 따라서 의료는 서양인 선교의사들과 일본인 군의관 및 민간인 의사 등에 의해 시행될 수밖에 없었다. 조선정부는 1880년대부터 의사를 교육하는 기관을 세우려 하였지만 재정 부족 등의 이유로 실천에 옮길 수 없었던 것이다. 제중원에 의학당(醫學堂)이 개설되기도 하였지만 의사를 양성하는 것이라기보다는 서양인 의사들의 보조원을 훈련시키는 정도에 불과하였으며 그것도 몇해 지속되지 못하였다.

그러다가 1894년의 갑오개혁 이후 의사 양성 계획이 더욱 구체화되어 김익남(金益南) 등을 일본의 의학교에 유학 보내어 의사가 되도록 하는 한편 1899년 3월에는 학부(學部, 지금의 교육부) 소관으로 '의학교(醫學校)'를 설립하여 의학교육을 시행하고 의사를 양성하기 시작하였다. 또한 캐나다인 선교의사 애비슨(Oliver R. Avison)은 1894년 9월에 정부로부터 운영권을 넘겨받은 제중원에 1900년 '제중원 의학교'를 세워 교육을 시작하였는데, 이것이 나중에 세브란스의학교, 세브란스연합의학전문학교, 나아가 연세대학교 의과대학으로 발전하게 된다.

의학교는 통감부 시절인 1907년에 대한의원(大韓醫院)이 세워지면서 그것에 흡수되어 교육부(教育部), 의육부(醫育部), 부속의학교(附屬醫學校)로 명칭이 거듭 바뀌지만 의학교육기관으로서의 역할은 지속되었다. 1899년 의학교가 세워진 이래 1910년 우리나라가 일제에 의해 강점될 때까지 우리나라 유일의 관립(국립) 의학교육기관 구실을 한 이곳에서 배출된 의사는 1902년 19명(의학교 1회 졸업생), 1904년 13명, 1907년 4명, 1908년 13명, 1909년 5명 등 모두 54명이었다.

1910년 8월 29일 우리나라가 일제에 의해 강제 병탄되자 이 유일한 국립 의학교육기관도 나라의 운명과 마찬가지로 큰 곤경을 겪게 되었다. 9월 1일 대한의원이 중앙의원(中央醫院)으로 개칭되면서 학교의 이름도 그에 따라 중앙의원 부속의학교가 되었으며, 이어서 9월 30일 일본국 칙령 제368호 '의원 관제(醫院官制)'가 반포되면서는 총독부의원

(總督府醫院)과 그 부속의학강습소로 이름이 바뀌었다. 총독부의원 부속의학강습소 시기 동안 그곳에서 배출된 의사는 모두 한국인으로 1911년의 27명, 12년의 6명, 13년의 28명, 14년의 38명, 15년의 24명, 16년의 35명 등 모두 6기에 걸쳐 158명이었다.

1916년 일제는 총독부의원 부속의학강습소를 경성의학전문학교로 승격시키는 조치를 취했다. 이렇게 개편된 경성의학전문학교에 백인제는 제1기 입학생으로 입학하였던 것이다. 백인제가 경성의학전문학교에 입학한 1916년 무렵 한국인으로 의사가 된 이는 의학교와 부속의학강습소 출신 약 200명, 세브란스(연합)의학교 출신 100여명, 일본 등지에 유학하여 의사가 된 20명 가량 등 300명 내외가 있었을 것으로 추산된다. 그리고 일본인 의사 100명 남짓과 서양인 의사(주로 선교의사)들이 이 땅에서 활동을 하고 있었다.

사실을 직접적으로 확인할 수는 없지만, 백인제는 1916년 4월 20일 있었던 경성의학전문학교 개교식 및 신입생 입학식에 당연히 참석하였을 것이다. 총독부의원 부속의학강습소가 경성의학전문학교로 정식으로 개편된 것은 4월 1일이지만 무슨 까닭에서인지 개교식은 20일로 연기되어 열렸다. 테라우찌 총독과 일제로부터 자작의 작위를 받은 조중응(趙重應) 등이 내빈으로 참석한 것을 보면 당시 경성의학전문학교의 사회적 위상을 짐작할 수 있을 것이다. 이 자리에서 테라우찌는 "… 생도 되는 자는 그 본분을 고수하여 경조부화의 풍조에 빠지는 일이 없이 각자 자중하여 태만 없이 본교 교양의 방침에 따르라"는 요지의 치사를 하였고, 조중응은 "천지지덕 왈생야(天地之德曰生也)"라고 축사의 말을 하였다.

경성의학전문학교가 개교를 하고 백인제가 입학한 1916년의 학생수는 모두 229명이었다. 이 가운데 1학년은 한국인 54명(신입생은 백인제 등 49명이며, 5명은 유급생으로 짐작된다) 일본인 25명 등 79명

이었으며, 2학년 이상은 모두 한국인으로 2학년이 58명, 3학년 43명, 4
학년 49명이었다. 2학년 이상은 경성의학전문학교의 전신이라고 할 총
독부의원 부속의학강습소 시절에 입학하여 그 소속이 바뀐 학생들이
었다. 이 학교의 전임 직원은 일본인만 6명이었으며, 겸직 직원(총독부
의원 근무)은 일본인 34명, 한국인 1명 등 35명이었다. 백인제가 입학
하던 당시에는 교수 등 직원은 거의 다 일본인이었지만, 학생은 한국
인이 절대 다수를 이루고 있었다.

　백인제가 재학하던 무렵의 경성의학전문학교의 모습과 성격을 파악
하기 위해 우선 개교일인 1916년 4월 1일에 공포된 ‘조선총독부 전문
학교 관제(朝鮮總督府 專門學校 官制)’(칙령 제80호), ‘경성의학전문학교
규칙(京城醫學專門學校 規則)’(부령 제28호), ‘경성의학전문학교의 교수
상(敎授上) 주의(注意)를 요(要)하는 사항(事項)’(총독부 훈령 제16호)
등을 살펴보자.

　　조선총독부 전문학교 관제(칙령 제80호)

　　제1조 조선총독부 전문학교는 다음과 같음
　　　　경성전수학교(京城專修學校)
　　　　경성의학전문학교(京城醫學專門學校)
　　　　경성공업전문학교(京城工業專門學校)
　　제2조 (생략)
　　제3조 경성의학전문학교는 의술에 관한 지식과 기능을 교수함
　　제4,5조 (생략)
　　제6조 조선총독부 전문학교에는 다음의 직원을 둠
　　　　경성전수학교　　(생략)
　　　　경성의학전문학교
　　　　　학교장

　　　　　교　수　　전임(專任)　3인　주임(奏任)

　　　　　조교수　　전임　1인　판임(判任)

　　　　　서　기　　전임　1인　판임

　　　경성공업전문학교　　(생략)

　　　경성의학전문학교장은　조선총독부의원장(朝鮮總督府醫院長)

　　　으로 충당함

　제7, 8, 9조 (생략)

　제10조　조선총독은 필요하다고 인정할 때에는 전문학교 또는 부속

　　　　　공업전습소(附屬工業傳習所)에 내지인(內地人)을 수용하고 전

　　　　　문교육 또는 실업교육을 할 수 있음

　부　칙

　　　본 영은 공포일로부터 시행함

　　이 칙령에 따라 경성전수학교 및 경성공업전문학교와 더불어 경성의

학전문학교가 설립되었다. 경성의학전문학교는 내용상 총독부의원 부

속의학강습소를 계승한 셈이지만, 소관은 조선총독부 학무국으로 바뀌

게 되었다. 그리고 총독부의원은 1928년에 경성제국대학 의학부 부속의

원이 될 때까지 사실상 학교의 부속병원 구실을 하였으며, 총독부의원

의 각과 스태프가 겸직 교수로서 임상과목들을 가르쳤다. 또한 제6조에

규정한 대로 총독부의원 원장이 경성의학전문학교의 교장을 겸하였다.

경성의학전문학교 규칙(부령 제27호)

제1조　본교 교육의 강령은 다음과 같다.

1. 본교는 조선교육령에 의해 의학에 관한 전문교육을 하는 곳으로
　질병 진료의 지식, 기능을 구비한 의사를 양성하는 것을 본지(本
　旨)로 한다.

2. 의사는 그 다루는[司掌] 것이 귀중한 인명에 있으므로 의술의 진

보 발달 여하는 개인의 화복(禍福)에 관계할 뿐 아니라 국민의 건
강을 좌우하고 국운발전에 영향을 주는 것이 대단히 크므로 생도
로 하여금 그 책임이 중하다는 것을 자각하고 따라서 국가의 기대
에 따르게 할 것이다.

3. 모든 의사는 친절과 동정심을 가지고 환자를 대하고 면밀 주도한
주의를 가지고 제생(濟生)의 인술을 완수함과 동시에 직무상 묵비
(默秘)할 사항에 대해서는 이들 비밀을 엄수하는 일이 가장 필요
한 것에 속하므로 평소 뜻을 훈육에 두어 생도로 하여금 인격 수
양에 노력하여 장래 의사로서의 품위를 가지고 그 본분을 다하도
록 해야 할 것이다.

4. 교수는 그 기초의학이나 임상의학을 막론하고 쓸데없이 고원(高
遠)한 학리(學理)를 게으르게 하지 말고 간명(簡明)을 주지로 하여
실지로 유용한 일신(日新)의 지식 기능을 가르침과 같이 부단(不
斷)의 연찬(研鑽)을 쌓는 습관을 양성할 것이다.

5. 전문학교는 고등의 학술기예를 교수하는 곳이다. 그러므로 생도
로 하여금 극히 그 본분을 지키고 언행을 신중히하고 각근(恪勤)
을 자중시키어 이로써 일반 국민의 의표(儀表)가 되도록 해야 할
것이다.

제2조 본교의 수업 연한은 4년으로 한다.

제3조 교과목, 교과과정 및 매주 교수 시간은 별표에 의한다.

제4조 학년을 나누어 다음과 같이 한다.

　　　　전(前)학기　　4월 1일부터 10월 20일까지

　　　　후(後)학기　　10월 21일부터 3월 31일까지

제5조 휴업일　(생략)

제6조 본교에 입학을 할 수 있는 자는 연령 16세 이상으로 고등보
통학교를 졸업한 자 또는 이와 동등 이상의 학력을 가진 자로
한다.

　　　　내지인[일본인]으로 본교에 입학할 수 있는 자는 연령 17세
이상으로 중학교를 졸업한 자 또는 이와 동등 이상의 학력을

가진 자로 한다.
　부 칙
　　본 영은 발포일부터 이를 시행한다.
　　본 영 시행 때 조선총독부의원 부속의학강습소에 재학하던
생도는 이를 경성의학전문학교의 해당 학년에 편입한다.

이 규칙의 제1조 '본교 교육의 강령'에서는 학교의 목적뿐만 아니라
의사의 임무, 교수와 학생의 본분 등도 규정하고 있다. 그리고 4년의
수업 연한과 입학 자격도 명시하였다. 또한 이전의 총독부의원 부속의
학강습소 학생들을 이 학교에 편입시킨다는 사실도 밝혔다.

특기할 것은 부속의학강습소 시절과는 달리 일본인 학생들의 입학
을 허용한다는 명문 규정을 둔 점이다. 그리하여 앞에서 언급하였듯이
개교 첫해부터 일본인 학생들이 한국인 학생들과 더불어 공부를 하게
되었다. 백인제가 입학하던 1916년부터 몇해 동안은 한국인 학생이 졸
업생 수 기준으로 60% 내외를 차지했지만, 1923년부터는 그 비율이
역전되기 시작하여 1927년 입학생부터는 한국인이 차지하는 비율이
졸업생 수 기준으로 4분의 1 내외에 불과하게 되었다.

그리고 한국인 학생 수가 많았던 초기에도 한국과 일본의 중등교육
과정이 다르다는 점을 명분으로 일본인 학생들을 위해 특별의학과를
설치하여 교과내용도 다르게 함으로써 한국인 학생들이 불만을 갖기
도 하였다.

위의 '규칙'에 있듯이 입학 자격에 있어서 한국인과 일본인(일본에서
중학교를 마친 한국인도 마찬가지 취급) 학생은 약간 달랐다. 즉 한국인
은 16살 이상으로 고등보통학교 이상의 학력을 요구하였으며, 일본인
에게는 17살 이상으로 중학교 이상의 학력을 요구하였다. 이것은 근본
적으로 식민지 한국과 식민본국 일본, 그리고 한국 내에서도 한국인과
일본인이 다니던 중등학교의 교육과정상에 차이가 있었던 데서 비롯

[표 1] 졸업기수에 따른 한국인과 일본인 학생 수(1917~45)

연 도	졸업기수	한국인	일본인	연 도	졸업기수	한국인	일본인
1917	1	48	0	1933	17	30	47
1918	2	44	0	1934	18	23	59
1919	3	40	0	1935	19	12	48
1920	4	27	23	1936	20	17	61
1921	5	23	13	1937	21	10	53
1922	6	36	21	1938	22	20	57
1923	7	39	19	1939	23	20	58
1924	8	49	31	1940	24	20	46
1925	9	47	28	1941	25	18	?
1926	10	48	42	1941	26	20	?
1927	11	40	55	1942	27	16	?
1928	12	26	51	1943	28	13	?
1929	13	33	46	1944	29	16	?
1930	14	27	58	1945	30	21	?
1931	15	15	63				
1932	16	25	56	총	30기	823	935+

출처: 기창덕, 『한국근대의학교육사』, 아카데미아 1995년, 153면.

된 것이다. 즉 일본인 학생들은 5년제 중학교를 졸업하였으며, 한국인 학생들은 4년제 고등보통학교를 마치고 입학하여 중등학교 수학 햇수에 1년의 차이가 있었다. 이에 따라 일본인 학생들 사이에 불만이 생기자 일본정부는 1918년 '조선총독부 전문학교 관제'를 개정하여 일본인 학생들을 위한 특별의학과를 설치하였고, 또 '규칙'을 고쳐 수업내용에서도 아래와 같이 차이를 두게 하였다. (1922년부터는 중등학교 과정이 모두 5년제로 개편됨에 따라 입학 자격이 격상 통일되어 특별과가 폐지된다. 대신 구제도 시절의 한국인 학생들을 위해 새로 특별과가 마련되었는데 구본과 舊本科로 불리기도 하였다.)

[표 2] 본과(한국인 학생반)와 특별의학과(일본인 학생반)의 교과과정상의 차이

과 목	학 년	제1학년 前학기	제1학년 後학기	제2학년 전학기	제2학년 후학기	제3학년 전학기	제3학년 후학기	제4학년 전학기	제4학년 후학기
일 본 어	조선인학생	4	4	2	2	2	2		
조 선 어	일본인학생	3	3	2	2				
독 일 어	조선인학생	4	4	3	3	3	3		
	일본인학생	8	8	4	4	4	4	2	2
수 학	조선인학생	4	4						
	일본인학생	2	2						
물 리 학	조선인학생	4	4						
	일본인학생	2	2						
해부학 및 조직학	조선인학생	6	6						
	일본인학생	8	8	1	1	1	1		

출처: 기창덕, 「의학교육의 현대화 과정」, 『醫史學』 제3권, 1994년, 90면.

어떻게 보면 1918년의 조치는 별로 대단한 것이 아니며 나름대로 일리가 있다고도 할 수 있겠지만, 한국인 학생들이 '특별의학과'에 대해 갖는 불만은 대단하였던 것 같다. 아마 그러한 불만에는 근본적으로 망국의 울분이 깔려 있었을 것이며, 또 일본인 교수들과 학생들의 오만방자한 태도도 적지 않게 작용을 하였을 것이다.

그러한 사정을 당시 학생들은 뒷날 다음과 같이 회상하고 있다. "전문학교로 학제가 변경이 되면서 사각모도 쓸 수 있게 되었어요. 그런데 일본학생들과 함께 공부해서인지 학교 다니는 동안 모두 8차례의 스트라이크를 했어요. 모두 사소한 사건이지만 민족감정에 휩싸여 사건이 확대되곤 했지요"(3회 졸업생 이면재 李冕載, 「한국의학의 백년 야사」, 『의사신문』, 1972년 3월 27일). 그보다 조금 뒤인 20년대 전반에 학교를 다닌 9회 졸업생 최종완(崔鍾完)은 당시의 분위기를 또 이렇게 전한다. "사소한 일로 일본인 학생과 한국학생 사이에 싸움이 벌어졌어요. 한번은 일본학생 하나가 '조센징(朝鮮人)' 하면서 욕을 했거든요.

화가 난 한국학생이 두들겨 때려주었어요. 그랬더니 이 녀석은 집으로
뛰어가 권총을 빼어들고 와, 총을 쐈어요. 다행히 총알은 맞지 않았지
만 사사건건 우리는 일본학생들과 싸움을 하면서 공부를 했어요"(「한
국의학의 백년 야사」, 『의사신문』, 1972년 5월 8일).

그러나 6회 졸업생 박주병(朴柱秉)은 위와는 다른 증언을 하고 있다.
"한국인은 4년제의 고등보통학교 졸업자에게 입학 자격을 주었고, 일인
은 5년제의 중학교 졸업자에게 입학 자격을 주었기 때문에 아마 특별과
의 이름을 준 모양입니다. 특별과 학생들은 교과내용이 다소 틀리기는
했지만 한국인 학생보다 낫다는 것은 없었고, 별로 차별을 느끼지도 못
했습니다"(서울大學校 醫科大學, 『서울大學校醫科大學史』, 1978년, 42면).

한국인 학생과 일본인과의 충돌은 학생들 사이에만 일어난 것이 아
니었다. 한국인 학생들은 일본인 교수들의 편견과 방자한 태도에 대해
서도 불만이 대단하였는데, 그 가운데에서 대표적인 것이 1921년에 일
어난 '구보(久保武) 망언 사건'이었다. 이 사건은 당시 해부학 교수이던
구보가 두개골이 없어진 것을 한국학생의 소행이라면서 한국사람은
원래 해부학상으로 야만에 가깝다는 등의 폭언을 함으로써 발단이 되
었다. 이 사건은 사회문제로까지 비화하였는데, 당시 『동아일보』는 사
회면 톱으로 이렇게 보도하였다.

경성의학전문학교에서는 재작일(6월 1일) 하오에 그 학교 안 제1강
당에서 선생과 학생이 격투를 하다시피 한 일이 있는데, 사실이 생기기
는 지난달 26일(목) 하오에, 1년급(一年級)에서 해부학의 강의를 마치
고, 해부실에서 해골의 실물을 구경하는데, 해부실은 원래 좁은 방이므
로 학생 전부가 다 들어가지 아니하고 특별히 지원하는 사람 중에서
본과 5명, 청강생 여자 1명, 특별과 4명, 합계 10명이 했는데, 그 이튿날
금요일에 이르러 해부 선생 구보 교수가 교실에 들어와서 해부실에 있

는 두개골 한 개가 없어졌으니 웬일이냐 하며 대번에 조선인 학생인 본과 학생들을 의심하는 낯빛으로 "너희들 중에 누구든지 가져간 것이니 내어놓으라" 하므로, 학생들은 기가 막히어서 "그러한 일이 없다" 하였는데, 선생은 다시 "너희들 조선사람은 원래 해부학상으로 야만에 가까울 뿐 아니라 너희의 지난 역사를 보더라도 정녕 너희들 중에서 가져간 것"이라고 하며, 아무 증거도 없이 조선학생에게만 향하여 좋지 못한 말을 많이 하였다 한다. … (『동아일보』, 1921년 6월 3일)

한국인 학생들은 『동아일보』가 "선생과 학생이 격투를 하다시피 한"이라고 보도한 6월 1일 전체 모임을 갖고 구보 교수의 망언에 대해 "1. 구보 교수의 말에 조선인은 해부학상으로나 국민성으로나 야만 됨을 면치 못한다 하였으니 선생은 마땅히 학생 일동에게 그 자세한 연구를 학리상으로 강의하여 들려줄 일. 2. 구보 교수의 교수는 받지 아니할 터이니 속히 처치하여줄 일" 등을 학교당국에 요청하고 "48시간 안에 가부간 처단이 없으면 일반 조선인 학생은 동맹휴학을 하겠다"고 통보하였다. 그뒤 학교의 조치가 미흡할뿐더러 오히려 학생들을 처벌하리라고 하자 더욱 분격한 학생들은 6월 4일 '휴학 결행 결의서'를 발표하고 동맹휴학에 들어갔다. 이에 대해 학교당국은 수습할 노력을 기울이기는커녕 4학년 이필근(李弼根)과 양봉근(楊奉根) 등 학생 10명에게 무기정학 조치를 내렸다. 사건이 이같이 점점 확대되자 경성의학전문학교 졸업생들로 구성된 교우회(校友會)와 학부형들도 개입하고 나섰으며, 총독 사이또오(齋藤實)마저 사태의 심각함을 간파하고는 원만한 수습을 암시하였다. 그리하여 사건이 발생한지 약 한달 만인 6월 28일 학교당국이 학생처벌조치를 철회함으로써 수습의 가닥이 잡혀나갔으며, 구보는 결국 그 이듬해에 학교를 떠났다.

혹자는 착각에서인지 이 사건에 백인제가 깊이 관여하였다고 하는데, 백인제는 1921년 3월 말에 졸업을 하였으므로 이미 학생 신분이 아니었으며, 또 당시 조선총독부의원 외과에 부수(副手)로 근무하던 사정에 비추어볼 때 간접적인 지원은 모르되 깊숙이 개입하기는 어려웠을 것으로 여겨진다. 또한 6월 14일 재경(在京) 졸업생 일동의 명의로 학교당국에 제출한 근고문(謹告文)에 나와 있는 대표 6명에도 이름이 들어 있지 않다.

소년 시절 집안과 오산학교 등에서 투철한 민족의식을 키워온 백인제가 경성의학전문학교를 다니면서 여러가지로 마음 고생을 많이 하였음은 익히 짐작할 만하다. 더욱이 백인제는 나이가 어렸음에도 3·1운동에서 그러했던 것처럼 학급에서 리더 구실을 하였기 때문에 일반 학생들보다 그 점에서 어려움이 더욱 많았을 것이다.

백인제는 그러한 가운데에서도 학업에 열심히 정진하여 오산학교 때와 마찬가지로 4년 동안 수석을 놓치지 않았다. 백인제가 가장 아끼던 후배이자 제자인 장기려(張起呂)는 백인제의 학창시절에 대해 다음과 같이 이야기하고 있다.

선생님은 1916년 경성의학전문학교 특과(特科, 장기려의 착오인 듯하다) 제1학년에 입학하셨습니다. 학업성적은 4년간 계속 일번이었습니다. 선생님의 동기동창이었던 저의 장인, 김하식(金夏植) 박사로부터 들었습니다.

… 경성의전 재학시 어떻게 공부에 열중하셨던가를 다음의 2,3의 사실로써 예증하려고 합니다.

첫째는 선생님과 같이 한 하숙에 유숙하면서 공부하던 조카 되시는 분에게 직접 들은 것인데, 고향집에서 매월 학비로서 40원 또는 50원이 오면 그것을 책장 사이에 넣어두고 공부에 몰두하였다고 합니다. 그래서 그 조카 되시는 분이 10원짜리 한 장을 뽑아내어 사용하면, 선생님은 10원 하나가 없어진 것 같다고 혼자 말 한마디 하고는 다시 찾아보는 일 없이 공부만 계속했다고 했습니다.

다음은 얼마나 열심히 공부하셨던지 요나 침구를 개는 일이 별로 없었으며, 변소에 갈 때에도 독일어 의학술어 사전을 가지고 가서 외도록 힘썼다는 것이었습니다.

또 한번은 선생님에게 직접 들은 이야기입니다마는 선생님이 학생시절에 임상실습에 나가서 환자의 병력을 문진(問診)하고 시진(視診), 청진(聽診), 타진(打診) 그리고 간단한 실험실 검사를 통하여 임상진단을 붙여 가지고 초진(初診)하시는 이와이(岩井) 교수 앞에 가지고 가면 당시 진단 잘한다고 유명했던 이와이 교수의 진단과 꼭 같더라고, 자랑삼아 당시 공부를 어떻게 열심히 하였다는 것을 자랑으로 회상하시는 것이었습니다. (「백인제 선생님의 학문적 업적」, 『인제의학(仁濟醫學)』3권 2호, 1981년, 201~202면)

백인제는 말 그대로 '공부벌레'였던 것 같다. 경성의학전문학교 시절의 모습을 백인제의 회상을 통해 알아보자.

"외모로나 생각이 지금 학생과 달라." 백인제씨 학생 시절

내가 20세가 되던 해가 지금으로부터 23년 전이니 별 기억이 안 납니다. 아마 그때가 확실히 대정 6년쯤 되는 것 같습니다. 그때 나는 경성의학전문학교 1학년 때였습니다. 대정 5년에 정주 오산학교를 마치고 의학에 뜻을 두고 서울로 올라왔었지요. 물론 하숙생활을 하였습니다. 그때의 하숙비는 하루 세 끼 밥 먹고 뜨뜻한 방에서 잠자고 한달에 8원밖에 안되었습니다. 지금에 비하면 격세지감이 있어 보이지요. 아무튼 나는 그때 의학(醫學)에 대한 불타는 듯한 정열로 학창생활을 했었습니다. 그때 학생들은 지금 학생과는 외모로든지 가지고 있는 생각으로든지 퍽 달랐습니다. 그때가 그야말로 개화(開化)의 첫닭이 울던 여명기였던 만큼 모든 문화시설 또는 학교시설이 퍽 유치하였던 것입니다. 20세 때니까 퍽 감수성이 많았던 만큼 여러가지 느끼고 감격한 일도 많았겠으나 아직 기억에 잘 남아 있는 것이 별로 없습니다.

무슨 '로맨스'가 없었냐고요? 없습니다. 그때는 아직도 남녀칠세부동석(男女七歲不同席)이라는 재래의 풍습과 전통이 강하게 지속하고 있었

던 만큼 연애 같은 것은 꿈에도 못 꾸어보았습니다. 그저 한 의학도로
서 부지런히 연구생활에만 온갖 정력과 성의를 다하고 있었습니다.
(「연재기사 '나의 이십세 청년시대'」, 『동아일보』, 1940년 4월 5일, 2면)

당시 경성의학전문학교의 교육내용을 알아보기 위해 조선총독부에
서 경성의학전문학교 개교에 즈음하여 교장 앞으로 보낸 '경성의학전
문학교의 교수상 주의를 요하는 사항'(총독부 훈령 제16호)을 살펴보기
로 하자. 이것은 일종의 교육지침서였다.

조선총독부 훈령 제16호

경성의학전문학교장

경성의학전문학교의 교수상 주의를 요하는 사항이 아래와 같으니
지킬 것

타이쇼오(大正) 5년 4월 1일
조선총독 백작 테라우찌

1. 수신(修身)은 교육에 관한 칙어(勅語)의 지취(旨趣)에 기본을 두고
   이를 설술(說述)하고 본교 교육의 강령에 의해 실천궁행(實踐躬行)
   을 장려함을 요함
1. 국어(國語, 일본어)는 일상생활에 꼭 필요(必要)할 뿐만 아니라 국
   민성의 함양상 빠뜨릴(缺) 수 없는 것이므로 이를 훈육과 같이 그
   효과를 얻게 함을 요함
1. 조선어(朝鮮語)는 보통의 언어 문장을 배워 일상의 용무를 볼 수
   있게 하고 따라서 내지인(일본인)으로 하여금 조선의 사정을 알게
   할 것임
1. 독일어는 의학상 특히 필요한 용어, 문장을 해독하고 따라서 이를
   연숙(練熟)시킬 것이며 주로 실용을 본지로 하고 실제 필요치 않은
   난해한 문장, 자구를 가르치는 일이 없기를 요함

1. 수학, 물리학, 화학은 주로 의학 습득의 기초가 되는 것으로 특히 이 점에 유의하여 쓸데없이 번다(繁多)한 사항을 가르치거나 형식에 흐르는 일이 없게 정확히 이해하고 응용이 자재롭게 해야 할 것임

1. 해부학, 조직학, 생리학, 의화학, 위생학, 세균학, 병리학, 약물학은 특히 실험 실습에 중점을 두어 정확한 지식 기능을 습득케 해야 할 것임

    위생학에 있어서는 특히 위생법규 및 위생시험법을 배워 공무집행상 필요한 소양을 얻게 해야 함

    세균학에 있어서는 법정전염병 및 풍토병에 관한 사항을 배워 특히 조선에서 유행하는 것에 대해서는 그 병원(病源), 병상(病狀), 예방법 등을 상술(詳述)할 것임

    조선의 현상으로는 의사도 조제(調劑)의 소양이 없으면 아니되는 까닭에 일반 약제의 조제에 대해서도 필요한 지식과 기능을 얻어 둠을 요함

1. 내과, 소아과, 정신과는 특히 임상강의에 중점을 두고 될 수 있는 한 과다(夥多)한 질병에 대해 실지의 경험을 얻게 하는 데 유의할 것

1. 외과, 피부과, 미독과(黴毒科), 이비인후과, 안과, 산과, 부인과, 치과는 임상강의에 중점을 두는 것은 물론, 특히 수술의 기능을 얻게 하는 데 유의하고 가급적 많이 이들을 실지로 대하게 할 것

1. 법의학은 일반 검진상 필요한 사항 및 관계법규의 개요를 배우고 겸하여 실지로 보고 공정한 조치에 틀림이 없는 습성을 양성할 것

1. 실험 실습은 되도록 강의와 같이 진행되게 할 것

1. 체조는 체조교수요목에 의하여 체조 및 교련을 과(課)하고 특히 규율, 절제, 종순(從順) 등의 습관을 양성함을 요함

1. 각 교과목의 교수는 각과 고유의 사항을 설술(說述)하는 데 노력하는 것과 더불어 다른 교과목과 연락 보익(補益)하여 종합 통일되게 할 것을 요함

1. 본교는 내지인도 수용하고 있으므로 교수, 훈육상 특히 주의하여

항상 공평한 조치를 따르고 또 내선인(內鮮人)의 친밀융화를 도모
하도록 할 것
1. 임상강의, 실습, 실험 등은 필요에 따라 조선총독부의원에서 이를
행함

이 훈령은 한마디로 교육과정에서 현학적이고 번거로운 이론보다는
현장성과 실험실습 등 실기를 강조하고 있다. 또한 한국인과 일본인
학생들이 공학을 하게 됨에 따라 생길 수 있는 문제를 예견하여 친밀
융화를 강조하고 있지만 실상에 대해서는 위에서 살펴보았다.
그리고 이 훈령에는 당시 학생들에게 부과할 과목을 다음과 같이 열
거하고 교육상의 주의점을 적시하고 있다.

> 기본과목: 수신(修身), 국어(國語, 일본어), 조선어(朝鮮語), 독일어(獨
> 逸語), 수학(數學), 물리학(物理學), 화학(化學), 체조(體操)
> 기초의학: 해부학(解剖學), 조직학(組織學), 생리학(生理學), 의화학(醫
> 化學), 위생학(衛生學), 세균학(細菌學), 병리학(病理學), 약
> 물학(藥物學), 법의학(法醫學)
> 임상의학: 내과(內科), 소아과(小兒科), 정신과(精神科), 외과(外科), 피
> 부과(皮膚科), 매독과(黴毒科), 이비인후과(耳鼻咽喉科), 안
> 과(眼科), 산과(産科), 부인과(婦人科), 치과(齒科)

이러한 과목들을 백인제는 4년 동안 공부하였던 것이다. 지금부터
80년 가량 전이지만 오늘날의 의과대학 교과과정과 크게 다를 바 없음
을 알 수 있다. 다만 국어가 일본어를 가리킨다는 점에서 대번에 식민
지 시절임을 알 수 있고, 외국어가 영어가 아니라 독일어라는 사실이
시대를 반영하고 있다. 백인제는 독일어와 독일어 의학용어를 익히기
위해 화장실에 갈 때도 용어사전을 들고 다녔다고 장기려가 위에서 증
언한 바 있었다. 그리고 '매독' 과목이 따로 독립되어 있었다는 사실이

이채롭게 보인다.

　교과과정을 조금 더 자세히 학년별·학기별로 살펴보면 아래의 표와 같다. 내과에 비해 외과가 지금보다 상대적으로 시간 수가 많음을 알 수 있으며, 또 외과는 아직 일반외과, 정형외과, 흉부외과, 신경외과, 성형외과 등으로 분화되지 않았음도 발견된다.
　백인제가 택하게 될 외과는 2학년부터 교육이 시작된다. 즉 2학년 1,2학기에 외과학총론이 3시간씩 있으며, 3학년과 4학년 때는 외과학각론이 역시 한 주당 3시간씩 배정되어 있다. 그리고 임상실습을 겸한 임상강의 또한 3,4학년에 주당 3시간씩 할애되어 있었다.

[표 3] 경성의학전문학교 교과표(1916~26)

제1학년		제2학년		제3학년		제4학년	
수신 1	수신 1	수신 1	수신 1	수신 1	수신 1	수신 1	수신 1
국어 4	국어 4	국어 2	국어 2	국어 2	국어 2		
조선어 4	조선어 4	조선어 2	조선어 2	조선어 2	조선어 2		
독일어 4	독일어 4	독일어 2	독일어 2	독일어 2	독일어 2		
수학 2	수학 2						
물리학 4	물리학 4						
화학 4	화학 4						
해부학강의 6	해부학강의 6						
조직학강의 6	조직학강의 2						
현미경사용법 4	해부학실습 6						
생리학 3	생리학 3	생리학 3	생리학 3				
		의화학 3	의화학 3				
		위생학 2	위생학 2			위생법규 1	위생법규 1
		세균학 3	세균학 2			법정전염병 1	법정전염병 1
		병리학 6	병리학 6	병리조직학 2			
		약물학 3	약물학 2				
			처방조제학 1	조제실습 1			
		내과진단학 3	내과진단학 3	내과학각론 3	내과학각론 3	내과학각론 3	내과학각론 3

제1학년		제2학년		제3학년		제4학년	
				임상강의 1	임상강의 1	임상강의 1	임상강의 1
		외과학총론 3	외과학총론 3	외과학각론 3	외과학각론 3	외과학각론 3	외과학각론 3
			붕대실습 1	임상강의 3	임상강의 3	임상강의 3	임상강의 3
				소아과 1	소아과 1	소아과 1	소아과 1
				피부매독과 1	피부매독과 1	피부매독과 1	피부매독과 1
				이비인후과 1	이비인후과 1	이비인후과 2	이비인후과 2
				안과 2	안과 2	안과 2	안과 2
				부인과 3	부인과 2	임상강의 2	임상강의 2
					산과 1	산과 2	산과 2
					정신병과 1	정신병과 3	정신병과 3
					치과 1	치과임상실습 1	치과임상실습 1
				외래환자 임상강의(8)	외래환자 임상강의(8)	외래환자 임상강의(10)	외래환자 임상강의(10)
					법의학 1	법의학 1	법의학 1
체조,교련 3	체조,교련 3	체조,교련 2	체조,교련 2	체조,교련 1	체조,교련 1	체조,교련 1	체조,교련 1
35	35	33	33	27(8)	27(8)	29(14)	29(14)

(과목 뒤의 숫자는 학기당 시간수)
출처: 기창덕, 「의학교육의 현대화 과정」, 92면.

　백인제는 학창 시절에 어떠한 책으로 의학공부를 하였을까? 유감스
럽게도 당시 경성의학전문학교 학생들이 사용한 의학교과서나 참고서
는 제대로 파악되어 있지 못하다. 그에 비해 세브란스연합의학전문학
교 학생들의 참고서(1917년 무렵)는 아래와 같이 그 목록 등이 알려져
있는데(기창덕, 같은 글, 99면), 짐작컨대 그것들과 비슷한 교과서나 참
고서로 공부하였을 것이다.

　今田束 著(小金井良精 校閱), 實用解剖學, 今田十五郎 刊行, 明治 37年.
　大澤岳太郎 譯 (ストヨル 著), 組織學講本, 南江堂 明治 35年.
　額田豊 著, 醫化學講義, 金原書店 明治 43年.
　舟岡英之助 著, 新選生理學, 吐鳳堂 明治 44年-大正 1年.
　山田薰·谷口吉太郎 飜譯, 生理學粹, 南江堂.

北里紫三郎 著, 黴菌學研究, 英蘭堂 明治 26年.

淺川範彦 著(北里紫三郎 閲), 實用細菌學, 南江堂 明治 40年.

森鷗外 著, 衛生學大意, 博文館 明治 43年.

下平用彩 著, 新纂外科總論, 吐鳳堂 明治 38~39年.

下平用彩 著, 新纂外科各論, 吐鳳堂 明治 42年.

下平用彩 著, 診斷學, 吐鳳堂 明治 37年.

佐藤勤也 編, 實用産科學, 半田屋書店 明治 43年.

佐藤勤也 編, 實用婦人科學, 半田屋書店 明治 43~44年.

井上善次郎 著, 井上內科新書, 吐鳳堂 明治 42~44年.

岩田一·吉井丑三郎 著(岡田和一郎 校閲), 近世耳鼻咽喉科學, 南江堂 明治
  45年.

小川劍三郎 著, 近世眼科學, 吐鳳堂 明治 45年.

小川三善 纂著, 獨和對照眼科, 克誠堂 大正 3年.

土肥慶藏 著, 皮膚科學, 朝香屋 明治 34年-大正 3年.

三輪信太郎 編, 小兒科纂錄, 南江堂 明治 43年.

吳秀三 纂譯, 精神病學要略, 吐鳳堂 明治 30年.

吳秀三 纂譯, 精神病診斷法, 吐鳳堂 明治 41年.

佐藤運雄 著, 近世齒科學, 齒科學報社 明治 44年.

三宅秀 著, 病理總論, 三宅秀 刊行, 明治 41年.

角田隆 著, 病理組織學, 文港堂 明治 35年.

山田良淑·長谷川順次郎 編譯(コーンハイム 著), 病理通論, 山田良淑 刊行,
  明治 36年.

志賀潔 著, 臨床細菌學 及 免疫學 總論, 南山堂 明治 42年.

  백인제는 경성의학전문학교 학생 시절에 어떠한 교수들의 지도를
받았는가?
  백인제가 입학한 당시에는 하가(芳賀榮次郎)가 교장으로 있었으며,
졸업할 때의 교장은 이질균을 발견하였으며 나중에 경성제국대학 총
장을 지낸 세계적인 세균학자 시가(志賀潔)였다. 그리고 해부학 교수로

는 앞에서 말한 '망언 사건'의 주인공 구보와 우에다(上田常吉)가 있었으며, 생리학 교수는 나까니시(中西周)였으며, 의화학은 사또오(佐藤)가 담당하고 있었다. 또한 병리학 교수로는 이와모또(稻本龜五郞)가 재직하였고, 약물학은 오오자와(大澤勝)가 교수로 있었다.

백인제가 재학하던 시절에 한국인 기초의학 교수로는 해부학에 김현주(金顯周) 교수 한 사람뿐이었는데(1919년부터 재직), 해부학이 1학년 때 있었으므로 직접 학과 지도를 받지는 않았을 것이다.

백인제의 재학 시절을 포함하여 경성의학전문학교 초기 10년 동안에 기초과목 및 기초의학을 담당하였던 교수진은 표 4와 같다.

백인제가 재학하던 무렵 총독부의원에 근무하던 많은 일본인 의사들이 겸직 교수의 자격으로 임상교육을 하였다. 9회 졸업생 최종완은 그때의 일을 다음과 같이 말한다. "교수진은 그렇게 빈약한 것 같지는 않았습니다. 총독부의원 의사들이 모두 강의를 했기 때문에 충실한 강의를 들은 셈이에요. 기초 부분은 지금도 그렇지만 그 당시도 교수진이 부족한 것은 사실이었어요. 아마 내 기억으로는 한 교수가 몇개 유사학과를 겹치기 강의한 것으로 생각하고 있습니다"(서울大學校 醫科大學, 『서울大學校醫科大學史』, 1978년, 45면).

여기에서는 백인제가 몸담게 될 외과의 교수진과 그밖의 스태프들을 살펴보기로 하자. 백인제가 경성의학전문학교에 입학하여 졸업을 하고 총독부의원에서 마취과와 외과 훈련을 받으며 연구에 몰두할 때까지 총독부의원의 외과 과장과 경성의학전문학교 외과의 (겸직) 주임교수를 맡아본 사람은 우에무라(植村俊二)였다. 백인제의 사상적 스승으로 안창호와 이승훈, 이광수 등을 들 수 있다면 의학의 스승은 우선우에무라를 꼽아야 할 것이다. 백인제가 외과의사와 의학연구자로 대성할 수 있었던 것은 일차적으로 그 자신의 노력에서 기인하는 것이지

[표 4] 경성의학전문학교 기초과목 교수진(1916~26)

학 과	직 급	교　수　명
수 신	교 장	芳賀榮次郎(1914~20), 志賀潔(1920~27),
	생도감	芳賀榮次郎(1914~20), 志賀潔(1920~27)(京城帝大)
국 어	교 수	大內猪之介(1919~28)
조선어	교 수	山本正誠(1923~32)
	조교수, 강사	任明宰(1925~31)
독일어	교 수	黑田幹一(1919~24), 眞能義彦(1924~36)
영 어	교 수	橫山富吉(1923~30)
수 학	강 사	山野井喜重(1926~28)
물리학	주임교수	加來天民(1921~27)
화 학	주임교수	加來天民(1921~27)
해부학	주임교수	久保武(1916~22), 上田常吉(1919~26)(京城帝大), 津崎孝道(1923~26)(京城帝大), 柴田至(1926~45)
	교 수	金顯周(1919~24), 岩崎茂敏(1919~24), 朴昌薰(1923~28)
생리학	주임교수	中西周(1918~26)(京城帝大), 大塚九二生(1926~45)
의화학	주임교수	佐藤剛藏(1914~27)
	강 사	尹治衡(1926~32)
위생학	주임교수	兪日濬(1926~32)
	강 사	綿引朝光(1924~26)(京城帝大)
세균학	주임교수	兪日濬(1926~32)
병리학	주임교수	稻本龜五郎(1913~21), 德光美福(1921~26)(京城帝大), 武藤忠次(1926~45)
약물학	주임교수	大澤勝(1920~26)(京城帝大)

(이름 뒤에 京城帝大라고 표시한 것은 경성제국대학으로 이적한 것을 나타내는 것임)
출처: 기창덕, 「의학교육의 현대화 과정」, 90면.

만, 우에무라와 같이 제자를 알아보는 스승을 만났던 것도 커다란 도움이 되었을 것이다. 또한 우에무라는 일본으로 귀국할 때 자신이 5년여 동안 경영하던 우에무라외과의원을 백인제에게 넘김으로써 백인제가 뒷날 개업의로 성공할 수 있는 기반을 물려준 셈이기도 하였다. 이 우에무라의 뒤를 이어, 백인제가 경성의학전문학교 외과 주임교수에 취임할 때까지 그 자리를 맡았던 사람은 경성제국대학 의학부 외과 주임교수가 된 나까무라(中村雨造)이다.

그밖에도 백인제의 스승 내지는 동료로서 총독부의원 외과에 근무하던 사람으로는 쇼오까제(莊風四郞), 키리하라(桐原眞), 오가와(小川蕃), 마쯔이(松井權平), 후지따(藤田宗憲), 이와다(稻田博), 마쯔오까(松岡正男) 등의 일본인과 이민상(李敏相), 조한성(趙漢盛), 이중락(李重樂), 박창훈(朴昌薰) 등의 한국인들이 있었다.

당시 일본인 교수와 의사들 중에는 구보와 같이 심한 편견에 찬 일본인들도 있었지만 우에무라나 의화학의 사또오와 같이 한국인들의 불우한 사정을 이해하고 힘껏 돕던 진정한 친한파 일본인들도 적지 않았다. 특히 사또오는 백인제가 외과 주임교수로 있는 동안 교장의 책임을 맡고 있었는데, 백인제에게 협조와 지원을 아끼지 않았던 것으로 알려져 있다.

백인제는 뚜렷한 민족의식을 가지고 있었음에도 일본인 교수 등과 마찰을 빚지 않았는데, 그의 성품에 기인하는 바가 크겠지만 이들 일본인들과의 친밀한 교유가 영향을 미쳤으리라고 생각된다. 그리고 그러한 경험은 두 차례의 구미 유학 및 시찰과 더불어 백인제가 편협한 국수주의자가 아니라 국제인(國際人)적인 성향을 지니게 된 데도 작용을 한 것으로 생각된다.

백인제가 재학하던 시절에 한국인 임상의학 교수로는 정신과의 심호섭(沈浩燮) 조교수 한 사람이 있었는데, 심교수는 1917년에 학교를 떠났기 때문에 정식으로 그에게 교과목에 대한 가르침을 받지는 못한 것으로 추정된다.

백인제가 재학하던 시절과 총독부의원 의사로 근무하던 기간을 포함하여 경성의학전문학교 초기 10년 동안 임상의학 각 과목을 담당하던 겸직 교수진 및 총독부의원 의사들은 표 5와 같다.

[표 5] 경성의학전문학교 임상과목 겸임 교수진 및 조선총독부의원 근무 의사(1916~26)

학 과	직위	직급	교 수 명
내 과	과장	교 수	森安連吉(1916~19)
제1내과	과장	교 수	岩井誠四郎(1920~28)(京城帝大)
	의관	교 수	富永忠司(1916~17), 有馬英二(1916~20), 千葉叔則(1917~24), 武田三郎(1920~26), 伊藤正義(1924~27), 鈴木元晴(1926~40)
	의원		金浴採(?~18), 志田信男(?~26), 池盛周(?~?)
제2내과	과장	교 수	稲田進(1921~25)
	의관	교 수	大澤勝(1921)(京城帝大)
	의원	조교수	任明宰(1925~31), 高永珣(?~?)
외 과	과장	교 수	植村俊二(1916~24), 中村雨造(1926~28)(京城帝大)
	의관	교 수	莊風四郎(1916~21), 桐原眞(1919~26), 小川蕃(1921~27)(京城帝大), 松井權平(1924~28)
	의원	조교수	藤田宗憲(1918~19), 稲田博(1920~22)
	의원		李敏相(?~?), 趙漢盛(?~?), 李重樂(?~?), 松岡正男(?~?), 朴昌薰(1921~28)
소 아 과	과장	교 수	河野衛(1916~22), 土橋光太郎(1924~27)(京城帝大)
	의원		松本武一郎(1916~19), 權熙穆(?~?), 弘中進(?~?)
피부비뇨과	과장	교 수	渡邊晋(1916~24), 廣田康(1924~27)(京城帝大)
	의원	조교수	上田如一(1916~17), 一番瀬慶治郎(1916~21), 吳元錫(1926~28)
	의원		朱榮善(1914~18)
		강 사	金星煥(?~?)
이비인후과	과장	교 수	坂井清(1916~25), 小林靜雄(1925~28)(京城帝大)
	의원		山田實二(1916~17), 須古秀雄(?~?), 田中政次(?~?)
		강 사	志熊孝雄(?~?)
안 과	과장	교 수	早野龍三(1926~28)(京城帝大)
	의원		佐竹秀一(1911~18), 高永穆(?~?), 張錫準(?~?)
산과부인과	과장	교 수	藤井虎彦(1916~22), 高楠榮(1923~27)(京城帝大)
	의관	교 수	久慈直太郎(1916~23), 橋本吉藏(?~?), 横山茂樹(1922~28)(京城帝大)
	의원		小島驤三(1916~17), 黑木彌一(?~?), 金達煥(?~25), 高井春生(?~?)
정 신 과	과장	교 수	水津信治(1916~25), 久保喜代二(1925~27)(京城帝大)
	의원	조교수	沈浩燮(1916~17), 北村庸人(1918~25), 原振緒(1925~28)
치 과	과장	조교수	柳樂達見(1916~28)
	의원		岡本亮作(1916~17), 生田信保(1922~30), 村澤晃(?~?)
시 료 부	부장	교 수	神岡一亨(1916~20)
약 제 과	과장	교 수	吉木彌三(?~?)

(이름 뒤에 京城帝大라고 표시한 것은 경성제국대학으로 이적한 것을 나타내는 것임)
출처: 기창덕, 「의학교육의 현대화 과정」, 91면.

백인제는 재학 기간 동안 3·1운동으로 퇴학을 당하고 옥고를 치르는 등 쓰라린 경험을 겪기도 하였지만, 이 경성의학전문학교 시절에 자신의 부단한 노력과 스승들과의 만남을 통하여 전국적인 인물로 성장할 기초를 닦았던 것이다.

3·1운동과 백인제

백인제의 경성의학전문학교 학생 시절에 일어난 가장 큰 사건은 말할 것도 없이 3·1운동이다. 그것은 당시 한국인 모두에게 엄청난 영향을 미쳤으며, 백인제의 인생항로에도 중요한 구실을 하게 되었다. 백인제는 3·1운동에 적극적으로 참여하여 옥고와 퇴학의 시련을 겪었고 또 그것을 통해 인간적으로 더욱 성숙하게 되었지만, 역설적이게도 백인제가 의학연구자로 대성하게 되는 긍정적인 계기로도 작용하였음을 장기려는 다음과 같이 말하고 있다.

그런데 선생님은 독립만세 사건의 주동자로 낙인이 되어 곧 의사면허를 주지 않았고 총독부병원에서 2년간 더 남아서 일해야만 의사면허를 주겠다는 것이었습니다. 이 일은 선생님에게 있어서는 전화위복으로 된 것이었습니다. 사실 저의 장인 김[하식] 박사도 독립만세 사건에 참가해서 유치장 생활은 했으나 당시 학교 생도주사로 있던 오오스카(大塚)라는 일본인이 보증을 서고 나오게 해서 그해(1919년) 4학년에서 일본학생들과 같이 공부하고 1920년에 졸업을 하여 곧 의사면허를 받아가지고 도립병원으로 취직했으므로 신학문을 연구할 기회를 놓쳤던 것입니다.
그런데 백선생님께서는 독립운동에 적극적으로 참여하셨으므로 10개월이란 장기간을 수고하시고 나오셔서 경성의전을 수석으로 졸업했으나 의사면허를 받지 못하고 총독부병원 부수로 남아서 더 공부를 하게 되었고, 그후 학문을 연구할 기회가 열리어 위대한 학자와 교수로서 많은 학생과 제자들을 양성하시는 위업을 이룩하신 것입니다. (「백인제 선생님의 학문적 업적」, 201면)

일제의 강점 이래 우리 민족은 국내외 각지에서 무장투쟁을 벌였으며, 또 널리 민족계몽운동을 펼쳐나갔다. 일본은 이와같은 민족독립운동을 탄압하기 위해 헌병경찰제도를 실시하여 항일독립운동 투사들을 학살·투옥하고, 일체의 결사(結社)와 언론활동을 금지하였다. 앞에서 살펴본 대로 교육정책에 있어서도 우민정책을 실시하여 민족의식의 성장을 억누르고 고도의 기술을 습득할 기회를 박탈하였다. 이러한 무단통치로써 우리의 고유한 문화를 말살하였을 뿐만 아니라 토지, 광산, 철도, 금융 등 모든 분야의 이권을 독점 경영하는 등 한민족의 경제발전을 극도로 제한하였다. 우리 민족의 지도자들은 해외로 망명하여 혹은 무력투쟁으로 혹은 외교활동으로 국권회복에 앞장섰다. 한편 국내의 대다수 농민들은 소작농, 화전민 등으로 전락하였으며, 생활난으로 만주 등지를 전전하는 경우도 많았다. 이러한 일본의 폭압은 지식인, 학생, 종교인뿐만 아니라 농민, 노동자에 이르기까지 모든 국민의 반일 감정을 불러일으켰다.

제1차 세계대전이 독일의 패전으로 끝나고, 1918년 1월 미국 대통령 윌슨은 14개조로 된 전후 처리원칙을 빠리 강화회의에 제출하였는데, 그 가운데 '각 민족의 운명은 그 민족 스스로 결정한다'고 하는 민족자결의 원칙을 제창하였다. 이것은 세계의 피압박민족에 대해 자극제가 되었다. 이 민족자결주의의 새로운 원칙은 항일투쟁을 계속해오고 있던 독립운동가들에게 용기를 불어넣는 것이었다. 이와같은 흐름 속에서 1919년 1월 22일 고종이 갑자기 서거하자 일본인들에 의한 독살설이 유포되어 일본에 대한 우리 민족의 증오는 극에 달하였다.

3·1운동은 우발적으로 시작된 것이 아니었다. 종교계, 민족운동세

력, 학생 등의 각계각층과 경향 각지의 지도자와 민중들은 거족적인 항일투쟁을 준비하고 있었고, 이러한 움직임들은 작은 물줄기들이 거대한 강을 이루듯이 합쳐나갔다. 이러한 과정에서 이승훈이 핵심적인 역할을 담당하였던 것은 우연이 아니며, 또 일찍이 그의 가르침을 받은 백인제가 학생세력의 한 주역으로 운동에 참여한 것도 우연일 수가 없었다. 그리고 3·1운동은 3월 1일 하루에 그치는 것도, 기미년 한 해로 끝나는 것도 아니었다. 3·1운동의 경험과 그 정신은 우리 민족 하나하나의 가슴속에서 활화산으로 계속 불타오르고 마침내 26년 뒤 해방을 맞는 큰 동력이 되었던 것이다.

3·1운동은 전국 모든 지역을 거의 망라하여 벌어졌지만 백인제의 고향인 정주는 그중에서도 격렬한 운동이 벌어진 곳이다. 정주에서 본격적인 운동이 일어난 것은 백인제가 체포된 뒤의 일이지만 고향의 분위기는 이미 백인제에게 적지 않은 영향을 미치고 있었을 것이다. 정주에서는 3월 31일이 장날임을 감안하여 만세운동을 하기로 정하고 이를 준비하고 있었다. 그러나 사전에 거사계획이 누설되어 지도자들이 체포되자 이에 더욱 큰 자극을 받아 오산학교의 교사와 학생들을 비롯하여 군민 5,000여명이 만세시위운동을 전개하였다. 당황한 일제는 군대를 동원해서 시위 군중 120여명을 사살하였고, 항일운동의 본거지로 지목된 오산학교를 비롯하여 기독교와 천도교 교회를 불지르고, 이승훈과 이명룡, 조형균(趙衡均) 등 지도자의 집을 파괴하였다. 이것은 수원 제암리 학살 사건과 더불어 당시 일제가 벌인 악랄한 만행 가운데서도 대표적인 것이었다.

3·1운동에서 백인제가 어떠한 활동을 하였는지 경성의학전문학교의 후배인 현규환(玄圭煥)의 증언부터 들어보자.

3월 1일, 독립선언문과 함께 태극기를 후암동 일대에 뿌리고 곧장

파고다 공원으로 가려다가 만세를 부르고 나오는 인파와 종로통에서
합류했어요. 얼마 안 되어 일본순사에게 연행되어 종로경찰서로 끌려
갔어요. 그때 보니 백인제 선생도 연행되어 왔더군요. 백인제 선생은
그때 경의전의 학생대표로 활약했었어요. (「한국의학의 백년 야사」, 『의
사신문』, 1972년 6월 5일)

국가보훈처에서 펴낸 『독립운동사』 182면에는 3월 1일의 서울 학생
투쟁에 대해서 다음과 같이 기록되어 있다.

3월 1일 서울 시내에서 가두 시위의 주도, 선전활동 등에 맹렬한 활
동을 전개한 지도급 학생 1백30여명이 체포되었다. 3월 1일 서울 시내
의 학생 투쟁에서 중요한 역할을 한 청년학생의 명단을 본인과 그들
후손의 명예를 위하여 거시하면 다음과 같다. … 백인제 …

다음은 백인제에 대한 경성지방법원(京城地方法院) 예심판사(豫審判
事)의 심문기록이다. 여기에서 '문'은 판사의 질문을, '답'은 백인제의
진술을 뜻한다.

문 의학전문학교 3학년인가?
답 그렇다.
문 금년 3월 1일 학교 게시판에 금일 오후 2시 파고다 공원에 모이
    라고 씌어 있는 것을 보았다는데 어떤가?
답 틀림없다.
문 선생에게서 그런 것을 게시판에 기재하는 것을 금지 받지는 않
    는가?
답 모른다.
문 피고는 그날 오후 3시경 수표교에서 종로로 나오는 큰길 중국 요
    리점에서, 파고다공원 쪽에서 만세 소리가 나는 것을 듣고 종로

로 나와 그 군중에 참가하여 독립만세를 부르면서 대한문(大漢
門), 무교정(武橋町)을 거쳐 다시 종로로 나와서 동대문까지 행진
했다는데 어떤가?

답 틀림없다.

문 금년 2월 26일경 난로 불을 쪼이면서 20명쯤이 담화중 김영진(金
永珍)이 독립사상에 대한 이야기를 했다는데 어떤가?

답 나는 모른다.

문 장래에도 또 그런 소요에 참가하겠는가?

답 가담하지 않겠다.

(국사편찬위원회, 『한민족독립운동사 사료집 18: 3 · 1운동 Ⅶ』, 138~39면)

위의 증언과 기록 등을 살펴볼 때 당시 3학년이던(어떤 기록과 증언
에는 4학년으로 나와 있는데 그것은 오류이다) 백인제는 경성의학전문학
교의 학생대표로서 '만세운동'이 시작되던 3월 1일의 중심가 시위에서
선전선동 및 시위 주도 등 중요한 구실을 하다 일본경찰에 체포되었
다. 그리고 우리는 예심재판 심문과정에서 백인제가 동지를 보호하기
위해 애썼다는 사실을 확인할 수 있으며, 백인제의 3 · 1운동 참가가 우
발적인 것이 아님을 알아차릴 수 있다.

백인제 등 경성의학전문학교 학생들의 거사 참여는 계획적이었음을
3회 졸업생 이면재는 다음과 같이 증언하고 있다.

당시 학생들의 주된 화제는 독립운동이었어요. 그때 빠리에선 만국
강화회의가 있었는데, 그곳에서는 꼭 한국의 독립을 보장해줄 줄 알고
이에 따른 대책도 열심히 숙의했지요. 그러나 어디 독립이 됩니까? 마
침 삼일 만세는 토요일에 일어났어요. 우리는 만세사건이 있기 전 한국
학생끼리 모여 두 번 회의를 했지요. 일부 강경파 학생들은 동맹휴학을
하자고 하더군요. 그러나 나는 반대했어요. 당시 우리는 질병에서 허덕
이는 국민을 치료할 충분한 의사가 없었어요. 또 그때는 배우는 처지이

고요. 만약 동맹휴학이라도 하여 학교라도 문닫고, 또 독립이 되더라도
신의학(新醫學)을 배울 필요는 있지 않습니까? 싸우더라도 우선 공부나
하고 싸우자는 심정이었어요. (「한국의학의 백년 야사」, 『의사신문』,
1972년 3월 27일)

그러나 이면재 등 '온건파'의 심정이나 기대와는 달리 경성의학전문
학교는 3월 5일 한국인 학생들에 대해 수업을 중단한다는 조치를 내렸
다. (일본인 학생들에게는 수업이 계속되었다.) 백인제가 당시 강경파
의 자리에 섰는지 온건노선을 주장했는지는 확인되지 않고 있다. 백인
제의 뒷날 행동양식으로 보아 온건파였을 것 같지만 단순한 추측일 따
름이다.

"장래에도 또 그런 소요에 참가하겠는가"라는 판사의 질문에 "가담
하지 않겠다"라고 답한 것을 일제에 굴복한 표시로 읽을 필요는 없을
터이다. 그 자리에서 판사와 다투는 것으로 독립이 될 리도 없고 또 그
럼으로써 투옥기간을 늘리는 것이 개인에게뿐만 아니라 민족에게도
도움이 되지 않을 것이라고 백인제가 생각했겠기 때문이다.

백인제는 예심재판을 거친 뒤 그해 말쯤(또는 이듬해 초) 열달 만에
출옥하였다. 3·1운동의 최고지도급 인사들의 최대 형기가 3년이었음
에 비추어보면 짧은 기간은 아니었다.

경성의학전문학교 학생들의 3·1운동 참가는 어느정도였을까? 조선
총독부의 집계로 보면, 당시 서울에 있는 중등학교 이상의 학교 학생
으로 3·1운동에 참가하여 구금된 수는 4월 1일 현재 4개 관립학교 학
생 79명, 16개 사립학교 학생 88명 등 모두 167명이었다. 전체 수로는
사립학교 학생이 많았지만 관립학교는 4개뿐이었음을 생각할 때 일반
적인 예상과는 달리 관립학교 학생들의 참여가 더욱 활발하였음을 알
수 있다. 이 20개 관·사립 학교들 가운데 가장 많은 구금자 수를 기록
한 것은 놀랍게도 경성의학전문학교로 31명에 달했다. 한국인 학생수

가 1918년에 197명, 1919년에 141명인 것을 보면 대략 5분의 1 가량이 구금되었던 것이다. 그뒤를 이은 것이 경기고등학교의 전신인 경성고등보통학교(관립)의 22명이었으며, 3위가 사립인 중앙학교의 16명이었다.

석방된 백인제의 심경과 미래에 대한 설계는 어떠했던가? 여기에 관련하여 장기려는 다음과 같이 증언하였다.

선생님은 3·1운동 때 만세 부르다가 잡혀가서 10개월이나 감옥살이를 했다. 일본경찰이 얼마나 간악하게 사람을 괴롭혔던지 "감옥문을 나오니 한없이 도망가고 싶더라. 이 조선땅이 아닌 곳으로 한없이 도망가고 싶더라." 그런 말을 하실 때 우리 조수들은 선생의 심정에 깊이 공감하며 한숨을 푹 내쉬었고 눈물을 글썽이기도 했다. 그때의 우리의 심정이 모두 그랬다.

"조선을 버리고 상해로 갈 결심을 했지. 고향 정주를 이별할 결심을 한 거야. 허탈한 걸음으로 양주 사는 친구집을 향해 걸어가는 중인데, 배가 고파 걸음이 걸어져야지. 무작정으로 집을 나와버렸으니 뭘 먹을 것이 있어야. 종일 굶으면서 타박타박 걸은 거야. 그때는 자동차도 없고 나귀나 인력거가 고작인데 내가 그런 호강할 수 있나. 걷다가 배고파 죽어버린다 해도 아까울 것이 없는 인생이라 싶더군."

이 대목에서 조수들은 눈물을 뚝뚝 흘렸다.

3·1운동 당시 나는 국민학교 2학년이나 3학년이었고 저녁 무렵에 마을 뒷산 선바위 위에 올라가 멋도 모르고 만세를 불렀다. 그러나 그 당시 대학생이었던 백선생님은 만세 부르다 잡혀가서 '이놈의 나라 떠나고 싶다' 할 정도로 간악한 고통을 받았던 것이다. 울보인 나는 선생님의 고통받으신 이야기에는 언제나 제일 먼저 눈물을 보였다.

"종일 굶은 배가 여간 고프냐? 그래도 뭘 먹고 싶은 생각이 안 나더군. 악이 받쳐서 말이야. 걸음을 걸으니 눈앞에 아지랑이가 아물아물하고 길이 올라갔다가 내려갔다가 금방 쭉 곧던 길이 이번에는 꼬불꼬불

해지고 발이 자주 헛디뎌지더군. 아무래도 뭘 좀 먹어야 하겠다 생각하고 길가에 있는 가게로 들어갔지. 밥도 팔고 술도 파는 집인데 나는 밥보다 술이 먹고 싶더라고. 그놈이라야 내 터지는 속을 다스릴 수 있을 것 같은 거야."

이 대목에서 나는 잘 이해가 안 되어서 "하나님께 막 울고 기도하고 하면 속이 후련할 텐데"라고 생각하다가 선생님의 이야기가 이어져서 생각을 중단했다.

"소주 한 홉만 주시오! 내가 딱 그랬지. 그때는 요새같이 유리컵이란 것이 없었어. 놋대접 뚜껑에 그냥 부어 마시는 거야. 그게 도수가 30도나 그 이상 됐을 거야. 독하지. 그놈을 빈속에 콱 쏟아 부었더니 화끈화끈하더군. 눈에 무엇이 보이기 시작하더군."

여기서 선생님은 일그러진 표정을 바꾸어서 느긋한 얼굴이 되었다. 그것은 다음 순간에 웃을 거리가 곧 나온다는 신호이다. 선생님은 가슴 아픈 이야기를 하다가도 끝에 가서는 꼭 웃겨주는 말로 끝맺는 재주를 가지고 있었다.

"하아, 이런 수가 있나. 아까는 허기가 져서 걸음을 못 걷겠더니 이제는 길이 좁아서 못 걷겠는 거라. 조금 옆으로 기울었다 하면 논둑에 빠지고 조금 비틀거렸다 하면 가로수에 부딪치고 당최 이놈의 신작로가 좁아서 걸음이 안 되는 거야. 그 왜놈들이 길을 그렇게 왜소하게 닦았어. 그놈들은 꼭 생긴 대로 놀아."

우리는 폭소를 터뜨렸다. 그 이야기가 왜 우리를 후련하게 했는지 지금 사람들은 이해를 못 할 것이다.

선생은 길이 좁게 비틀거리며 양주의 친구집까지 갔다고 한다. 아침에 떠났는데 자정이 가까워 도착했으니 본래 거리의 두어배는 갈지(之)자 걸음을 한 것이었다.

두 친구는 그날 밤 으슥한 골방 구석에 탁배기상 놓고 앉아 마음껏 울분을 토하며 마음속의 찌꺼기를 다 토해냈다고 했다.

"한번 참으면 백날이 편하네. 자네가 할 일을 분명히 인식하게. 왔던 길을 되돌아가서 자네가 지금까지 걸어왔던 인생길을 그냥 매진하게.

그것이 자네와 동포를 위하는 길이네."

친구의 그 말을 선생은 새겨듣고 다시 집으로 돌아왔다고 했다. (여운학, 『장기려 박사 회고록 · 인생론』, 규장문화사 1985년)

백인제는 그후 얼마 있다가 경성의학전문학교에서 수차 간청하였던 복학이 허용되었으니 등교하라는 통지를 받고 1920년 4월 4학년생으로 복교하셨고, 1921년 3월 경성의전을 수석으로 졸업하였다.

장기려의 증언이 정확하다면 이 1920년 초라는 시점은 백인제의 인생을 가르는 하나의 분수령이었다. 만약 그 친우를 찾아간 목적이 달성되어 상해로 갔다면 백인제의 인생은 크게 바뀌었을 것이다. 그러나 연유가 어떠하든 백인제는 상해로의 길을 취하지 않았다. 그리고 그뒤로 일제 기간 내내 직접적인 반일투쟁에 나서지도 않았다. 대신 그는 이면재의 술회처럼 "질병에서 허덕이는 국민을 치료할 충분한 의사가 없"는 식민지 조국의 상황에서 의사가 되는 길을 택하여 마침내 외과의사와 의학연구자로 대성하게 되었다. 그리고 뒤에 살펴보게 될 것처럼 당대 최고의 외과의사로서 많은 민중들의 고통을 덜어주면서 후진들의 지도에 헌신하고 민중들의 계몽에 앞장섰다. 백인제는 그 길이야말로 자신이 진정으로 민족해방에 기여하는 것이라고 생각하였을 것이다.

5. 총독부의원 시절

1920년 4월, 백인제는 기미년 1년 동안의 학생운동가에서 수재 학생의 자리로 되돌아왔다. 백인제가 그럴 수 있었던 데는 사또오와 우에무라 등 전부터 백인제를 아끼던 일본인 교수들의 도움과 격려가 컸을 것이다. 더 크게는 사이또오의 총독 부임 이후 본격적으로 실시된 문화정책 등 일제의 포섭과 회유전략의 소산이기도 하였다.

1919년 3·1운동에 대해 잔인한 학살 등 만행을 서슴지 않았던 일제는 이제 한국인들을 겉으로나마 포용하는 정책을 취하기 시작하였던 것이다.

이러한 새로운 분위기 속에서 백인제는 정직, 성실, 근면이라는 좌우명에 따라 천부의 자질을 발휘하였다. 그리하여 입학 후 3년 동안 차지하였던 수석의 자리를 복학을 한 뒤에도 유지할 수 있었으며, 그에 따라 전학년 수석의 영광을 안은 채 1921년 3월 경성의학전문학교를 졸업하였다.

그러나 백인제가 완전히 해금된 것은 아니었다. 아버지 백희행의 술회대로, 4학년 시절에는 계속 받아오던 장학금도 받지 못하였으며, 수석 졸업을 했음에도 3·1운동에 가담하였다는 이유로 의사면허증을 받지 못했던 것이다. 백인제는 면허증 대신 2년 동안 총독부의원에 근무하면 의사면허를 내주겠다는 제의를 받게 되었다. 결과적으로 전화위복으로 작용하게 될 기회가 온 것이다.

누구에게든 일생을 통해 세 차례의 기회가 온다는 말이 있다. 그 말이 사실인지 아닌지는 알 수 없지만, 범인(凡人)은 찾아오는 기회를 내팽개쳐버리지만 비범한 인물은 그것을 놓치지 않고 잘 활용한다는 생각은 틀리지 않은 것 같다. 오히려 위기를 기회로 뒤바꿔놓는 것이 위인의 모습인 것이다.

백인제는 총독부의원의 외과에 입국은 하였지만 면허가 없는 탓이었는지 온전한 외과의사의 구실을 할 수 없었다. 대신 누구나 하기 싫어하는 마취 일이 백인제에게 맡겨졌다. 그러나 2년 동안의 '집행유예' 기간을 백인제는 허송하지 않았다. 이 당시 백인제의 모습을 장기려는 다음과 같이 묘사하고 있다.

선생님은 1921년 3월 경성의전을 졸업하셨지만 독립운동에 참가하였다는 이유로 총독부의원에서 2년간 더 임상공부를 하여야만 의사면허를 주겠다고 하므로 외과학교실에서 조수(助手)가 되지 못하고 부수(副手)로서 2년간을 마취를 전담하시게 되었습니다. 당시에는 전신 마취에 전문의사가 없었고, 의국원들이 순번제로 돌아가면서 성서(聖書)에 기재되어 있는 마취학의 이론과 실제를 주로 '에테르' 마취의 개방성 점적(點滴)방법을 실시했는데, 선생님은 현재 마취전문의사들이 하는 것보다도 더 쉽게 심마취(深痲醉)에 들어가도록 숙련되었던 것입니다. 과거 저희들이 마취를 실시하다가 환자가 흥분기에서 심마취기에 들어가지 아니하여 당황해할 때에, 한번 시범으로서 친히 마취의 기술을 보여주셨는데, 환자의 호흡의 리듬에 맞추어 흡기(吸氣) 직전에 '에테르 마스크' 위에 '에테르'를 뿌려주기를 1분간 지속하니까 환자는 고

요히 심마취기로 되었던 것입니다. 그때에 저는 외과의의 수기(手技)는
예술이다라고 하는 인상을 깊이 받았습니다. (「백인제 선생님의 학문적
업적」, 201면)

마취 일은 번거롭기만 하고 빛이 안 나는 것이라 대부분의 외과의사
들이 꺼리는 일이었다. 그러나 마취전문의사가 없던 시절의 마취는 외
과의사에게 지금보다 훨씬 중요한 일이었다. 백인제는 2년 동안 묵묵
히 싫은 기색 없이 그 인기 없는 일을 잘 해내었다. 그 결과 장기려가
증언하듯이 백인제는 뛰어난 마취기술을 습득하게 되었다. 우에무라와
키리하라 교수 등이 백인제를 높게 평가한 것은 그의 뛰어난 자질과
능력 때문이기도 하였지만 그러한 성실성도 중요한 이유로 작용하였
을 것이다. 경성의학전문학교 교수 시절에는 외과 의국원이 돌아가면
서 마취를 하면 되었지만 개업을 한 뒤에는 백인제가 직접 그 일을 하
여야 하는 경우가 적지 않았는데, 20년 전 갈고 닦은 마취기술 덕에 수
술이 순조로웠던 것이다. 백인제가 외과의사로 대성할 수 있었던 데는
탁월한 마취 솜씨도 한몫 단단히 하였을 것으로 생각된다.
  백인제가 부수 생활 2년 동안 마취 일만 하였던 것은 아니다. 마취
를 하고 남는 시간을 활용하고, 그것이 모자라면 밤을 새워 가면서까
지 연구에 정진하였던 것이다.
  그러한 각고의 정진 끝에 백인제는 이 기간(1921~22) 동안의 연구
결과를 정리하여 키리하라 교수와 공저(共著)로 「일·선인(日鮮人) 간
에 있어서 혈액속별(血液屬別) 백분율의 차이 및 혈액속별 특유성의
유전에 대하여」라는 제목의 논문을 『조선의학회지(朝鮮醫學會誌)』 제
40호(273~95면, 1922년 12월)에 처음으로 발표하였다. 백인제의 학계
데뷔 논문인 셈이다.
  장기려는 그 논문의 내용과 성과를 아래와 같이 요약하였다.

저자들은 1,450명의 일본인과 조선인의 혈액형(ABO)을 검사해서 Hirschfeld 분류법에 의하여 A/B 생물화학계수(Biochemische Index) 생화학비를 나타냈습니다.

우리 한인의 평균 계수는 1.1이어서 아시아·아프리카형에 속하고 일인은 평균 계수가 1.78이어서 중간형(유럽형은 2.3)에 속함을 지적했습니다. 그리고 139개 가족 611명에 대하여 그 2대 또는 3대의 혈액형별 유전관계를 연구한 결과 Dungerne, Ottenberg의 표와 같이 A형과 B형은 Mendel 법칙에 의하여 우성유전을 하고 NA, NB의 성질의 것은 열성 유전을 보여주는 것을 인정했습니다. 또 이 혈액형의 유전관계는 사생아 인정 혹은 부정의 경우 부 혹은 모의 진위감별과 같은 법의학상의 문제를 해결하는 데 응용될 것을 제시했습니다.

이 논문은 그 자체가 학문적 가치가 우수할 뿐 아니라 키리하라 선생과 백선생님과의 사이의 친교가 더욱 돈독하여졌고 신임이 더 두터워지게 되었던 것입니다.

지방별	평북	경기	충북	전남	京城	九州 (鳥居)	京北 (松原)	長野 (小林原)
검사인원수	354	311	112	171	502			
AB %	7.6	7.1	12.5	12.9	7.8	11.0	11.3	20.0
A %	27.4	32.8	36.6	41.5	42.2	46.0	37.0	40.5
B %	34.5	32.8	33.0	25.7	20.6	20.0	19.2	16.0
O %	30.5	27.3	17.9	19.9	29.4	23.0	32.5	24.4
A/B	0.83	1.0	1.08	1.41	1.78	1.84	1.5	1.68

(「백인제 선생님의 학문적 업적」, 202면)

여기에서 우에무라 및 키리하라와 백인제 사이의 관계, 또 그들 각각의 특성에 대한 백인제 제자들의 증언을 들어보자.

백선생님의 선생이신 우에무라 교수는 일본에 돌아가실 때, 그가 개업 경영하시던 우에무라 병원(현재의 서울 백병원의 위치)을 선생님께

맡기실 정도였고, 또 그 후임으로 오신 것으로 믿어지는 키리하라 교수
도 우리 백선생님을 특히 신임하시어, 그가 나고야(名古屋)대학에 영전
되어 가신 후에, 이곳 백외과교실에서 연구한 업적을 받아서 교수회의
에 통과시켜 한인 여러분에게 학위를 받게 하셨고, 또 한인 여러분을
자기 교실에 입국시켜 연구케 하여 학위를 얻게 하였는데, 또 한편 키
리하라 교수의 추천으로 백선생님께서 일본외과학회 평의원에 선임케
도 되었는데 이런 일인(日人) 대가들에게 우리 백선생님이 미쁘게 인정
받게 된 이유나 사연을 아시면 우리 후배들을 위하여 말씀하여주십시
오, 키리하라 교수 밑에서 일하신 경험이 있는 조박사님께서 말씀하여
주십시오. (전종휘, 「백인제 선생 회고좌담회」에서)

우리 백선생님을 가르치신 두 분 교수이니까 아마 그분의 두뇌명석
(재학시 줄곧 성적이 수석), 학구열, 성실성 등을 인정하였을 것입니다.
키리하라 교수는 그때 혈액형에 대한 연구에 열중하고 있었는데, 그분
의 연구업적의 훌륭한 성과가 우리 백선생님의 협조에 의하여서 이루
어졌습니다. 그러니까 신임하지 않을 수 없겠지요. 외면으로 나타나는
행동이나 태도로서는 키리하라 선생과 백선생하고는 많이 다릅니다.
예를 들어 우리 백선생님은 수술중에 조수가 잘못한다거나 실수하면,
팔꿈치로 조수의 손을 밀어젖히거나 큰소리로 타박을 주거나 또 "소
같은 힘을 주었구나" 하는 식으로 야단치셨기 때문에 조수 중에는 수
술시 옆에 서는 것을 두려워하여 손이 벌벌 떨리는 사태까지도 있었다
합니다. 키리하라 선생은 수술장에서의 매너가 온순하여 조수를 타박
주는 일이 거의 없고, 혹시 실수하면 부드러운 소리로 "마다 얏다네[또
했구나]" 하는 식이었으나 이 두 분에게는 그러나, 성격상 공통점이 있
었습니다. 진지하고 성실한 성품과 초지관철성의 강함은 두 분이 다 눈
에 뜨일 정도입니다. 위에 말씀드린 것들이 우리 백선생님이 신임받게
된 이유라고 믿고 싶습니다. (조진석, 「백인제 선생 회고좌담회」에서)

키리하라 교수와 선생님과의 사제지정은 각별하여 많은 미담을 남

졌다. 선생님께서 1932년 1년간 학구(學究)차 외유 후 귀로에 기념품으로 사진기 1개를 키리하라 교수에게 증정하셨다. 그후 선생님이 개업하시니 키리하라 교수는 자기가 출퇴근 때 타고 다니는 자가용차를 선생님께 주시면서 "교수는 바쁜 일이 없으니 걸어 다녀도 좋지만 백군은 개업하니 수술, 왕진 등 얼마나 바쁘겠는가" 하셨다 한다. (민영욱, 「은사 백인제 선생을 회고한다」,『의협신보』, 1981년 1월 22일, 14면)

백인제는 약속대로 두 해 동안의 부수 생활이 끝난 1923년 5월 8일, 졸업한 지 2년 만에 조선총독부가 인정하는 의사면허증(제537호)을 받았으며, 이어서 6월 30일에는 총독부의원 의원(醫員)에 임명되어 완전한 의사의 자격으로 외과에서 근무하게 되었다. 호랑이에게 날개가 달린 셈이 되었다.

백인제는 어떠한 동기로 외과를 지망하게 되었을까? 이 문제에 대해서도 위의 '좌담회'에서 백인제의 제자들이 말한 내용을 들어보도록 하자.

그때 형편으로는 의사라 하면 외과의사를 쳐주었지, 청진기를 귀에 끼고 맥이나 보는 이른바 내과의사는 의사로 보아주었던가요? 초기 총독부 병원이나 왕립 제중원이나 광혜원의 직제로 보아도, 외과계가 주축이고 내과계는 한방의(韓方醫)가 맡거나, 또는 인원이 극히 빈약하였던 것입니다. 신의학의 우월성을 외과계 치료에서 찾았던 때인 만큼 또 그 당시 우에무라, 키리하라씨들과 같은 우수한 외과의가 총독부병원이나 경성의전의 교수로서 와 있었다는 것이, 백선생님이 외과 전공을 의도한 하나의 동기가 되었을 성싶기도 합니다. (조진석)

직접 그 동기를 들은 바는 없습니다마는 선생님의 성격상의 과단성, 세심성, 허심탄회하게 직관하는 능력 같은 것이 외과를 전공하게 된 동기가 될 것 같기도 합니다. (장기려)

과단성과 세심한 성격, 또한 과학적 두뇌가 그때로서는 외과를 전공하려는 생각이 들었을 것입니다. (백낙환)

나도 장기려 선생님과 같은 의견을 말하고 싶습니다. 그 이유라고 생각되는 것은 경의전 2학년 2학기가 되면 백선생님께서 외과총론을 강의하시게 되는데 매해 그 첫 시간에 맨 먼저 하시는 말씀이 "외과의사는 대담하고 세심하여야 한다"고 하시고는, 곧바로 큰소리로 "Das Infektion(소독학)!" 하시면서 강의를 시작하시었던 것입니다. 해마다 같은 말씀으로 하시는 과업이었던 것입니다. 대담하고 세심한 성격과 체계성있는 이론을 즐겨 하시는 두뇌 때문이었다고 생각됩니다. (주영재)

백인제는 총독부의원에서 부수와 의원을 지내는 6년 동안, 위에 소개한 것을 포함하여 다섯 편의 논문과 한 편의 짤막한 논평을 모두 오늘날의 『대한의사협회지』에 해당하는 『조선의학회지』에 발표하였다. 백인제는 당시의 기준으로 결코 과작(寡作)이 아니었지만 또 다작(多作)도 아니었다. 대신 발표하는 논문의 수준은 대단히 높다는 평가를 받고 있었다. 우선 나머지 다섯 편의 논문 제목을 연대순으로 소개하면 다음과 같다.

1) 「수혈혈구의 운명」, 『조선의학회지』 제46호(1924. 6.), 67~73면.
2) 「소량 혈청 중의 칼슘 및 인(燐) 미량정량법에 대하여」, 『조선의학회지』 제55호(1925. 5.), 1~14면.
3) 「a. 실험적 구루병(佝僂病)의 연구(전편): 실험적 흰쥐(白鼠) 구루병의 생성 및 그 일반적 제검색(諸檢索)」(학위논문), 『조선의학회지』 제62호(1926. 4.), 1~98면.
   「b. 실험적 구루병의 연구(후편): 실험적 흰쥐 구루병의 병리적 연구」, 『조선의학회지』 제64호(1926. 6.), 1~56면.
4) 「혈액형 유전 학통(學統)에 대한 사견(私見)」, 『조선의학회지』 제68호(1926. 10.), 109면.

　장기려는 그 가운데 2)와 3) 두 가지 논문의 내용과 성과를 「백인제
선생님의 학문적 업적」 201면에서 아래와 같이 요약하고 있다.

　　선생님은 실험적 구루병에 관한 연구를 하기 위하여 먼저 Calcium
및 인(燐)의 미량측정량법을 여러가지로 연구했습니다.
　　가. 혈청 Calcium의 미량분석은 당시 가장 많이 사용했던 Clark법과
de Waard법을 선택해서 0.5㎖의 극소량의 재료를 가지고 측정했습니
다. 그 결과 소량의 혈청 중 Calcium 함량이 0.05㎎인 때에는 de
Waard법으로 측정하면 10%의 오차를 나타내지마는 Calcium 양이 증
가하는 데 따라 오차는 감소되어 5% 정도에 머무를 수 있음을 알았고,
한편 Clark법은 Calcium 양이 0.07㎎의 재료에 있어서 벌써 오차가 너
무 심하여 de Waard법에 비하여 결점이 많은 것이 인정되었으므로
Clark법은 버리고 de Waard법을 채용하기로 했습니다.
　　나. 혈청 인 정량에 있어서는 당시 Neumann의 미량정량법을 개선
한 Jversen법을 추시(追試)하여 다음과 같은 성적을 얻었습니다. 즉
Jversen의 인 정량법은 정밀한 주의만 하면 인량(燐量)이 0.02~0.04㎎
의 재료를 가지고 최대 오차는 약 13~14%의 값으로 정량할 수 있음을
알 수 있었고 또 인량이 증가하는 데 따라 오차는 2.7~4%로 감소되는
것을 증명했습니다. 그러므로 이 Jversen의 인 미량정량법은 가장 우
수한 방법이며 일반 미량분석법에 비하여 확실히 완전에 가까운 방법
이라고 결론했습니다.

　「실험적 구루병의 연구」(1926년)는 전편과 후편으로 구성되어 있는
데, 전편은 실험적 백서 구루병의 생성 및 그 일반적 제(諸) 검색에 관
한 것이고 후편은 실험적 백서 구루병의 병리학적 연구에다가 자외선
의 항(抗)구루병 작용의 본태에 관한 연구를 첨가한 것입니다.
　이 논문이 얼마나 질서가 정확하고 과학적으로 논술되어 있는가는
그 목차만 보더라도 일목요연하게 상세히 기재되어 있는 것으로 잘 알
수 있습니다. 이 논문의 사본은 인제의과대학 도서실에 비치되어 있으

므로 관심을 가지시는 분은 참고하시기를 바라고 여기서는 그 결론만을 소개하는 데 그치려고 합니다.

전편에 있어서의 결론은 다음과 같습니다.

실험적 백서 구루병은 임상적 증후 및 골격의 X-선 소견, 병리해부 및 조직학적 소견, 골성분의 화학적 소견 등 극히 소아 구루병에 혹사(酷似)할 뿐 아니라 혈청 Calcium 및 인 함유량의 변동 특히 혈청 인 함유량의 뚜렷한 감소를 보이는 점, 근시(近時) 소아 구루병에 대하여 두세 학자들의 제창하는 바와 일치합니다.

그리고 이때에 구루병성 변화를 가져오는 원인은 그 하나가 인 결핍, 특히 혈청 인 함유량의 감소 때문에 증식 및 신생하는 생리적 골(骨) 발육기전에 석회침착(石灰沈着)을 수반하지 못하는 데 기인하는 것 같다고 결론했습니다.

후편에 있어서의 결론은 다음과 같습니다.

자외선은 일종의 화학작용에 의한 골조직의 구성변환 또는 일종의 에너지를 부여하는 데 있다고 생각되며 혈청 혹은 Olive유(油)와 같은 물질이 반드시 생체 내에 있어 가지고 생물학적 작용에 개입하지 않고도 자외선 조사(照射)에 의하여 능히 항구루병 작용을 획득한다는 추정을 내릴 수 있다고 결론했습니다.

이상의 논문으로 1928년 4월 동경제국대학 의학부 교수회에 의학박사 학위 청구논문을 제출하여 만장일치로 통과되었습니다.

그리고 1928년 6월 경성의학전문학 교수로 선임되셨습니다.

백인제는 위의 연구들, 특히 「실험적 구루병의 연구」로 의학자로서의 자리를 확고히하였다. 경성의학전문학교를 졸업한 지 5년 만이고 나이는 불과 스물일곱이 되는 해였다. 이러한 업적으로 백인제는 1926년 6월 23일, 주로 일본인들로 구성되어 있지만 당시 식민지 한국에서 가장 권위있는 의학단체인 조선의학회(朝鮮醫學會)로부터 장학금과 상장을 수여받았다. 백인제의 성가는 한국에만 국한되었던 것이 아니라 이때 이미 일본까지도 널리 알려졌다. 그러한 사정을 『동아일보』는 "조선의학회 백의사 표창"이라는 제목으로 아래와 같이 보도하고 있다. (신문기사 등을 보면 일제시대에는 백인제를 '백린제'라고 발음한 사실을 알 수 있다.)

조선의학회에서는 전 총독부의원 후지따 박사 외 수씨[여러 사람]로부터 기증을 받은 장학자금(獎學資金)으로써 해마다 조선 안의 독학자(篤學者) 한두 사람을 표창하여 왔는데, 금년은 총독부의원 외과에 근무하는 백린제씨를 표창하기로 결정되어 오는 이십삼일[6월 23일] 조선의학회 총회 석상에서 장학금과 상장을 수여하기로 되었다는데, 백씨의 연구한 것은 '곱사등이'의 실험적 연구라 제(題)한 전후 2편의 책으로 발표되어 있다는데, 그 전편은 의학계에 다대한 충동을 주어 일본 각지의 각 대학으로부터 추가 우송을 청구한 곳이 매우 많다 하며 그 후편은 최근에 발표되리라 하며, 씨는 경성의학전문학교 출신의 청년 의학가로 씨의 이번 연구는 당연히 씨의 박사논문이 되리라고 전하더라. (『동아일보』, 1926년 6월 16일, 5면)

백인제는 총독부의원 시절 탁월한 연구, 뛰어난 외과진료 활동, 성실한 근무자세 등으로 교수들에게 인정을 받아 1927년 4월 16일 경성의학전문학교의 외과 강사로 발탁되었다. 당시까지 경성의학전문학교의 교수나 강사로 활동하던 한국인으로는 심호섭 정신과 조교수(1916~17), 김현주 해부학 교수(1919~24), 박창훈 해부학 교수(1923~), 유일준(兪日濬) 위생학 및 세균학 주임교수(1926~), 윤치형(尹治衡) 의화학 강사(1926~) 등 다섯명에 불과했는데 이제 백인제가 여섯번째로 모교의 강사가 된 것이다.

백인제는 외과의사로서 일찍부터 수혈에 관심이 많았다. 안전한 수혈은 구미 여러 나라에서도 1900년 란트쉬타이너가 ABO혈액형을 발견한 뒤에야 시행되기 시작하였는데, 백인제는 앞에서 보았듯이 자신

의 연구와 임상경험을 통해 혈액형과 수혈에 대한 지식과 경험을 쌓아
나갔다. 백인제는 의사로서의 실력을 축적해나가기도 하였지만, 수혈
이 시작된 초기라 일반인들의 불신과 오해가 많았다. 당시에는 체액균
형의 상식이 전무하였던 때라 수혈도 심장부담을 가중시킨다 하여
200cc 이상 하지 않을 때였다. 그러나 백인제는 어떤 목사가 항문농양
이 생겨서 상태가 악화되어 수술하면서 출혈이 심하자 1,000cc를 수
혈한 적이 있었다. 당시에 교인들은 '남의 피를 그렇게 많이 넣었으니
머리가 변하여서 후일 설교를 못하게 되면 어떻게 하겠습니까' 하고
걱정했다고 한다. 이런 실정에서 대중을 상대로 한 계몽활동도 활발히
펼쳐나갔다. 아래 소개하는 신문기사는 그러한 활동의 한가지 예에 불
과하다 할 것이다.

  총독부의원에서 수혈요법(輸血療法)을 실시하게 되어 건강한 사람의
피를 산다 함은 이미 보도한 바 있는데, 이에 대하여 수혈요법을 담임
한 외과 백린제씨는 그 자세한 내용에 대하여 "수혈법이 구라파에는
매우 발달하였으나 일본에서는 아직 성행되지 못하는 것을 조선에서
실시하게 되었으므로 일부에서는 잘 양해를 못해 의심도 없지 않습니
다. 그러나 수혈이 현대의학상에 가장 필요함은 누구나 다 증명하는 바
이며 이에 따라 피를 넣어야만 될 환자에게는 그 친척이나 친구 중에
서 건강한 사람으로 혈분이 부합하는 사람의 피를 이백 그램 이내를
빼어 넣기로 되었습니다. 그러나 친구도 없고 친척도 없다든지 있다 하
더라도 피가 맞지 않는 때는 할 수 없이 남의 피를 구하여 넣어야 되겠
으므로 그런 이에게는 약소하나마 적은 뜻을 표하기로 된 것이오 결코
돈 많은 사람이 돈으로 남의 피를 산다는, 금전으로써 하는 매매는 아
니외다. 건강한 사람은 이백 그램 같은 피는 빼더라도 조금도 장애가
없으며 오히려 그 자극으로 피가 불기도 한다는 것은 의학상으로 분명
히 증명되는 것입니다. 사람 되는 육체의 일부라 물건이 아닌데 어찌
매매의 형식을 취하며, 사람의 병을 고치고자 사람에게 해가 되는 것을

하겠습니까”라고 하였다. (「금전으로 하는 매매는 아니다」, 『동아일보』, 1927년 6월 10일, 2면)

백인제는 앞서 『동아일보』 기사에서도 비쳤듯이 논문 「실험적 구루병의 연구(전편): 실험적 흰쥐 구루병의 생성 및 그 일반적 제검색」을 토오꾜오제국대학 의학부에 박사학위 논문으로 제출하여 1928년 4월 6일 의학박사학위를 수여받았다. 일제시대를 통틀어 토오꾜오제국대학에서 의학박사학위를 받은 한국인은 불과 11명뿐이었는데, 백인제는 심호섭(1925년 11월 30일 취득, 1913년 조선총독부 부속의학강습소 졸업)과 최일문(崔日文, 1927년 6월 26일 취득, 1916년 조선총독부 부속의학강습소 졸업) 등의 선배에 이어 세번째로 서른도 채 안 된 나이에 토오꾜오제국대학에서 의학박사학위를 받았다.

백인제가 토오꾜오제국대학에서 의학박사학위를 받기 전에 의학박사가 된 한국인으로는 위의 두 사람 이외에 유일준(독일 프라이부르그 대학에서 1923년 취득, 케이오오기쮸꾸 慶應義塾대학에서 1926년 취득), 윤치형(큐우슈우 九州제국대학에서 1924년 취득), 박창훈(쿄오또제국대학에서 1925년 취득), 윤치왕(尹致旺, 영국 글라스고우 대학, 연대 미상) 등 네 사람이 있었으므로 백인제는 우리나라 사람으로는 일곱번째로 의학박사가 된 것이었다. 백인제가 박사학위를 취득한 이후로 1945년 해방이 될 때까지 의학박사가 된 사람은 330명에 이르지만, 1928년 당시에는 의학박사란 매우 희귀한 존재였던 것이다. 그러한 사정에서 한 신문은 “백린제씨 제출한 박사논문 통과. 십일[3월 10일]에 통과 전보가 왔다. 외과 주임교수로 내정”이라는 제목으로 다음과 같이 백인제의 박사학위 취득을 상세히 보도하였다.

총독부의원 외과의사 백린제씨가 동경제대에 박사논문을 제출하였더니 그 교수회로부터 십일 오후 세시에 통과되었다는 전보가 총독부의원에 왔다는바 동 백씨는 장차 경성의학전문학교의 외과 주임교수가 되기로 내정되었다 하며 조선인으로서 주임이 되는 것은 백씨가 효시(嚆矢)가 되리라더라. (『동아일보』, 1928년 3월 12일, 2면)

백인제는 어떻게 토오꾜오제국대학에 박사학위 논문을 제출하게 되었으며, 또 학위논문 마련에는 어떠한 사람들의 도움과 지도를 받았을까? 장기려의 증언을 들어보자.

확실한 것을 말씀드리기는 곤란하나 총독부병원 연구실(?)에서 키리하라 교수와 협의(?)하여서 (그때 키리하라 교수는 주로 혈액형의 연구에 몰두하고 계셨습니다) 3년간에 걸쳐서 「실험적 구루병의 연구」의 팽대한 내용의 연구업적을 참으로 체계있게 잘 정리하여 작성하였던 것입니다. 이 주논문이 될 연구를 위하여 먼저 Calcium과 phosphorus의 최량의 미량측정법을 선별하는 연구를, 사또오 의화학 교수 지도로 하였는데 이것이 부논문이 되었습니다. 주논문이나 부논문에 지도교수의 이름은 기록되어 있지 않았고, 저자란에 단지 조선총독부의원 외과 백인제로만 기록되어 있었고, 논문 말미에 흔히 쓰는 것과 같이 의화학 분야에 대하여서는 사또오 교수, 병리학 분야에 대하여서는 이와모또 교수의 전적인 지도와 교열을 감사한다는 뜻이 표시되었고 겸하여 외과교실의 키리하라, 오가와 양 교수의 본 연구에 대한 교시와 독려에 심사(深謝)한다고 가볍게 인사하고 넘어가 있습니다. 경성제국대학 의학부가 신설되고 여러 기구에서 경성의전과 분리되는 시기였고 또 양교의 각 단일 교실의 형성이 시작되는 마당이었기에 현재로서는 모호한 점이 많다고 보아집니다. 백선생님의 연구행적과는 직접 관계가 없는 동경제대 의학부에 논문을 제출하게 된 인연으로는, 백선생님의 학구심이나 학문적 실력이나 논문의 과학성을 인정하고, 그분의 행적을 신임하게 된 그때의 총독부의원, 경성의학전문학교, 신설된 경성제대 의학부들의 수뇌부 인사인 시가 총장, 우에무라 교수, 키리하라 교수들이 다 동경제대 출신들이었으니, 이분들의 합의하에서 논문 제출이 알선되지 않았나 추정하여봅니다. 직접 선생님께, 저희 제자 되는 사람들이 물어보는 것을 놓쳤으니, 현재로서는 더 알 길이 없는 것으로 생각됩니다. 키리하라 교수를 도와서 연구의 성과를 올린(주로 백선생님이 거둔 연구업적) 혈액형의 연구와 한일인 간에 있어서의 혈액속별 백분율의 차이 및 혈액속별 특유성의 유전에 대한 논문은 그때로는 학계에서 선풍적인 업적으로 인정받았다고 생각됩니다. 이런 연구업적과 관련하여 키리하라, 백선생님이 있는 경성의전 외과는 그때 수혈을 할 수 있는 유일한 병원으로 알려지게 되다시피 되었습니다. (「백인제 선생 회고 좌담회」에서)

백인제가 토오꾜오제국대학에서 의학박사학위를 취득했다는 소식은 전국적으로도 크게 화제가 되었으니, 그가 태어나고 자란 정주의 반응은 어떠했을지를 상상하기란 어렵지 않을 것이다. 오늘날에도 지방에서는 그 고장 사람이 사법시험이나 행정시험에 합격한 경우 크게 잔치를 벌이는 형편인데 70년 전의 정주는 대단하였을 것이다. 『동아일보』는 그러한 모습을 다음과 같이 다루었다.

백린제 박사 축하회
본적을 정주군 남면에 두고 오래 전에 경성의전을 우수한 성적으로 마치고 그동안 총독부의원 외과에 있으며 연구를 연구를 거듭한 결과 의학박사의 영광스러운 학위를 얻은 백린제씨가 이번 하기휴가를 이용해 환향함을 기회삼아 정주군읍 내에 있는 OOOOOO 유지 제씨의 발기로 금 7일 하오 7시부터 시내 O강루에서 백린제씨 축하회를 개(開)한다고 한다. (『동아일보』, 1928년 8월 7일, 4면)

토오꾜오제국대학에서 의학박사학위를 수여받은 것도 대단한 일이었지만, 백인제는 이제 약관 스물아홉의 나이에 1928년 6월 1일자로 모교인 경성의학전문학교 외과 주임교수가 되었다. 자신이 그동안 갈고 닦은 재능과 원대한 포부를 펼칠 기회가 마침내 찾아온 것이다.

6. 경성의학전문학교 교수 시절

외과의사와 교수로서의 백인제

백인제를 수식하는 단어는 무척 많지만, 그 가운데 가장 대표적인 것 한가지를 꼽으면 단연 '외과의사'일 것이다. 당시를 살았던 사람들에게 백인제에 대해서 물으면 거의 예외없이 '당대 제일의 외과의사' 또는 '도규계(刀圭界)의 일인자'라는 대답을 듣게 된다. 그것은 의사들뿐만 아니라 일반인들에게서도 마찬가지이다. 외과의사로서의 명성은 전국 방방곡곡에 널리 알려져 있었으며, 그뿐만 아니라 멀리 일본이나 만주에서까지 환자들이 찾아올 정도로 국경을 뛰어넘는 권위를 누렸다. 환자는 이광수와 같은 저명인사로부터 일반 민중에 이르기까지 다양했으며, 남녀노소를 가리지 않고 많은 환자가 백인제를 찾아왔기에 백인제의 진료실과 수술장은 잠시도 쉴 틈이 없었다. 장기려와 민영옥(閔泳玉)의 증언을 들어보자.

내가 모시고 있을 때에 받은 인상입니다마는 선생의 수술에 대한 호평과 일반인의 신임도는 여간 두터운 것이 아니었습니다. 특히 각종 질환의 감별진단에는 어느 누구의 추종을 불허할 정도로 정확했습니다. 당시의 대수술은 선생님의 독무대 같은 인상을 줄 정도였으며, 한·일인 할 것 없이 서울 장안뿐 아니라 전국 각지에서 심지어 일본이나 만주에서까지도 환자가 선생님의 수술을 받기 위하여 찾아왔던 것입니다. 위장(胃腸), 특히 위궤양, 위암, 간담관(肝膽管), 유암(乳癌), 갑상선 등의 수술을 받기 위하여 오는 환자들이 많았습니다. (장기려, 「백인제 선생 회고좌담회」에서)

진주에서 26세의 인텔리 청년이 경부임파선결핵을 선생님께 수술받기 위해 입원하였다. 당시 항결핵제가 없었으므로 이 병은 난제였으며, 속칭 '연주나력'이라 하여 오래 두면 목이 썩어서 내를 건너다가 목이 떨어진다 하여 몹시 무서워하였다. 선생님은 본래 이 질환의 수술을 퍽 싫어하였으므로 오오노(大野大夫) 의국장을 보고 "내가 수술하는 척할 테니 자네가 해보게" 하였다. 오오노씨가 국소마취를 하고 있는 동안 선생님은 뒤에서 "아프냐, 아프냐" 두어 번 하시다가 슬며시 수술장 밖으로 나가셨다. 환자는 처음부터 선생님이 직접 아니 하시는 줄 알면서도 선생님이 보아주시니 안심하였는데 선생님이 나가신 줄 알자 큰소리로 "수술을 중지하시오" 하면서 수술대에서 일어나려 하였다. 오오노씨도 큰소리로 "일어나면 출혈하여 죽는다" 하였다. 그러나 환자는 "죽어도 좋소" 하면서 벌떡 일어나서 오오노씨를 보고 "내가 논밭을 팔아가지고 진주, 마산, 대구 등의 도립병원을 거쳐서 서울까지 온 것은 백박사에게 수술을 받으러 온 것이지, 당신 같은 사람에게 받으러 온 것이 아니오. 도립병원에는 구주 및 동경제대·출신의 박사 외과의가 많이 있소" 하였다. 오오노씨도 할말이 없어서 "민군, 적당히 하여두게" 하고 나가버렸다. 나는 상처를 간단히 봉합하고 수술을 끝내었다.

환자가 입원실에 간 후 가보니 환자는 실의에 빠져 울고 있었다. 나는 환자를 위로하면서 "임상강의에 나간 환자는 선생님이 반드시 수술하게 되어 있으니 당신이 2등실 환자이지만 시료환자(施料患者)와 같이 선생님이 학생들 앞에서 데몬스트레이션한 후 수술하여도 좋다 하면 내가 선생님께 여쭈어보겠소" 하였더니 환자는 "내가 학생들 앞에서 학생들이 나를 떡 주무르듯이 주물러도 백박사가 친히 하여주신다면 좋습니다" 하였다. 다음날 아침 선생님을 뵈옵고 수술 중단의 전말을 보고하고 3일 후인 금요일 임상강의에 이 환자를 내도록 선생님께 종용하였더니 선생님은 쾌히 허락하시고 임상강의 후 장장 2시간여에 걸쳐 이 환자의 양측 경부결핵성 임파선을 완전히 적출하여 2주일 후에 환자는 밝고 기쁜 표정으로 귀향하였다. (민영옥, 「은사 백인제 선생을 회고한다」, 『의협신보』, 1981년 2월 26일, 18면)

이렇게 환자가 많으니 경성의학전문학교 '백인제 외과교실'은 날로 번창하게 되었다. 진료와 수술 케이스가 많고 다양하였기 때문에 '백외과'의 연구도 활발하게 마련이었다. 당시 경성의학전문학교 '백인제 외과교실'의 모습을 조진석의 증언을 통해 알아보자.

의전[경성의학전문학교]병원에는 개원 초부터 환자가 많았다. 특히 외과에는 백선생의 높은 명성과 인기로 전국 각처에서 많은 환자가 모여들었다. 일본인까지도 '하꾸센세이(白先生) 하꾸센세이' 하면서 찾는 사람이 많아서 참으로 바쁜 나날이었다. 더구나 조수라고는 두 사람뿐이니 말이다.

수술실에 들어가면 조수 한 사람은 수술 조수가 되고 다른 조수는 마취사가 되어야 한다. 마취약으로는 '구로루에지루[클로르에틸]' '에델[에테르]' '구로루호룸[클로로포름]'을 적당히 혼용하였는데, 마취가 잘 안 되어 수술 도중 환자가 움직이게 되면 교수로부터 나무람을 듣기 일쑤였다. 척추마취도 많이 행하여졌으며 조수는 먼저 마취를 실시하여놓고 교수의 집도를 기다려야 했으니 이때는 마취 전문의사가 따로 없던 때여서 부득이한 일이었다.

수술중 혹 수술 후 환자 상태가 이상하게 되면 수술을 중단하고 인

공호흡을 실시하였으며 산소호흡 같은 것은 별로 하지 않았다.

환자의 종류는 염증성·화농성 환자와 결핵성 환자가 많았고 '개복
수술' 하면 보통 급성, 만성 맹장염 환자요 기타 대수술 환자는 드물었
으며 있더라도 시험 개복에 그치는 예가 많았다.

수액(輸液)이 필요한 환자에게는 '링겔씨액'이나 '생리식염수' 500cc
한두 병 내지 두세 병에 그쳤고 요새처럼 다량 수액은 하지 않았으며
또 수혈은 가족간이나 혹 친지간에 O형이나 환자와 동일 혈액형으로
급혈(給血)을 원하는 특지가 있을 때에만 가능하였으며, 수혈량도
100~300cc 정도로 500cc 이상을 수혈해본 경험은 없다. 당시 혈액에
관한 연구는 우리나라에서는 키리하라 교수와 백선생이 독특한 연구업
적을 가지고 있었으므로 '수혈' 하면 으레 의전병원 외과에서만 가능한
것으로 알고 있을 정도였으니 참으로 지금 생각하면 격세지감이 없지
않다. (조진석, 「나의 백외과 의국 시절의 회고」, 『백병원 원보』 제34호,
1978년, 3면)

외과는 기본적으로 손을 놀려서 하는 의술이다. 따라서 외과영역에
서는 손 솜씨가 매우 중요한데, 백인제의 수술 솜씨는 가히 신기(神技)
에 가까웠다고 한다. 커다란 몸과 손에 어울리지 않는 듯 보이는 섬세
한 손놀림은 모든 사람의 찬사의 대상이었다.

외과의사가 갖추어야 할 또 한가지 조건은 건강과 체력이다. 몇시간
씩 지속되는 수술을 제대로 하기 위해서는 남다른 건강과 강건한 체력
이 필요한 것이다. 제자이자 동료 외과의사이던 주영재(朱永在)가 전하
듯이 백인제는 "건강이 아주 좋았고 초인적 체력을 가졌다". 그리하여
"두 시간의 열의있는 임상강의를 마치고 계속하여 몇시간씩의 수술을
계속 하시나 피곤함을 느끼는 듯한 모습을 뵈올 수 없었다"고 한다. 건
강과 체력은 어느정도 타고나는 것이지만, 그것도 가꾸지 않으면 지속
될 수 없다. 백인제는 절제된 생활을 통해 부모와 하느님으로부터 받
은 건강을 평생토록 지킬 수 있었고, 또 유일한 취미라고 할 사냥으로

체력을 다져나갔다. 평안도 사람답게 꿩고기를 넣은 동치미국수와 녹두지짐이(빈대떡)를 특히 좋아했지만, 음식은 가리지 않고 무엇이나 잘 먹었다고 한다. 입이 짧지 않은 것은 건강에도 도움이 되지만, 원만한 인간관계의 유지에도 큰 힘이 된다. 백인제는 20년 남짓 되는 아내 최경진(崔炅珍)과의 결혼생활에서 금실이 매우 좋았다고 하는데, 음식 타박을 하지 않는 성품도 그러한 관계 유지에 적지 않게 작용을 하였을 것이다.

외과는 단지 손재주만의 기술은 아니다. 외과가 특히 현대사회에서 놀라운 효험을 나타내고 또 그로써 크게 각광을 받게 된 것은 그것이 과학을 중요한 수단으로 삼았기 때문이다. 백인제는 외과와 관련되는 과학지식을 자기 것으로 만들려는 노력을 부단히 하였고 또 과학정신을 체득하였기 때문에 마침내 '당대 제일의 외과의사'가 될 수 있었던 것이다.

백인제가 외과를 단순한 기술이 아니라 심오한 학문으로 여기고 있었다는 점을 뒷받침하는 다음과 같은 에피쏘드가 있다.

한번은 회진 때에 담당의들이 실시하여야 할 검사를 하지 아니 하여 환자가 고통을 받고 있는 일이 생겼는데 "병실 주임이나 너희들(수련의)은 오늘부터 모두 파면이다. 너희들은 공부하는 학도들이 아니고 상처의 소제부(掃除夫)에 불과하다. 당장 종로에 내보내 길 쓰는 소제부를 시킬 터이니, 너희들은 빨리 나가라"라고 호통치신 일도 있다 합니다. (주영재, 「백인제 선생 회고좌담회」에서)

백인제는 1928년 6월부터 1941년 말까지 만 13년 남짓 경성의학전문학교의 외과 주임교수로서 학생들에게 외과 과목을 가르쳤다. 백인제가 교수로 재직하는 동안 경성의학전문학교의 교과내용은 대체로 아래의 표와 같아서, 백인제의 학생 시절과 큰 차이는 없었다.

외과학을 보면 2학년에 '총론강의'가 매주 3시간씩 들어 있었고, 3학년에는 '각론강의' 3시간, '임상강의' 2시간, '붕대실습' 2시간이 있었으며, 4학년에는 '각론강의' 3시간, '임상강의' 2시간과 부정기적인 '외래환자 임상강의'가 있었다.

백인제가 강의하는 모습을 당시 학생이었던 전종휘, 민영옥, 주영재 등은 다음과 같이 전하고 있다.

백선생님께서는 외과총론과 외과임상강의를 맡으셨으며 각론의 강의는 하시지 않았던 것으로 기억합니다. 그분의 외과임상강의는 참으로 인기있었고, 강의 끝난 후에는 그 환자의 수술이 계속하여 있으니, 학생들은 물론이고 조수들도 거의 다 참석하다 보니 3,4학년 합동계단 교실은 정말 입추의 여지가 없고, 또 그후의 수술실의 인파의 모습(의자, 책상 위에 선 3,4겹의 인벽 人壁)은 참으로 장관이었습니다.

임상강의의 모습이 인상적인데, 5,6명의 그날 practicant(실습학생)가 환자 누운 침상 옆에 둘러서서 선생님의 지시에 따라 진찰도 하고 문답도 하게 되는데, 가끔 엉뚱한 질문과 대답이 나와 폭소가 크게 터지는 것이 상례여서 더욱이 흥미를 끌었던 것입니다. 선생님께서는 장장 2시간을 강의하시는데 보통은 노트 없이, 조그만 메모지 한 장만 가지고 나중에 종합강의를 하시지만 다 받아쓴 후 집에 와서 읽어보면 논리정연한 명강의라는 것이 학생들의 정평이었습니다. (전종휘, 「백인제 선생 회고좌담회」에서)

동경제대 졸업으로 병원장까지 역임하고 내과의 권위자였던 나리따(成田夫介) 교수도 임상강의는 시험도 보고 출석도 꼭꼭 불렀지만 선생님은 학생들을 보시고 "내 강의는 시험도 안 보고 출석도 안 부른다. 듣고 싶은 사람은 듣고, 듣기 싫은 사람은 가도 좋다"고 하셨다. 그러나 가는 학생은 한 사람도 없었다. … 당시의 강의실은 계단식이었으며 성적 순서대로 앉게 되어 1번부터 20번까지의 전(前)좌석을 1등석이라 하고 60번부터 80~90번까지의 좌석을 3등석이라 하였었다. 낮잠이라

도 자고 싶을 때는 3등석에 가서 누워버리면 교수에게 보이지 않아 단
잠을 잘 수가 있었다. 우리 반의 3등석에 경성의전 야구 투수였던 고다
마(兒玉秀雄)란 쾌남아가 한 자리를 차지하고 있었다. 그는 가고시마 1
중 투수로서 일본 고오시엔(甲子園)야구대회까지 가서 이름을 떨친 선
수인데, 농담을 잘하던 친구로 이런 불평을 하였다. "백 오야지의 강의
만큼 괴상한 강의도 없거든. 그 시간에는 3등석에서도 낮잠을 잘 수가
없단 말이야. 누워서 잠을 청하려고 해도 강의 소리가 귀에 쩡쩡 울려
와 잠은커녕 오히려 정신이 더욱 말똥말똥해질 판인데다 할 수 없이
책상 밑에 내려가 바둑을 두어도 역시 강의 소리는 거기까지 따라와
괴롭히니 싫어도 저절로 외우게 되거든. 하여튼 정말 도망갈 수 없는
괴상한 강의야"라고 하였다. … 선생님은 강의는 이렇게 열심히 하셨지
만 시험감독에는 전혀 관심을 두지 않으셨다. 일학년말 시험이 되어 다
른 과목 시험 때는 각 학년이 교실을 바꾸어서 일학년은 이학년 교실
에서 이학년은 일학년 교실에서 뚝뚝 떨어져 앉아 시험을 보게 되었다.
그러나 외과총론의 시험만은 시험감독[백박사]이 '루즈'하다는 것을 알
고 있었으므로 친한 사람끼리 서로 붙어 앉아서 시험을 치게 되었는데,
선생님께서는 교실에 한번 슬쩍 나타나셔서 "너희들이 무더운 날씨에
왜 이렇게 서로 붙어 앉아 있느냐?" 한마디 하시고는 감독을 조수에게
맡기시고 나가버렸으므로, 학생들은 희희낙락하여 서로 의논해가며 답
안을 작성하게 되어 외과총론의 성적은 다 우수하였다. (민영옥, 「은사
백인제 선생」, 『백병원 원보』 제16호, 1976년 11월 20일)

선생님은 열심히 강의를 하셨지마는 (결강이 거의 없었음) 시험감독
에는 별로 관심이 없어서 조수들에게 맡기고는 나가시었습니다. 출석
부도 잘 부르지 않고 조수에게 맡기고는 교실에 들어서자마자 큰소리
로 억양이 부조(不調)로운 평안도식 발음의 일본어를 구사하였습니다.
흑판에는 큼직하게 힘내어 글을 빨리 썼기에 초크가 부러지기가 예사
였습니다. 강의가 빠르고 말씀의 고저가 고르지 못하기에 강의를 제대
로 노트에 받아쓰기는 참으로 힘든다는 평이었습니다만 노트에 뻘랜크

[공란]가 많으니 귀가하여 자연히 외과 성서(聖書)를 보게 되어 공부를 하게 되니 외과에 대한 흥미가 생기게 되고 시험성적도 좋은 편이라는 여론이었습니다. (주영재, 「백인제 선생 회고좌담회」에서)

세 사람의 증언에 약간 차이가 있지만 우리는 백인제가 매우 열의에 차서 학생들을 가르쳤고, 이론과 실기를 연결시키기 위해 애썼으며, 또 학생들로 하여금 스스로 공부하도록 지도하였음을 알 수 있다. 그리고 강의실 분위기는 결코 산만하지도 또 강압적이지도 않았음을 확인하게 된다. 또한 보통 노트 없이 강의를 하였다는 사실에서 백인제의 강의는 책에 있는 내용을 그대로 전달하기만 하는 것이 아니라 자신이 스스로 체험한 것이 물씬 담겨져 있는 '산 교육'이었음을 알게 된다. 백인제가 학생들에게 인기가 있었던 것은 바로 이러한 점에서 비롯된 것으로 여겨진다.

[표 6] 경성의학전문학교 교과표(1940)

학 과 목		제1학년	제2학년	제3학년	제4학년
수 신	윤 리	2	2	1	1
국 어		1	1		
독 일 어		6	4	2	
지 나 어		2			
화 학	강의 및 실험실습	4, 부정기적			
해 부 학	계통해부학강의	10			
	실 습	부정기적	부정기적		
	국소해부학강의				
	조직학강의 및 실습		부정기적		
	태 생 학 강 의		1		
생 리 학	강의 및 실습	4	3		
의 화 학	강의 및 실험실습	3	2, 부정기적		
위생학 및 예방의학	강의 및 실습			1	
미생물학, 기생충학	강의 및 실험실습		3, 부정기적	1, 부정기적	
병 리 학	총론, 병리해부학각론			6	
	병리조직학실습			부정기적	

학 과 목		제1학년	제2학년	제3학년	제4학년
약 리 학	강의 및 실습		3, 부정기적		
	처 방 학			1	
내 과 학	진단학강의		3		
	각 론 강 의			3	3
	임 상 강 의			2	2
	외래환자임상강의				부정기적
외 과 학	총 론 강 의		3		
	각 론 강 의			3	3
	임 상 강 의			2	2
	붕 대 실 습			2	
	외래환자임상강의				부정기적
소 아 과 학	강의 및 임상강의			2	1
	외래환자임상강의				부정기적
피부비뇨기과학	강의 및 임상강의			2	1
	외래환자임상강의				부정기적
이비인후과학	강의 및 임상강의			2	1
	외래환자임상강의				부정기적
안 과 학	강의 및 임상강의			3	1
	외래환자임상강의				부정기적
산과부인과학	산 과 강 의			0.5	2
	부 인 과 강 의			2.5	
	임 상 강 의				2
	산과모형연습				부정기적
	외래환자임상강의				부정기적
정 신 과 학	강 의			0.5	
	임 상 강 의				2
치 과 학	강 의			1	
	임 상 강 의				
	외래환자임상강의				부정기적
방사선의학	X-선학강의			1	1
	외래환자임상강의				부정기적
법 의 학	강의 및 실습				2
의 사 법 제					부정기적
체 조		3	2	2	1.5
		36	32	34.5	25.5

출처: 기창덕, 「의학교육의 현대화 과정」, 109면.

백인제는 탁월한 임상의사이자 열성적인 교육자였으며 또한 제일급
의 의학연구자였다. 백인제는 일찍이 총독부의원에 근무할 때부터 몇
편의 빼어난 논문을 발표하여 연구자로서의 재능을 널리 과시하였는
데, 교수가 되고 나서는 주로 의국원들을 지도하여 훌륭한 논문을 양
산하도록 하였다. 그리하여 백인제가 주임교수로 재직하는 동안 경성
의학전문학교 '백인제 외과'는 다음과 같이 35편의 논문을 발표하였다.

백인제 자신의 논문

1) 「인혈혈형(人血血型)의 유전 및 그 유전가설에 대한 비판」, 『경성
   의전유린(京城醫專有鄰)』 제33호, 1934. 6.

2) 「수혈에 대하여」, 『경성의전유린』 제35호(임상호 별책), 1935. 2.,
   1~10면.

지도논문

1) 灰田茂生·李在馥, 「류마티즘성 질환에 대한 '히스타민'의 응용에
   대하여」, 『경성의전기요(京城醫專紀要)』 3(11), 1933, 381~89면.

2) 灰田茂生, 「요수마취(腰髓痲醉)가 장관(腸管) 및 자궁운동에 미치는
   영향」, 『경성의전기요』 4(3), 1934, 123~31면.

3) 劉相奎·李在馥, 「자외선조사 혈액 재주사의 혈액에 미치는 영향」,
   『경성의전기요』 4(4), 1934, 173~90면.

4) 劉相奎, 「충양돌기절제술 후의 혈전성정맥염에 대하여」, 『만선지
   의계(滿鮮之醫界)』 제160호, 1934. 7., 1~9면.

5) 灰田茂生·李在馥, 「급성출혈성(血性)췌장괴사의 2례」, 『경성의전기
   요』 4(12), 1934, 649~56면.

6) 劉相奎, 「쇄골골수염수술창(瘡)에서 발생한 골막성외골종의 1례」,
   『경성의전기요』 5(5), 1935, 205~209면.

7) 李在馥, 「자외선의 혈액재생기능에 미치는 영향에 대한 실험적 연
   구. 제1보 자외선조사혈액성분재주사의 혈액재생기능에 미치는

영향」,『경성의전기요』5(10), 1935, 659~74면.

8) 張起呂·大野大夫,「급성충양돌기염과 급성복막염의 세균학적 연구」,『경성의전기요』5(10), 1935, 783~813면.

9) 岡元太二,「Nuperkain요추마취에 대하여」,『경성의전기요』5(10), 1935, 814~22면.

10) 岡元太二,「간장농양 후요법으로서의 렌트겐선 조사의 효과에 대하여」,『경성의전기요』5(10), 1935, 823~32면.

11) 三石要助,「수혈 전후에 있어서의 적혈구침강속도에 대하여」,『경성의전기요』5(10), 1935, 833~41면.

12) 李在馥,「복벽피하 및 대강막(大綱膜)에 기생한 폐흡충증례의 임상적 병리조직학적 및 기생충학적 소견」,『경성의전기요』6(3), 1936, 139~47면.

13) 岡元太二,「요골동맥폐색성 동맥내막염의 1례」,『경성의전기요』6(3), 1936, 191~95면.

14) 劉相奎·李在馥,「하행결장에 있는 원주상피암의 1례」,『경성의전기요』6(4), 1936, 215~24면.

15) 灰田茂生,「인공적 가토(家兎) Ileus에 있어서의 혈중 chlor양에 미치는 이삼수렴제, 하제, 발염제 및 흡착과 제효제의 영향」,『경성의전기요』6(8), 1936, 465~78면.

16) 張起呂,「용혈성 연쇄상구균성 후복막강봉과직염(後腹膜腔蜂窠織炎)에 인한 패혈증의 1례」,『조선의보(朝鮮醫報)』7(1), 1937, 14~18면.

17) 朴容圭·金熙圭·鄭浚·張起呂,「임질 병발증에 대한 발열요법」,『조선의보』7(1), 1937, 26~32면.

18) 金熙圭,「수암(水癌) 2례」,『조선의보』7(2), 1937, 60~63면.

19) 李在馥·中村修,「'히스타민·이온'전기도입요법에 의한 치험에 추가」,『경성의전기요』7(2), 1937, 81~91면.

20) 李在馥·田中龍衛,「뇌농양양(腦膿瘍樣) 증상을 나타낸 전두골골수염의 1례」,『경성의전기요』7(3), 1937, 159~62면.

21) 李在馥, 「와체내(蛙體內) 각 장기의 함수량(含水量)에 미치는 미로 (迷路)기능의 영향」, 『경성의전기요』 7(9), 1937, 569~80면.

22) 張起呂, 「급성충양돌기염 및 충양돌기염복막염의 세균학적 연구. 제1보 세균배양성적」, 『경성의전기요』 7(10), 1937, 605~38면.

23) 李在馥, 「나의 수혈례 특히 수혈과 반응증상에 대하여. 부(附) 부적합수혈례」, 『경성의전기요』 7(10), 1937, 639~54면.

24) 張起呂, 「파상풍의 2례」, 『경성의전기요』 7(11), 1937, 710~19면.

25) 張起呂, 「급성충양돌기염 및 충양돌기염복막염의 세균학적 연구. 제2보 병리조직학적 세균학적 연구」, 『경성의전기요』 8(1), 1938, 1~30면.

26) 張起呂, 「급성충양돌기염 및 충양돌기염복막염의 세균학적 연구. 제3보 장구균(腸球菌)의 생물학적 및 면역학적 관찰」, 『경성의전기요』 8(3), 1938, 111~33면.

27) 李在馥, 「자외선의 혈액재생기능에 미치는 영향에 대한 실험적 연구. 제2보 자외선조사혈액색소의 혈액재생촉진작용의 본태 특히 '이미다졸' 핵물질과의 관계」, 『경성의전기요』 8(4), 1938, 157~67면.

28) 李在馥, 「자외선의 혈액재생기능에 미치는 영향에 대한 실험적 연구. 제3보 자외선조사혈액의 혈액재생촉진작용과 내분비선 특히 비장 및 갑상선과의 관계」, 『경성의전기요』 8(5), 1938, 191~207면.

29) 金熙圭, 「수암(水癌) 2례」, 『경성의전기요』 9(6), 1939, 149~58면.

30) 張起呂, 「여러 외과적질환에 있어서의 보체량(補體量)의 감소에 대하여」, 『경성의전기요』 9(8), 1939, 187~97면.

31) 金熙圭·張起呂, 「Welch-Fränkel씨균 독소의 병리학적 지견 보유(補遺)」, 『경성의전기요』 9(9), 1939, 221~30면.

32) 張起呂·金昌式, 「충양돌기염과 교액성(絞扼性) 'Ileus'」, 『경성의전기요』 9(9), 1939, 241~47면.

33) 張起呂, 「후복막봉과염(後腹膜蜂窠炎)에 대하여」, 『일본외과학회

지(日本外科學會誌)』40(11), 1940, 1880~94면.

이 논문들의 제목을 통해 '백인제 외과'의 관심 분야가 매우 다양하였음을 알 수 있으며, 또한 백인제가 총독부의원 시절부터 관심을 가지고 있던 수혈문제가 지속적으로 연구되었음을 파악할 수 있다.

'백 외과'의 논문들 가운데 거의 전부인 28편이 『경성의전기요』에 실렸으며, 『조선의보』에 3편, 『경성의전유린』에 2편, 『만선지의계』에 1편, 『일본외과학회지』에 1편이 실렸다.

이 기간 동안 백인제의 지도를 받아 연구를 수행한 의국원으로는 4편의 논문을 발표한 하이다(灰田茂生), 이재복(李在馥, 12편), 유상규(劉相奎, 4편), 장기려(11편), 오오노(1편), 오까모또(岡本太二, 3편), 미쯔이시(三石要助, 1편), 나까무라(中村修, 1편), 다나까(田中龍衛, 1편), 김희규(金熙圭, 4편), 박용규(朴容圭, 1편), 정준(鄭浚, 1편), 김창식(金昌式, 1편) 등이 있었다. 이재복, 유상규, 장기려, 김희규, 박용규, 정준, 김창식, 백수욱(白受煜), 김춘상(金春翔), 고덕규(高德奎), 염형섭(廉亨燮), 윤주원(尹周源), 민영옥, 황용수(黃龍水), 김자훈(金子勳), 오명수(吳明洙), 김학현(金學賢), 윤종호(尹鍾湖), 주영재, 김영섭(金永燮), 김덕호(金德浩) 등 한국인 이외에 하이다, 오오노, 오까모또, 쯔모리(津守) 등 일본인 의국원들도 있었지만, '백인제 외과'의 주류를 이룬 것은 한국인들이었다.

장기려는 임상의사로서, 외과교수로서, 또 의학연구자와 의계 지도자로서 활약한 이 시기 백인제의 업적과 모습을 다음과 같이 요약하였다.

선생님은 1928년 6월에 경성의학전문학교 외과 주임교수로 되셨는데 당시 동교 세균학(細菌學)에는 유일준 교수가 계셔서 두 선생님께서 두 기둥과 같은 역할을 하시게 되셨습니다.

선생님은 경성의전 부속병원이 소격동에 신축되어 시설이 미비한 중에서도 진료와 교육에 명성이 높았으며 제자 양성에도 최선을 다하셨습니다.

1) 진료에 있어서는 1928년 이광수(춘원) 선생의 좌신결핵(左腎結核)을 진단하시고, 좌신적출술(左腎摘出術)을 국내에서는 처음 실시하여 완치시킴으로써 일약 그 명성이 알려지게 된 것입니다.

2) 교수로서의 선생님의 강의는 학생들에게 있어서 너무도 인상적이었습니다. 어떤 야구선수 학생이 신발장이 있는 계단교실 하층에서 누워 자려고 했는데 선생님의 강의가 귀에 들어와 잘 수 없었을 뿐 아니라 강의내용이 전체적으로 이해되고 기억이 되었다고 하였습니다.(민영옥군의 회고에서)

3) 제자 양성에 있어서는 수많은 젊은이들이 훌륭한 외과의로서 양성되었습니다. 그중에 있어서도 이재복, 장기려, 김희규군 등은 특별히 장기간 훈련과 논문의 지도를 받았습니다.

이재복군은 '자외선조사혈청이 조혈기능에 미치는 생물학적 영향에 관한 실험적 연구', 장기려는 '급성충수염 및 충수염성 복막염의 세균학적 연구', 김희규군은 'Allergy성 위염 및 위궤양에 관한 실험적 연구'들에 대한 논문을 지도하셔서 의학박사학위를 얻도록 해주셨습니다. 이뿐 아니라 저들의 선배 되시는 조진석 선생과 김영찬(金永燦) 선생들을 나고야제국대학 의학부에 계신 키리하라 선생에 보내어 학위논문을 작성케 해서 의학박사학위를 획득케 해주셨습니다.

4) 1930년 한인 의사들의 모임인 조선의사협회의 창업에 관여하여 간사직을 맡았습니다.

5) 1932년 5월 유럽 학사 시찰 겸 Berlin 대학 의학부 외과에서 약 1년 반[이는 장기려의 착오로, 1차 유럽 여행은 몇달 정도였다. 그보다도 2차 여행과 혼동하는 것 같다] 외과학을 연구하시고 귀국하셨습니다. 귀국 후 저에게 상기 연구논문의 제목을 주셨는데 그때 독일에서 Anti-peritonitis Serum을 만들었고, 불란서에서는 Antigangreneous Serum을 만들어 중증(重症) 충수염성 복막염 환자에게 좋은 효과를 주었던

것입니다.

6) 1935년 9월에[1936년 11월부터를 착각한 것이다] 제2차 구미 유학을 하실 때, Mayo Clinic을 시찰하시고 귀국하셔서 그와같은 중앙의료원을 설립할 야망을 가지셨던 것 같습니다. 제2차 양행(洋行)에서 돌아오셔서는 김희규군에게 Allergy성 위염과 위궤양에 관한 실험적 연구를 명하셨습니다.

7) 갑상선 외과, Basedow씨병의 절제술이 많았습니다. Lugol Solution으로 기능을 저하시키고 영양물을 많이 섭취케 하고 수술하였고 Crisis에 주의케 함으로써 수술 성적을 높였습니다.

8) 유암의 근치술, 적십자사 중역의 부인과 일본인들이 다수히 수술을 받았습니다.

9) 위 및 십이지장 외과는 한국에서 백선생님이 개척하셨다고 해도 과언이 아닙니다.

10) 간 및 담도외과도 백선생님의 독무대였습니다.

11) 유착성 장폐색에 대한 장감압술(腸減壓術), 이것은 1940년 Wangensteen이 Levine Tube와 Wangensteen Suction으로 위장감압술을 제창하기 3년 전, 1937년에[이때는 구미 유학 시기로, 연도에 착오가 있다] 폐색부 상부장관을 복벽에 유착시켜 가지고 장루(腸瘻)를 형성해 줌으로써 장감압술을 실시하여 연속적으로 7례에 있어서 성공했고 그것을 발표하셨습니다.

12) 충수염 및 충수염성 복막염은 1000예 이상 수술하셔서 그 치사율을 감소시켰습니다.

1935년 외과동공회(外科同攻會)가 형성이 되어 경성제대(오가와)외과, 경의전 외과, 세브란스 외과 의국원들이 모이어 학술강연회(월례회)를 가졌습니다. 그때에 오가와 외과에서는 장폐색증의 사인은 폐색부 하부 장관의 흡수력이 강해지는데 내용물이 통과하지 못하므로 하부장관벽에서 autolysis가 일어나 histamin like substance 또는 acetylcholine 같은 물질이 흡수되어 죽는다고 했습니다.

그때 선생님은 상부 장관에 감압술을 해줌으로써 장의 내용이 통과하게 되면 상부장관의 세균증식도 방지되고 하부장관의 독소형성도 적어질 테이니 장루형성술(腸瘻形成術)이 유효한 수술임을 역설하였습니다.

13) 장폐색증 보조요법으로서는 대량의 Ringer's solution을 투여할 것과 수혈요법을 강조하셨습니다. 당시에는 전해질에 대한 지식이 분명하지 못했고 수혈도 소량으로 하는 때였는데, 이것에 유의하여 강조하신 것은 선견지명이 있었고 사물을 허심탄회하게 직관하는 능력이 있었다고 생각합니다.

14) 1938년 어느 교수회에서 수혈협회를 구성할 필요를 역설함에 있어서 그 조직의 필요성, 방법, 효능, 운영방법들을 조리있게 제안 설명하는데 40분간을 강조하는 것을 듣고 경탄불기했습니다.

이번에 연구논문을 읽어보고 선생님의 과학적 두뇌와 세심한 주의, 방대한 실험에 다시 경탄해 마지않았습니다. (장기려, 「백인제 선생님의 학문적 업적」에서)

백인제 교수는 역시 당대 최고의 외과의다웠다. 단순히 명의일 뿐 아니라 인간적으로도 흠모할 점이 많았다. 나하고는 많은 점에 있어서 달랐지만 그 다르다는 점이 갈등을 빚는 것이 아니라 내가 못 가진 것을 가지신 분이라는 점에서 선망의 대상이기도 했다.

나는 고지식하고 생각이 좁은데 선생은 그것이 대천 한바다 같았다. 나는 내 자랑도 잘 못하고 내 실수도 부끄러워서 말을 잘 못하는데 백 선생님은 그런 것에 전혀 구애되지 않았다. 본인의 실수 실패담을 무슨 자랑처럼 스스럼없이 제자들 앞에 이야기하시는 그 자체가 그렇게 아름다워 보일 수 없었다.

그것은 결국 "선생의 잘못에서도 배우고 선생이 잘한 데에서도 배워야 한다"는 그분의 철학을 실천하신 것이었다. "너희들은 그런 실수하지 말라" 하는 훈계의 '실험도구'로 당신 자신을 내놓으신 것이었다.

백선생님은 자기 자랑에서도 일가견이 있었다. "내가 누군데!" 하고 큰소리를 탕 치시며 으쓱하시는 모습을 우리 조수들은 존경의 눈으로 우러러보곤 했다. 남들이 아무리 해도 안 되는 수술을 백선생님이 가서 터억 성공시켜놓는 일이 많았는데 조수들은 그때마다 "선생님 대단하십니다" 하고 축하를 해드렸다. 선생님은 "뭘, 그걸 가지고…"라고 겸손한 척하시기보다는 "내가 수술 1천례를 한 사람이야. 내가 누군데!" 하고 젠 척하기를 좋아하셨는데 우리는 그런 선생의 태도가 훨씬 보기 좋았다.

… 백교수는 위급한 상황에서 주로 활용되는 의사였다. 다른 의사들이 실패만 거듭하는 수술에는 으레 백교수가 모셔졌다. 몹시 어려운 수술을 성공시키고 났을 때의 백교수는 참으로 구원의 사도 같았다.

"제깐 놈들이 뭘 알아? 내가 누군데! 먹통 같으니라구. 수술 1천례를 한 나다!"

수술 성공 후의 이와같은 그분의 기고만장은 우리 병아리들에게 커다란 통쾌감을 안겨주었다. 실력 없어도 최고 지위에 앉은 일본의사를 누르고 우리 선생님이 성공시켜냈다는 그 자부심을 백교수는 유감없이 만족시켜주었다. 그분은 의술과 한민족의 자부심과 사내대장부의 기상을 모두 가르쳐주신 나의 스승이시다. (여운학, 『장기려 박사 회고록·인생론』, 규장문화사 1985년)

백인제의 많은 업적 가운데 유착성 장폐색에 대한 장감압술(腸減壓術)은 그의 박사학위논문인 「실험적 구루병의 연구」와 더불어 특기할 만한 것이다. 이것에 대해 백인제의 조카이자 대한외과학회 회장을 지낸 백낙환은 다음과 같이 말하고 있다.

외과 기술 면에서 그분의 뛰어난 창안 한가지를 소개하고 싶은 생각이 간절합니다. 그것은 장폐색증 때의 장제압술(腸除壓術)로서 Kot fistula 또는 Wangensteen이 창안하였다 하여 Wangensteen decompression이라 현재 호칭되고는 있습니다마는 그가 이것을 발표하기 3년 전인 1937년에 이미 우리 백선생님께서 창안하시어 환자에게 실시하여 회생(回生)의 치효(治效)를 거두게 된 일, 참으로 장한 일이며 저

회들도 그러한 decompression으로 좋은 치효를 거둔 수례(數例)를 경험하였기에 인상이 깊습니다. 더욱이 이 방법에 대하여 백선생님 지도하에 장기려 선생님과 김희규 선생님, 민영옥 박사님들이 더욱 발전시킨 일, 감명스럽고 감사하고 기쁜 생각 금할 수 없습니다.

백인제의 업적은 그의 제자와 후계자들만이 인정하는 것이 아니다. 미국에서 몇십년 동안 의사로 활동하여 미국 의학계의 사정에 정통한 최제창(崔濟昌)도 자신의 저서에서 다음과 같이 백인제의 탁월함을 지적하고 있다.

백인제는 혈액에 대한 연구 외에 임상외과 발전에도 크게 기여했다. 그것은 유착성(癒着性) 장폐색증 환자의 폐색부 상부 위관에 공장루(空腸瘻)를 만들어 환자가 기력을 회복했을 때 장 폐색의 근치술을 실시해 그 유효성을 입증한 것이다. 1940년 미국 왕겐스틴 교수가 비위관 삽입술에 의한 감압법(減壓法)을 실시해 성공했는데, 백교수는 이미 3년 전에 그것을 입증했던 것이다. 만일 백교수가 미국인이었다면 그때 벌써 그의 이름이 국제적으로 알려졌을 것이다.

1931년부터 수술환자에게 수혈의 필요성을 강조한 것이나, 1938년 혈액은행 설립의 필요성을 강조한 것을 볼 때 백인제의 연구는 미국 의학이나 다른 선진국에 비해 결코 뒤떨어지지 않았다. 한마디로 백교수는 외과학의 선구자였던 것이다.

이와같이 외과학의 훌륭한 선구자인 백교수가 남한에 있었다면 한국의 메이요 클리닉을 세워 우리 현대의학을 빛나게 했을 텐데, 그는 불행히도 6·25 때 공산군에 납치된 후 소식이 끊기고 말았다." (최제창, 『한미의학사』, (주)영림카디널 1996년, 303~304면)

1985년도에 부산백병원 현관 로비에는 대형 액자가 걸리게 되었다. 이 액자에 담긴 그림은 백인제가 유착성 장폐쇄증 공장루를 만들어 감압법을 시행하고 그 내용을 학생들에게 설명하는 모습을 담고 있다. 이 그림이 이곳에 걸리게 된 데는 남다른 사연이 있다. 1985년 5월 11 일과 12일 이틀 동안 일본 시모노세끼 호텔에서 경성의학전문학교 1935년 졸업 일본인 동기생들이 만든 소십회(昭十會, 졸업한 1935년이 소화10년이었다)가 주동이 되어 졸업 50주년 기념행사를 갖게 되었다. 이들 졸업생들은 일제의 침략전쟁에 징발되어 수많은 졸업생이 전사 하거나 실종되어 살아남은 22명의 생존자들이 그 자리에 모였다. 한국 인으로는 유일하게 전종휘가 참석했다. 이날 동창회에서 만난 졸업동 기생들은 자신들의 모교가 없어졌다는 사실에 서운함을 느꼈으며, 무 언가 모교를 기릴 만한 사업이 없을까 궁리하게 되었다. 그들은 모교 의 은사였던 백인제의 후손(조카 백낙환과 아들 백낙조)이 백인제의 이상을 구현하기 위해 설립한 인제의과대학이 모교의 재생이라는 데 의견을 모으고 졸업 50주년 기념사업으로 이 그림을 인제의대에 기증 한 것이다. 이 그림을 채택하게 된 것은 백인제의 수제자 장기려의 의 견에 따른 것이었으며, 제작비는 전액 소십회에서 부담하여 한국 내에 서 제작했다.

이광수는 가난하고 불우한 유·소년기를 보냈기 때문에 그랬는지 건 강이 계속 좋지 못하였다. 일찍이 폐결핵을 앓았고 또 그것은 신장결 핵으로 번졌다. 그 신장결핵을 백인제가 1928년에 정확하게 진단하였 고, 그것을 적출하는 수술에 성공하였다. 제자 백인제는 스승 이광수의 생명의 은인이 된 것이다. 백인제가 이광수의 신장결핵을 정확히 진단 하고 치료한 모습을 조진석은 다음과 같이 기술하였다.

하루는 백선생이 아침 출근길에 가검물 소변을 조금 가지고 오셔서 나더러 검사해보라고 하신다. 그때는 중앙검사실이 따로 없고 각과 진 찰실 옆방에 시약과 시험기구를 준비하여두고 필요한 검사를 하던 때

다. 가검물을 보니 혼탁하여 있는데 산을 가하여 보고 또 가열하여도 맑아지지 않으므로 원심침전하여 잔사를 모아 '지루까베드' 식으로 염색 처리하여 보니 결핵균이 보인다. 이에 백교수에게 보고하니 교수가 깜짝 놀라며 이는 춘원 이광수 선생 소변인데 춘원이 소변이 불순하고 안면에 부기가 생겨서 경성제국대학병원 이와이내과에 입원중인데 그 내과에서는 월여가 넘도록 자세한 진단도 못 붙이고 그저 만성 신장염 치료만 하고 있으니 한심한 작자들이라고 분개하시더니 그 다음날 환자 춘원을 의전병원 외과로 옮겨 입원시키고 각종 검사를 자세히 하고 또 방광경 검사로 환측(患側)을 결정한 후 신장절제수술을 실시하여 완전히 치료하였는데 이것이 내가 경험한 신장절제수술의 첫 케이스이다. (조진석, 「나의 백외과 의국 시절의 회고」, 『백병원 원보』 제34호, 1978년, 3면)

그러나 수술 도중에 뜻하지 않은 사건이 발생했다.

  춘원이 (신장결핵으로) 수술을 하게 되어서 백박사가 칼을 잡고, 이용설 박사가 입회했었는데 어찌 되었는지 집게 하나가 돌연 빠지면서 동맥이 터져 피가 쏟아졌다고 한다. 칼을 든 백박사가 하도 기가 막혀서 수술하던 손을 멈추고 말았는데, 옆에 섰던 이박사가 소독도 아니한 손으로 수축된 동맥을 더듬어 잡아 다시 피를 멈추게 하고 나서 백박사가 수술을 마쳤다고 한다. 그날 밤 백박사는 소주를 마시고 책상을 치며 한없이 울었다. 당시는 항생제가 없었기 때문에 제대로 수술을 마쳤다 해도 반드시 이박사가 소독 아니 한 손에서 균이 들어갔으면 춘원은 살아날 수 없었기 때문이다. 그런데 춘원은 기적적으로 완쾌되었다. (주요한, 「잊을 수 없는 사람」, 『신아일보』, 1975년 6월 16일)

오산학교 시절 사제지간으로 맺어진 그들의 관계에 이제 의사와 환자의 관계가 포개지면서 두 사람과 두 집안 사이는 더욱 긴밀히 연결

되었다. 또 그럼으로써 백인제는 이광수로부터 더욱 큰 사상적 영향을
받게 되었을 것이다.

1919년 2월, 토오꾜오유학생회의 2·8 독립선언에서 선언문을 기초
하는 등 중심적인 역할을 한 이광수는 그뒤 중국으로 망명, 임시정부에
참여하여 주로 『독립신문』에서 문화선전활동을 벌였다. 중국에서 활동
하던 이 시절 이광수는 그곳에서 안창호를 만나 홍사단에 가입하고는
도산사상(島山思想)의 전파에 앞장선다. 그러나 망명은 그리 오래 지속
되지 못하여 이광수는 2년 남짓 만인 1921년 5월 귀국하게 된다.

이광수가 귀국하던 무렵은 세계 정세와 더불어 국내 민족주의운동
도 커다란 전환기를 맞던 때였다. 구한말부터 1910년대까지 크게 유행
하였다가, 3·1운동을 전후하여 '민족자결운동론'에 밀려 주춤하였던
'실력양성운동론'이 다시 부활하게 된 것이다. 이는 1919년 전후 크게
유행한 '정의 인도의 원칙에 입각한 세계개조론'이 후퇴하고 '사회진화
론적 세계관'이 다시 대두하였던 것과 밀접한 관련이 있다. 즉 한국의
새로운 지식층들은 제1차 세계대전 종전에 즈음하여 정의와 인도의 원
칙에 의거하여 세계개조가 이루어지리라 기대하고 민족자결운동을 힘
차게 전개하였으나, 이 운동이 열강의 냉담한 반응 속에 별다른 성과
를 거두지 못하게 되자, 그러한 세계개조는 아직 기대할 수 없다는 인
식과 함께 사회진화론적 세계관이 부활하였던 것이다.

이광수, 최린, 최남선, 송진우(宋鎭禹) 등을 중심으로 한 실력양성운
동 또는 문화운동은 '민족성 개조' '실력양성' '자치' 등을 골자로 하는
것으로 민족개량주의적인 것이었다. 이것은 우리 민족의 독립의지를
정면에서 부정하지는 않지만 독립을 먼 장래의 목표로 설정하여, 일제
의 지배체제를 인정하는 가운데 그 안에서 민족의 정치·경제적 지위
향상을 꾀해야 한다는 주장이었다. 이러한 주장은 1922년 천도교에서
발간하던 잡지 『개벽(開闢)』에 발표한 이광수의 「민족개조론(民族改造

論)」과 1924년 초 『동아일보』에 연재사설로 실린 그의 「민족적 경륜」 (1월 2일부터 6일까지 5회 연재)에서 대표적으로 드러났으며, 그밖에도 최남선이 자신이 경영하던 잡지 『동명(東明)』 창간호에 발표한 「조선 민시론(朝鮮民是論)」도 비슷한 논리에 서 있었다.

이들의 사상은 러쎌과 카펜터 등이 정신적 측면에서 사회개조의 필요성을 강조하던 경향과 일본에서 들어온 문화주의철학 등의 영향을 받은 것이었다. 이광수 등에게 큰 영향을 미친 쿠와끼(桑木嚴翼)의 문화주의철학은 '문화'란 자아의 자유로운 향상 발전을 의미하는 것으로, 문화가 갖는 절대적 가치인 진선미(眞善美)는 자아가 자아답게 되는 '인격'의 발현형식이라고 이해하여, '문화주의는 곧 인격주의'라고 주장하는 것이었다. 즉 문화를 교화(敎化), 계몽, 인격완성 등의 의미로 이해하였던 것으로, 이는 문화운동에서 인격완성(수양)과 정신개조가 크게 중시되는 결과를 가져왔다.

이처럼 1920년대 초반 이래 전개된 문화운동·실력양성운동은 신문화건설, 정신개조·민족개조론을 이론적 기초로 삼고 있었다. 이광수는 우리나라에 신문화를 건설하기 위해서는 먼저 우리 사회를 구성하는 개개인의 능력발전과 인격향상이 선결과제이며, 그러한 개인을 만들어내기 위해서는 개인개조, 특히 '내적인 정신개조'가 필요하다고 생각하였다. 이러한 이광수의 정신개조론은 1922년경에 이르러 민족성개조론으로 발전하게 되었으며, 이광수는 자신의 사상을 실천하기 위해 '수양동우회'를 결성하였다.

실력양성운동론은 구한말부터 지식층들이 국제정세를 약육강식의 논리 위에서 이해하는 데서, 즉 사회진화론적 세계관을 받아들인 데서 비롯된 것이었다. 지식층들은 이러한 세계관 위에서 약육강식의 국제 사회에서 약자는 강자의 지배를 받는 것이 불가피하며, 우리 민족도 독립할 수 있는 역량이 없다면 독립은 불가능하다고 생각하였다. 사실

이러한 논리는 본래 제국주의자들이 자신들의 침략을 정당화·합리화하기 위해 만든 것이었는데, 그러한 식민주의이론이 한국인들에게 침투하여 내면화한 것이었다.

이와같은 논리에 입각하여 이광수 등은 실력양성의 구체적인 방법으로서 신교육의 보급과 민족자본의 육성 그리고 전근대적인 의식과 관습의 타파 등을 제시했다. 이들이 제기한 신교육보급론, 구관습개혁론, 민족자본육성론 등은 우리 사회의 근대화를 위해서 당연히 필요한 것들이었다.

그러나 당시의 문화운동·실력양성운동은 기본적으로 다음과 같은 문제점을 가지고 있었다. 첫째, 그러한 운동은 어디까지나 식민지하에서의 운동으로, 일제지배하에서의 신교육보급, 구관습개혁, 민족자본육성 등은 근본적으로 한계를 가질 수밖에 없었다는 점이다. 즉 신채호(申采浩, 1880~1936) 등이 경계하였듯이 식민지 지배하에서의 신문화건설이라는 것은 일제 지배자들에 의해 한계가 뚜렷이 주어지거나, 아니면 그들에 의해 왜곡된 방향으로 진행될 소지가 큰 것이었다.

둘째, 실력양성론이 제기하고 있는 '선실력양성 후독립'의 논리는 그 자체로 많은 문제를 안고 있었다. 즉 실력양성론이 주장하는 "먼저 실력을 기른 뒤에 독립운동을 전개하자"는 주장은 3·1운동 당시 민족자결주의 원칙 위에서 제기된 '절대독립' '즉각독립'의 주장으로부터 후퇴한 것을 뜻한다. 이는 민족운동의 수준을 한 단계 낮춘 것이었다.

또 한가지 간과할 수 없는 점은 실력양성운동에 앞장섰던 지도자들의 다수가 일제 말기 '친일파'로 전락하였다는 사실이다. 그것은 그들의 개인적인 사정과 성격 등에서도 연유하는 것이지만, 상당 부분 실력양성론의 논리적 귀결이기도 하였던 것이다.

1930년대, 특히 1937년 중일전쟁 발발 이후 일제는 한국의 인적·물적 자원을 전쟁에 본격 동원할 방침을 세우고, 이를 위한 전제조건으로서 우리 민족의 황민화 정책을 수행하고자 하였다. 이에 따라 '내선

일체'의 구호 아래 1937년에는 경향 각지에 신사(神社)를 설치하고 '황
국신민의 서사'를 제창할 것을 강요하였다. 1938년에는 지원병제도의
미명 아래 한국인 청년들을 전쟁터로 끌고 가기 시작하였고, 우리말의
사용을 금지시켰으며, 이듬해에는 창씨개명까지 강요하기에 이르렀다.
일제의 황민화 정책이란 곧 우리 민족을 말살하고자 하는 것이었는데,
이 정책은 1941년 태평양전쟁 발발 이후 극에 달하였다.

　일제는 이러한 황민화 정책과 전시동원책동에 친일적인 한국인들이
필요하다고 판단하고 각종 친일단체를 구성하였다. 그런데 주목되는
것은 이 시기 친일세력 내에는 이전부터의 친일지주, 자본가, 관리, 직
업적 친일분자들 이외에 이광수, 최남선, 최린 등 실력양성론계열에 속
하였던 인물들이 다수 포함되었다는 점이다.

　일제지배자들은 자신들의 통치과정에서 일제에 대한 한국인들의 격
렬한 저항, 그리고 한국인들과 일본인들의 생활관습 등에서 나타나는
엄청난 괴리 등을 보면서 '동화주의'라는 자신들의 지배방침에 대해 자
신을 갖지 못하였다. 그런데 중일전쟁 발발 이후 일제는 전쟁에 한국
인들을 동원하기 위해서는 한국인들을 정신적 측면에서 완전히 일본
인으로 만드는 것이 필요했고, 여기에서 '내선일체'의 구호가 나왔다.
그러나 일제지배자들 스스로도 한국인이 일본인으로 완전히 동화할
수 있다고 믿지는 않았다. 오히려 그들은 일본인과 한국인 사이에는
엄연한 민도의 차이, 황민화 정도의 차이가 있어 차별은 불가피하며,
일본인은 항상 앞서가면서 한국인을 지도해야 한다고 생각하고 있었
다. 그런데도 친일파들은 이 '민도의 차이' '황민화 정도의 차이'만 극
복한다면 한국인도 완전한 일본인이 될 수 있다고 생각하였다. 따라서
그들은 예컨대 1942년 5월 징병제가 공포되자 "이는 조선인의 황민화
정도가 숭고한 병역에 복무할 정도까지 도달하였다는 징표"라면서 기
뻐하였다. 그들이 갖고 있던 신념과 애국심이란 이런 것이었다.

　일부 실력양성론자들에게 만주사변을 시발로 한 일본의 침략이 승

승장구하는 모습은 커다란 충격이었다. 그들은 이제 우리 민족의 독립은 도저히 그리고 영원히 불가능하다고 생각하고, 독립을 바라는 것보다는 차라리 일본인으로 동화되어 '일등 제국'의 국민으로서 권리를 얻는 것이 낫다는 생각을 하게 되었다. 이러한 패배주의적인 사고는 기본적으로 제국주의에 대한 인식과 비판의 결여, 더 나아가서는 문명개화를 우선적인 가치로 삼았던 그들이 식민본국(일본)의 문화에 대하여 가지고 있던 열등감에서 비롯된 것이었다. 이러한 패배주의와 친일행각으로의 전락은 '독립'과 '문명화'라는 두 가지 목표를 좇다가 '독립'이라는 목표를 상실하게 된 실력양성론자 일부가 걸어가게 될 필연적인 길이었다고도 할 수 있을 것이다.

백인제는 기본적으로 우리 민족의 실력 양성을 매우 중시하였다. 이광수 등 대표적인 실력양성론자들과의 오랜 교분이 그러한 점을 암시하지만, 일제시대 백인제의 활동이 더욱더 그것을 뚜렷이 말해준다. 백인제는 우선 자신의 실력을 부단히 갈고 닦음으로써 스스로의 생각과 노선에 충실하고 투철하였다. 그뿐만 아니라 주변의 한국인 후배, 제자들을 교육하고 지도하고 독려함으로써 자신의 이상을 구현하려는 노력을 보였으며, 앞으로 살펴보겠지만 대중적인 활동을 통해 민중들의 의식을 계몽하는 일도 게을리하지 않았다. 이러한 점에서 백인제를 일반적인 의미의 실력양성론자라고 불러도 무방할 것이다.

그러나 백인제는 이광수 등에서 보이는 친일적인 행각도 패배주의적인 모습도 전혀 보이지 않았다. 백인제는 3·1운동 이후로는 직접적인 반일투쟁을 벌이지 않았지만, 친일행위를 하지 않았을 뿐만 아니라 창씨개명을 거부하는 등 당시 사회지도자로서 매우 험난한 길을 마다하지 않았던 것이다.

이러한 사실들로 미루어보아 백인제가 추구하던 민족독립과 근대문명화의 길은 이광수의 그것과는 많은 차이점을 가지고 있었다고 할 수 있겠다.

백인제가 경성의학전문학교 외과 주임교수로 재직할 때 함께 근무하던 교수진은 학생들과 마찬가지로 대부분 일본인이었다. 학생 시절의 은사로서 함께 근무한 사람으로는 의화학 교수이면서 교장으로 재임하던 사또오가 있었다. 사또오는 앞에서 언급하였듯이 민족적 편견이 거의 없는 사람으로서 백인제와 한국인 교원 및 학생들을 여러가지로 도왔다. 그밖에 재학 시절 또는 총독부의원 시대의 일본인 스승과 동료들은 마침 새로 생긴 경성제국대학 의학부로 자리를 옮기거나 개업을 하든지 또는 일본으로 돌아가 별로 남아 있지 않았다. 백인제가 일본인 교수들과 사이가 원만하였다는 사실은 전종휘 등 당시 학교에 재학하거나 근무하던 거의 모든 사람이 공통적으로 증언하는 바이다. 이는 백인제의 모나지 않은 성품에서 기인하는 것이기도 하지만, 쓸데없는 충돌을 피하는 것이 자신과 한국인 동료 및 후배들을 위해 더 나은 길이라고 생각하였기 때문일 것이다. 또한 백인제의 개방적인 민족의식도 작용하였을 것이다.

그러나 백인제에게 힘이 되었고 또 백인제가 힘을 쏟은 것은 아무래도 한국인 동료와 후배들이었다. 일본인들보다는 적었지만 백인제의 주변에는 적지 않은 한국인 의사들이 있었다.

백인제가 경성의학전문학교 외과 주임교수로 재직한 시절(1928~41년)에 함께 근무하던 한국인 기초의학 주임교수로는 위생학 및 미생물학의 유일준(1926~32년; 1918년 졸업)이 유일하였다. 교수로는 해부학에 박창훈(1928년; 1919년 졸업)이 있었고, 조교수로는 병리학에 신성우(申聖雨, 1931년, 강사로 1928~30년; 1925년 졸업)가, 강사로는 생리학에 이종륜(李鍾綸, 1936년; 1924년 졸업)이 있었다. 그리고 조수 및 부수로는 의화학에 신태숭(申泰崧, 1940년?), 위생학 및 미생물학에 진인현(晋寅鉉, 1927~28년; 1927년 졸업) 기용숙(奇龍肅, 1929~30년; 1929년 졸업) 김홍호(金興浩, 1934년) 이종대(李鍾大, 1930~34년) 추문구(秋文求, 1936~39년), 병리학에 이세겸(李世謙, 1929~30년; 1929년 졸업) 공병우(公炳禹, 1929~30년) 김장성(金將星, 1934~37년; 1935년 졸업) 오정국(吳正國, 1937~40년?; 1937년 졸업) 안동조(安東晁, 1938~40년?) 강성구(姜聖求, 1939~40년?; 1929년 졸업) 주성순(朱星淳, 1940~?; 1940년 졸업), 약물학에 박희준(朴熙俊, 1929~30년; 1923년 졸업) 강승호(姜承鎬, 1936년; 1936년 졸업) 최경세(崔經世, 1937~40년?; 1932년 졸업) 최경식(崔炅湜, 1938~40년?; 1936년 졸업) 김영준(金暎埈, 1938~40년?) 남성순(南聖淳, 1940~?; 1940년 졸업) 등이 있었다.

백인제가 재직한 시절에 한국인 임상의학 주임교수는 없었다. 대신 조교수로는 내과에 임명재(任明宰, 1928~30년; 1919년 졸업)와 신용균(申龍均, 1931~38년 및 40~45년, 조수로 1928~30년; 1925년 졸업) 등 두 사람이 있었으며, 강사로는 내과에 정민택(鄭民澤, 1927~30년; 1926년 일본 큐우슈우제국대학 의학부 졸업), 외과에 이병훈(李炳勳, 1929~30년; 1923년 졸업) 유상규(1932~36년, 조수로 1928~31년; 1927년 졸업) 이재복(1937~38년 및 1940~45년; 1931년 졸업) 장기려(1937~38년; 1932년 졸업), 피부비뇨기과에 오원석(吳元錫, 1929~32년; 1919년 졸업) 홍진구(洪震求, 1929~30년; 1925년 졸업) 김성환(金星煥, 1933~45년; 1928년 졸업), 이비인후과에 강일영(姜日永, 1929~36년, 조수로 28~29년; 1925년 졸업), 안과에 윤치로(尹致魯, 1929년; 1924년 졸업) 신성우(1932~40년) 등이 있었다. 그리고 조수로는 외과에 조진석(1928~30년; 1927년 졸업), 이비인후과에 동창현(董昌鉉, 1929~31년; 1929년 졸업) 등이 있었다.

이 한국인 의사들 가운데 1918년에 졸업한 유일준과 1919년 졸업생 박창훈, 임명재와 오원석만 학교 선배였을 뿐 나머지는 모두 후배였다. 특히 1932년에 유일준이 타계하고 오원석이 학교를 떠난 뒤로는 백인제가 직급에서뿐만 아니라 나이로나 졸업연도로나 단연 '어른'이었으며, 백인제가 그러한 역할을 십분 감당하였음은 모두가 입을 모아 말하고 있다.

[표 7-1] 경성의학전문학교 기초과목 교수진(1927~45)

학 과	직 위	교　　　수　　　명
	교 장	佐藤剛藏(1927~45)
수 신	생도감	眞能義彦(1924~36)
국 어 (일본어)	교 수	大內猪之介(1919~28), 眞能義彦(1924~36)
조선어	교 수	山本正誠(1923~32), 1938년 폐과
	조교수 강 사	任明宰(1925~31), 申龍均(1927~32), 申聖雨(1929~32), 姜日永(1932~34), 李在馥(1934~37)
지나어	강 사	1938년 신설, 高木俊雄(1938~40), 小竹武夫(1940~), 董長志(1938~)*
독일어	교 수	黑田幹一(1919~24), 眞能義彦(1924~36), 飯島滋次郞(1936~)*
영 어	교 수	橫山富吉(1923~30)
수 학	강 사	山野井喜重(1927), 1927년 폐강
물리학	주임교수	加來天民(1921~27), 1927년 폐강
화 학	조교수	成田不二生(1928~)*
해부학	주임교수	柴田至(1926~)*
	교 수	朴昌薰(1928), 西岡辰藏(1934~40?)
	강 사	八柳利三(1927~36), 鈴木淸(1927~29), 梶村正義(1927~28), 荒瀨進(1930~33), 小濱基次(1930~31), 片山恭一郞(1937~40), 古山利雄(1939~)*
	조교수	植平正男(1927~)*
	강 사	西岡辰藏(1931~33)
	조 수	杜葉實(1927)
생리학	주임교수	大塚九二生(1926~)*
	강 사	大塚藤吉(1927), 衛藤忠雄(1927), 李鍾綸(1936)
의화학	주임교수	佐藤剛藏(1914~27), 廣川幸三郞(1927~)*
	조교수	成田不二生(1928~)*
	강 사	尹治衡(1927)
	부 수	申泰崧(1940?)
위생학 미생물학	주임교수	兪日濬(1926~32), 小橋茂穗(1933~35), 松岡憲固(1936~37)
	강 사	綿引朝光(1927), 石川登盛(1927), 水島治夫(1927), 橫山俊久(1932~)* 長花澡(1934~39)
	조 수	晋寅鉉(1927~28), 奇龍蕭(1929~30), 金興浩(1934)
	부 수	李鍾大(1930~34), 秋文求(1936~39)
병리학	주임교수	稻本龜五郞(1927~30), 武藤忠次(1931~)*
	조교수	武藤忠次(1927~30), 申聖雨(1931), 於保源作(1932~39), 佐伯穆(1940~)*
	강 사	申聖雨(1928~30), 內田銓藏(1927~39), 片淵秀雄(1927~29), 倉成晴虎(1940~)*

학 과	직 위	교 수 명
병리학	조 수	申聖雨(1927), 李世謙(1929~30), 公炳禹(1929~30), 金將星(1935~37), 吳正國(1937~40?), 安東晃(1938~40?), 姜聖求(1939~40?), 朱星淳(1940~?)
약물학	주임교수	寺坂源雄(1930~33), 狹間文一(1934~?)
	교 수	日出田義治(1927~32), 大澤勝(1930~33)
	강 사	北原靜雄(1930~33)
	조 수	朴熙俊(1929~30), 姜承鎬(1936), 崔經世(1937~40?), 崔炅混(1938~40?), 金暎埈(1939~40?), 南聖淳(1940~?)
	부 수	金暎埈(1938)
조제학	강 사	渡部治憲(1930~31), 榎田貞義(1933~40?)

(이름 뒤의 * 표시는 1940년 이후까지 재직한 사실을 나타내는 것임)
출처: 기창덕, 「의학교육의 현대화 과정」, 106면.

[표 7-2] 경성의학전문학교 임상과목 교수진(1927~45)

학 과	직위	1927년	직 위	1928년 이후
내 과	교 수	成田夬介	주임교수	成田夬介(1928~38)
	교 수	鄭民澤(1926~27)	교 수	平岡辰二(1928~37), 風呂中不二夫(1938)
	조교수	吉村藏	조교수	任明宰(1928~30), 申龍均(1931~38)
1928년 제1, 제2내과가 통합되었다가 1939년도에 다시 분리됨			강 사	鄭民澤(1927~30), 申龍均(1928~30), 竹村榮(1932~35), 飯田康夫(1932~36), 阿南光義(1936~37), 北村勝己(1937~38), 金行正夫(1938~39)
제1내과	1939년 분과	1927년 제1내과 岩井誠四郎(1920~26)(京城帝大)	주임교수	成田夬介(1939~45)
			조교수	申龍均(1940~45)
제2내과	1939년 분과	1927년 제2내과 稲田進(1921~25)	주임교수	風呂中不二夫(1939~45)
			조교수	申龍均(1939)
			강 사	北村勝己(1939~45), 金行正夫(1939)
외 과	교 수	中村雨造(京城帝大)	주임교수	白麟濟(1928~39)
	교 수	藤本順(1922~28)	조교수	堀川澄和(1928~30), 灰田茂生(1932~39)
	교 수	鈴木元晴(京城帝大)	강 사	李炳勳(1929~30), 劉相奎(1932~36), 李在馥(1937~38), 張起呂(1937~38), 岡元太二(1937~30)
	강 사	白麟濟	조 수	劉相奎(1928~31), 趙震錫(1928~30)
	1940년 분과	제1외과	주임교수	白麟濟(1940~41)
			강 사	大野丈夫(1940~45)
		제2외과	주임교수	灰田茂生(1940~45)
			강 사	李在馥(1940~45)

학 과	직위	1927년	직 위	1928년 이후
소 아 과	교 수	土橋光太郎 (京城帝大)	주임교수	弘中進(1928~45)
	교 수	弘中進	강 사	德永勳(1928~34), 大久保實義(1939~40)
피부비뇨과	교 수	廣田康 (京城帝大)	주임교수	片岡八束(1928~45)
	교 수	片岡八束	강 사	吳元錫(1929~32), 洪震求(1929~30), 高橋弘(1931~32), 金星煥(1933~45)
이비인후과	교 수	小林靜雄 (京城帝大)	주임교수	須古秀雄(1928~45)
	교 수	須古秀雄	강 사	楢崎五郎(1928~30), 伊東祐淸(1928~34), 姜日永(1929~36), 志熊孝雄(1937~45)
			조 수	姜日永(1928~29), 董昌鉉(1929~31)
안 과	교 수	早野龍三 (京城帝大)	주임교수	佐竹秀一(1928~45)
	교 수	佐竹秀一	강 사	尹致魯(1929~29), 申聖雨(1932~40)
산과부인과	교 수	高楠榮 (京城帝大)	주임교수	橫山茂樹(1928~32), 新谷二郎(1933~45)
			조교수	中川幸三(1940~45)
	교 수	橫山茂樹 (京城帝大)	강 사	七島赤道(1928~38), 中川幸三(1928~39)
정 신 과	교 수	久保喜代二 (京城帝大)	주임 겸 경성제대 교 수	久保喜代二(1928, 34~45), 杉原滿次郎(1929~31), 光信幸(1932~33)
	조교수	原振緖	조교수	原振緖(1928)
치 과	교 수	柳樂達見	주임교수	生田信保(1928~30)
	조교수	生田信保 (1922~28)	조교수	廣瀨淸(1938~45)
			강 사	野澤鈞(1930~37), 松尾鐵之助(1931), 矢島好定(1932~33), 橫山韓一郎(1937)
X 선 과			주임교수	鈴木元晴(1939)
			강 사	岡田正彦(1940~45)

(이름 뒤에 京城帝大라고 표시한 것은 경성제국대학으로 이적한 것을 나타내는 것임)
출처: 기창덕, 「의학교육의 현대화 과정」, 107면

　여기에서 백인제의 유일한 한국인 동료 주임교수였던 유일준(1895
~1932)에 대해 알아보도록 하자.
　우리나라 사람으로 미생물학 연구의 선구자인 유일준은 1895년 2월
16일 경기도 안성군 읍내면 옥정리에서 출생하였다. 고향에서 소학교
를 마치고 상경하여 보성고등보통학교 3학년에 재학하던 유일준은
1914년 총독부의원 부속의학강습소 입학시험에 합격하여 의학도가 되

었다. 입학연도를 기준으로 보면 백인제보다 2년 선배인 셈이다. 1918
년 경성의학전문학교를 졸업한 유일준은 잠시 경상남도 진주 자혜병
원 안과에 근무하였으나 더 공부하기 위하여 그해 7월 일본으로 유학
을 하였다. 그리하여 쿄오또제국대학 의학부 병리학교실에서 연구를
하는 한편 내과에서 임상의사로서의 경험을 쌓았다. 당시 비교적 개방
적이고 진보적이라고 평가되던 쿄오또제국대학에서도 민족차별은 적
지 않았다. 거기에다 경제적인 문제도 겹쳐 유일준은 1년 가량의 일본
생활을 청산하고 귀국하였다. 유일준은 그때부터 동료와 후배들에게
"우리는 항상 참아야 하며 유태인을 배워야 한다"고 입버릇처럼 말하
였다고 한다. 망국의 설움을 잊지 않으면서 실력을 양성해야 한다는
뜻이었다.

귀국 후 총독부의원 소아과에 근무하던 유일준은 1921년 7월 다시
독일 프라이부르그 대학으로 유학을 떠난다. 당시 세계의학계를 주도
하던 독일 대학 가운데에서도 프라이부르그 대학을 택한 것은 혈청학
으로 세계적인 명성을 떨치던 미생물학 교수 우렌후트가 있었기 때문
이었다.

유일준은 우선 그곳에서 당시 우리나라에 크게 유행하던 장티푸스
와 이질에 대해 연구하였다. 특히 장티푸스균과 이질균의 변이성이 주
된 관심사였다. 그리고 유일준은 폐렴균과 결핵균에 대해서도 연구를
하였으며, 그 교실의 주요 연구과제인 혈청반응도 공부하였다.

우렌후트 교수는 새벽부터 밤늦게까지 배양기와 현미경과 시험관을
가지고 끊임없이 연구하는 유일준의 불타는 향학열과 역량에 감탄하
여 "당신이 독일인이었더라면" 하고 칭찬을 아끼지 않았다고 한다. 이
렇게 연구에 정진한 유일준은 2년 만인 1923년 7월 그곳에서 의학박사
학위를 받았고 그뒤 1년 동안 더 연구를 한 뒤 귀국하였다.

유일준은 모교인 경성의학전문학교 미생물학교실에서 일하고자 하
였으나 당시 교수가 되기 위해서는 일본 대학의 학위가 필요하였다. 그

래서 유일준은 귀국 한달 뒤인 1924년 10월 다시 일본으로 건너가 토오꾜오의 케이오오기쥬꾸(慶應義塾) 대학에서 1년 남짓 연구하여 1926년 1월 「티프스균의 바라치온 현상에 관한 연구」로 의학박사학위를 취득하였다.

필요한 자격을 모두 갖춘 유일준은 1926년 3월 경성의학전문학교 강사로 임명되었으며 같은 해 10월 1일에는 우리나라 사람으로는 처음으로 주임교수가 되었다. 백인제가 총독부의원에서 의원으로 근무하며 서서히 두각을 나타내던 때였다.

유일준은 이때부터 1932년 8월 12일 37세의 젊은 나이에 익사(溺死)라는 갑작스럽고 어이없는 사고로 아깝게 세상을 떠날 때까지 모교의 미생물학 교수로 후학을 지도하면서 많은 업적을 남겼다. 특히 납두(納豆, 담북창)에 대한 연구에 골몰하였으며, 혈청학 연구에 있어서는 저온시 혈구응집의 차이를 발견하였다. 또한 발진티프스의 연구에도 매진하여 그 병원체의 인공배양에 조직배양을 응용한 신배양법에 대해서도 업적을 남겼다. 유일준에 대한 평가와 기대가 대단하였음은 그의 죽음이 독일과 일본 학계에 전해졌을 때 그들이 보인 깊은 애도를 보아서도 짐작할 수 있다.

유일준은 이러한 자신의 연구활동 이외에도 기용숙이라는 또 한 사람의 탁월한 미생물학자를 배출함으로써 우리나라 미생물학 발전에 크게 기여하였다. 그리고 진인현과 이종대 등 한국인이 조수로서 유일준의 지도를 받으며 일했는데, 유일준의 미생물학교실은 백인제의 외과학교실과 더불어 당시 경성의학전문학교 내 한국인의 '소굴'이었다.

유일준과 백인제는 여러가지 점에서 공통적인 모습을 보였다. 식민지시대라는 엄혹한 상황에서도 그들은 불굴의 의지와 부단한 노력으로 일본인들조차 결코 무시할 수 없는 실력을 갖추어 마침내 경성의학전문학교의 유이(唯二)한 주임교수가 되었다. 의학자로서 그들의 업적은 "만일 한국인이 아니었더라면…" 하는 외국학자들의 평가와 아쉬움을 이끌어낼 만큼 대단한 것이었다. 한 사람은 기초의학자로서, 또 한 사람은 임상의사로서 분야가 달랐지만, 그들의 전공은 현대사회에서 가장 큰 각광과 기대를 받게 된 미생물학(세균학)과 외과학이었다. 그들은 존재 자체로도 한국인 의학도들뿐만이 아니라 일제지배에 시달리던 모든 한국인들의 위안이 되었다. 식민주의자·제국주의자들과 그들의 주구들에 의해 열등민족이라고 낙인찍히고 그러한 '엽전'의식이 어느덧 내면화되기까지 했던 한국인들에게 유일준과 백인제는 커다란 자부심의 근거였다.

학창 시절 선후배 관계로 시작된 둘의 사이는 이제 동료 교수의 그것으로 발전하였다. 두 사람은 비록 전공은 달랐지만 서로 좋은 라이벌 관계였다. 한 사람의 성취는 상대편의 분발을 더욱 촉진하였으며 그럼으로써 둘이 함께 누릴 수 있는 기쁨은 극대화되었다. 이렇게 큰 의지이면서 자극이던 선배이자 동료인 유일준이 세상을 먼저 떠났을 때 백인제에게 찾아온 슬픔과 허탈감은 어느 누구의 것보다 컸을 터이다.

당시 유일준의 뜻하지 않은 죽음을 당해 보인 백인제의 모습을 장기려는 다음과 같이 묘사하고 있다. 우리는 그 글에서 백인제의 인간적 풍모도 충분히 엿볼 수 있다.

유일준 교수가 돌아가셨을 때였다. 한국인 교수로는 우리 병원에 백인제 교수와 두 분밖에 없었다. 백,유 두 교수는 동료 겸 선의의 경쟁 상대로서 명성의 앞뒤를 다투었다. 두 분은 서로 격려하고 위로하며 일본인 교수들 틈바구니에서 외롭지 않게 일을 하셨다.

어느날 한강에서 수영하시다가 유교수께서 심장마비를 일으켰다. 그분이 그렇게 허망하게 세상을 뜨자 우리 수련의들은 심한 허무감에서 오랫동안 벗어나지 못했다. 도무지 삶이란 무엇인가 하는 회의에 빠지기도 하고 한 사람의 아쉬운 한국인 교수를 잃었다는 것이 그지없이 비통했다.

우리의 허무한 심정보다 백교수의 마음은 더했을 것이다. 농담도 잘하고 구수한 이야기도 잘하시던 분이 거의 한달간 말을 잊었다. 얼굴에는 우리가 어떻게 도와드릴 수 없는 우수가 끼여 있었다.

"장군, 오늘은 다방에나 나가볼까?"

좀 한가한 시간에 백선생은 나를 데리고 다방에 갔다. 나 같은 것도 인간이라고 선생께서는 위로로 삼으신 것이었다. 나는 다방이라는 데를 거의 가보지 않았기 때문에 그 분위기가 여간 어색한 것이 아니었다.

유성기에서 흘러나오는 노래란 것도 비애와 한탄이 범벅된 것이어서 아픈 마음을 더 스산하게 했다. 가끔 찬송가라도 들려온다면 훨씬 기분이 펴지련만. 대체 백교수님은 왜 이런 델 오시길 좋아하실까? 별로 정숙하게 생기지도 않은 여자가 와서 천박스러운 농담을 건네는 것이 제일 거슬렸다.

"자네 『고독한 산보자의 꿈』을 읽어봤는가?"

"예?"

"루소의 명상록을 읽었느냐 이거네."

"그런 거 잘 모르겠는데요."

도무지 대화가 통하지 않는다.

"자네는 종교서적과 의학서적만 주로 읽은 모양인데, 그럼 단테의 『신곡』은 읽었겠구만."

"읽으려다 시간이 없어서……"

"『파우스트』는?"

"그게 뭔데요?"

"이런 천하에 무식한……"

욕을 얻어먹어도 싸다. 선생은 이런저런 인생론을 이야기하며 동료 잃은 서글픔을 달래려 했으나 수제자란 것이 천하제일의 무식쟁이다. 나는 그저 죄스럽고 송구해서 몸둘 바를 모르겠다. 다방 분위기는 불편하고 교수님 앞에 앉았기가 바늘방석 같고 마침내 등골에서 진땀이 흘러내렸다. 수술할 때도 이렇게 식은땀이 흐르지 않았다.

결국 선생은 '제자와의 대화'를 포기하고 유성기의 노래에 귀를 기울이며 가끔 눈시울을 적시곤 했다. 그 노래들이 선생의 마음에 꼭 맞아드는지 혹은 위로가 되는지 몰라도 어쨌든 이 재미없는 제자보다는 한결 좋으신 것 같았다.

"자네가 하고 싶은 말 아무거나 해보게."

"워낙 말주변머리가 없어서요."

"그럼, 성경이야기나 해보게."

"예수님은 열두 제자를 거느리셨는데 그중 하나가 돈을 받고⋯⋯"

"그만두게. 그 이야기는 나도 알아."

대화란 것이 이런 식이니 천하에 나 같은 청맹과니는 없을 것이었다. 등골이 섬뜩 찬땀이 솟았다.

"자네는 목소리가 좋아. 노래도 잘한다는 소문이던데. 그 '황성옛터에 밤이 되니 월색만 고요해. 폐허에 서린 회포를 말하여 주노라⋯' 그 노래 한번 불러 보게나."

"아직 배우지 못했는데요."

"남들 부르는 것 듣지도 못했나?"

"곡은 대충 가닥이 잡히는데 가사를 외우지 못해서요."

선생은 이때 그냥 웃고 말았다.

세상에 저런 맹추는 다시없을 것이라 싶어 한심해 웃으신 것이었다.

"찬송가를 한 절 불러 볼까요?"

"점점 한다는 소리가⋯⋯"

"상당히 위로가 되실 텐데요."

선생은 마침내 폭소를 터뜨렸다. 나는 그 웃음의 의미를 그때 이해하지 못했다. 성서와 찬송은 나의 마음을 위로해주고 용기를 주는 유일한 보물이었는데 선생은 왜 그것을 모르실까? 나는 선생을 맹꽁이라고 생각했다. (여운학, 『장기려 박사 회고록·인생론』)

백인제는 유일준의 장례를 치르고 추모하는 일에 핵심적인 역할을 한 것은 말할 것도 없고 그의 유지를 계승 발전시키는 데도 앞장섰다. 유일준이 별세한 지 1년 뒤인 1933년 8월 12일 백인제 등이 주선한 추도강연회가 열렸는데, 당시 신문은 아래와 같이 보도하고 있다. 이때 백인제가 강연한 내용은 그 자신이 관심을 기울이던 분야이기도 하지만 또한 유일준이 독일 유학 시절부터 연구하던 과제였다.

>
> 유일준 박사 추도의학강연
>
> 한강에서 수영하다가 불의의 변으로 고인이 된 조선 세균학(細菌學)의 태두 유일준 박사의 돌아간 지 벌써 1주년을 맞게 된 오늘에 그를 추도하는 일주추도의학강연회(一週追悼醫學講演會)를 좌기[아래] 규정에 의하여 개최하게 되었는데, 입장은 무료이고 그를 추도하는 의학계 제씨의 많은 참회(參會)를 바라고 있다 한다.
>
> 일자 : 8월 12일 오후 8시
>
> 장소 : 중앙기독교청년회관
>
> 연제 및 연사
>
> 　　고대의술과 현대의학　　　　　　윤일선(尹日善) 박사
>
> 　　영양과 비타민　　　　　　　　　심호섭 박사
>
> 　　결핵증과 무식염(無食鹽)치료법　백린제 박사
>
> 　　자외선과 인체　　　　　　　　　이영준(李榮俊) 박사
>
> 주최 : 조선의사협회
>
> (『동아일보』, 1933년 8월 9일, 3면)

유일준은 해방된 조국에서 더욱 필요한 존재였다. 한번 떠난 이상 되돌아올 수 없는 그를 아쉬워하며 생전의 동료와 선후배 그리고 친지와 가족들은 14년 만에 다시 추도회를 가졌다. 조선미생물학회 주최로 1947년 8월 12일 서울대학교 의과대학 강당에서 열린 추도회의 후원은 백인제가 회장으로 재임하던 서울의사회가 맡았다. 이 추도회에서는 심호섭과 백인제가 추도사를 하였고, 군정청 보건후생부장인 이용

설(李容卨)이 조사를 하였다. 추도회가 얼마나 진지하였던지 고인이 그 자리에 함께 있는 것 같은 느낌이 들었다고 한다.

유일준은 백인제와 더불어 경성의학전문학교에 재학하고 근무하거나 또는 졸업한 한국인들의 사표였다. 그들은 학문적 지도자였을 뿐 아니라 후배들의 자상한 부모이자 형이었다. 이것과 관련된 유일준의 에피쏘드 한가지를 소개한다. 유일준은 교수가 된 뒤 독일 유학 시절에 금전적인 뒷받침을 해준 고향 어른을 찾아가 자신이 얻어 썼던 돈을 반환하려고 하였다. 그러나 그 동향인은 "공부에 대한 자네의 성의와 열에 감동하여 준 것이요, 또 자네가 훌륭하게 성공하였으니 나는 더이상 바랄 것이 없다"고 하면서 한사코 받지 않았다. 유일준은 감격하여 생각한 끝에 그 돈을 자신의 교실원 중에서 어려운 사람에게 주기로 하였다. 그리고 유일준은 이러한 말을 잊지 않았다. "자네가 성공하거든 이 돈을 또 공부하고자 하는 후배에게 주게. 이 돈은 내가 공부할 적에 어느 독지가로부터 받은 것인데 부디 그 뜻을 버리지 말게." 이러한 훈훈한 사랑과 끈끈한 연대가 있었기에 유일준과 백인제 그리고 그들의 후학들은 민족적·개인적으로 어려운 형편을 감당할 수 있었을 것이다. 유일준보다 오래 활동한 백인제에게는 이같은 미담이 훨씬 더 많다. 그러했기에 나중에 백인제가 납북된 뒤에도 그 제자들은 백인제와 백병원을 제 몸처럼 사랑하여 오늘의 인제학원을 이루는 데 밑거름 역할을 다하였을 것이다.

백인제의 후배에 대한 영향과 그 사랑하는 모습, 백인제와 후배들 사이의 관계, '백인제 외과교실'의 분위기 등을 경성의학전문학교의 제자들과 소속 학교는 경성제국대학 의학부로 달랐지만 백인제를 선배와 스승으로 따랐던 김성진(金晟鎭)의 입을 통해 들어보자.

오산중학과 경성의전의 후배이며 동향인 나는 특별히 백선생님께 도움을 많이 얻고 지도를 또한 받은 바 많으므로 선생님하고의 관계도 말씀드리고 넘어가야 할 것 같습니다. 내가 경의전을 1927년에 졸업하였으니 6년 후배가 되는데, 졸업 후 2개월 동안은 의무부수(醫務副手)로서 조선총독부의원에서 실습하다가 신의주 도립병원 외과에 취직되었는데 신설 병원으로 시설과 의료진이 모두 미약하여 마음에 들지 않아서 불만스러운 근무를 이럭저럭 6개월 동안 하였습니다. 그런데 우연히 상경할 기회가 있어 선생님을 찾아뵈옵고 외과 수련을 할 수 있는 더 좋은 처소(處所)를 상의하였더니 마침 경성의학전문학교 부속병원을 그때 소격동에 신축하여(조선총독부의원은 신설된 경성제대 의학부 부속병원이 됨) 외과 주임으로 계시는 백선생 교실에 조수 자리가 하나 더 마련될 수 있으니 와보라는 분부였습니다. 그러나 판임관(判任官) 6급 70원 받던 형편에서 외과 조수 40원 월급은 곤란하다고 난색을 표하였으나, 그래도 와서 공부하는 편이 좋을 것이라는 지시에 따라 상경하였습니다. 동기졸업생인 유상규 형과 함께 초대(初代) 외과학교실 조수라는 지금 생각하면 뜻있고 보람된 직책을 맡았다고 한편 흐뭇해하기도 합니다. 더욱이 백선생님께서는 저의 경제사정을 염려하시어, 중앙중학과 배화여중의 교의(校醫) 자리를 나에게 마련하여주시어서 월수입 110원을 얻도록 주선하였으니 지금 생각하여도 그 크신 은혜를 잊지 못하겠습니다. 그뒤 훨씬 지나 일본 나고야 대학 키리하라 교수에게 소개하여주시어서 그곳서 연구하여 학위까지 얻게 되었으니 백선생님께 힘입고 도움받은 바 크고 많음을 새삼스러이 느끼게 됩니다.

(조진석)

백박사의 명성은 내가 경성제대 학생 시절부터 자자하여 일본인 환자까지도 백박사의 집도로 수술받기를 간원(懇願)하였던 것이다.

내가 외과를 지원한 것도 백박사의 영향이었으며 3학년부터 기회있는 대로 선생의 수술을 견학하였는데 과연 치밀하고 신속한 수술 솜씨에 감탄하였다. 그 당시 한국인 외과의사로 조한성, 이병훈, 김명학(金明學), 유상규, 김하등(金河橙) 등 다사제제(多士濟濟)했으나 백박사가 혜성같이 빛났다.

　총독부의원 시절 재미나는 일화가 있다. 백박사는 우리나라에서 처음으로 수혈을 시작하셨는데 이것이 세상에 알려지자 『동아일보』 등 신문에서도 환자를 살리기 위해 성한 사람의 건강을 망치는 것은 인도적으로 용납될 수 없다고 떠들었다. 이때 백박사는 여자에겐 멘스가 있듯이 헌혈을 해도 별문제가 안 되며, 선진국에서는 많이 수혈을 하고 있다고 차분히 설명하시어 오해를 풀었고, 그뒤부터 수혈이 널리 보급되었다.

　총독부의원이 경성제대 의학부 부속병원이 되자 백박사는 경성의전 교수로 취임하고 소격동에 신축된 경성의전병원으로 자리를 옮긴 뒤부터는 접촉이 멀어졌으나 외과집담회, 학회, 야유회에서 만나볼 수 있었고 일본외과학회에 참석할 때 동행한 일도 있었는데 선생의 쾌활, 뇌락(磊落)한 언동에 매혹되었다. (김성진)

　우리들이 본받을 만한 좋은 점들이 참으로 많았습니다. 솔직하시고 진실하신 일, 학문에 대한 열의, 그리고 평시에 늘 강조하시는 '허심탄회'라는 말씀은 그분의 과학성과 통한다고도 보겠습니다. 허심탄회하여야 바른 진단을 내릴 수 있다고 주장하는 것이었습니다. 따라서 그때로서는 이른바 auffallend Symptom(특징적인 증상)을 가지고 진단을 붙이는데 오진하는 일이 거의 없었던 것입니다. 따라서 외래진료, 회진, 임상강의에 있어서 진단상 이 auffallend Symptom에 역점을 두시어, 어떤 질환의 진단에는 이런 이런 증상이나 소견을 꼭 잊지 말고 찾아내야 한다고 강조하시면서 감별진단상의 주요한 주의를 또한 주시는 것이었습니다. 한 실례로서 충수염절제 후 계속하여 발열하는 환자가 있어 그 원인을 찾지 못하여 당황하고 있을 때 선생님은 진찰 후 그 증례는 혈액감염에 의거할 것이라 지적하여주었기에 혈액표본에서 말라리아원충을 찾아내어 완치시킬 수 있었던 것입니다.

　위에서 소개한 바 있는 대로 선생께서는 허심탄회해야 된다는 말씀을 많이 하셨는데, 다른 의사가 어떤 진단을 내렸다 하더라도 그대로 믿지 말고 그것에 개의할 바 없이 자신의 지식과 경험으로서 냉철하게 자기의 책임하에서 진단을 내려야 한다고 주장하는 것이었습니다. 한 번은 어떤 이름난 내과의가 충수염이라 진단 붙여 환자를 보내왔는데, 진찰하시고 여러가지로 검토하고 난 후 장중첩증(腸重疊症)이라 진단하시고 개복하여 확증(確證)을 내린 일이 있는데 이처럼 진단에 있어 대단히 신중한 면이 있음을 엿볼 수 있습니다. 그 시절에 우리 백선생님의 진단은 참으로 정확하다는 평이 있었고, 수술도 대담하게 잘하시어 그 성적도 좋았으므로 외과를 배우려 하는 젊은 분들은 자연히 백선생님을 따르려고 할 것이 아니겠습니까. 백선생님의 진료상의 우수성과 아울러 성품이나 인격적으로 숭상하고 배울 만한 점들이 너무도 많으니 자연히 선생님 아래에 많이 모이게 된 것입니다. (장기려)

한번은 당시 우리나라에서 금광왕으로 이름난 부호 최○○씨가 병원에 찾아와서 백선생의 진찰을 받으려고 하는데, 기다리는 환자가 많아서 차례가 쉬 오지 않을 것을 알고 나더러 좀 먼저 진찰을 받게 하여 달라고 청한다. 그래서 이 뜻을 백교수에게 전하니 선생 대답이 "다른 환자도 다 같이 바쁜 환자일 테니 그러지 말고 차례를 기다리라고 해" 하신다. 참으로 선생은 금력이나 권력에 이끌리지 않고 오직 인권과 질서를 존중하는 정신이 엿보이는 듯하여 더욱 우러러 보였다. (조진석)

물론 백선생님께서 수술도 잘하시고 지도력도 강하시고 여러가지 우수한 점이 있으니까 많이 모이게 되었으리라 믿습니다. 따라서 그때 외과교실에는 일본인 졸업생들도 많이 지원하여 들어왔습니다마는 비율적으로 그 수효에 비하여 한국사람들이 더 많았다고 하겠습니다.
각 학년에 한국학생 수는 전체 80명의 4~5분의 1 정도가 되었는데, 한국학생의 대다수가 여러 운동경기 서클 중에서 축구부에 모여졌다고 말할 수 있겠습니다. 축구부 선수가 모두 한국사람이고 또 축구부장이 백선생님이고, 또 이 축구부가 한때 관공립대학 축구계에서 국내나 멀리 일본까지에서도 패권을 잡게 되어 이름난 일이 있습니다. 이런 여러가지 관련으로 한국학생들은 축구부를 중심삼아, 다시 말하여 백선생님을 모시고 자연적으로 뭉치게 되는 현상이 있게 되었던 것입니다.

그리고 한편 외과교실은 전통적으로 한국사람들이 많이 들어가 패권(?)을 잡다시피 되어 있었습니다. 그때로서는 졸업 때 자기가 어떤 전공과목을 선정하게 되는 경우란 드문 것이고(지금처럼 분과전공의 경향이 조성되어 있지 않았음), 많은 경우 그 과의 분위기가 좋으냐 나쁘냐에 따라 입과(入科)가 좌우되는 경우도 흔하였다고 생각됩니다. 서울의대 내과 교수로 정년퇴직한 김응진(金應振) 박사의 예를 들겠습니다마는 그분은 나와 동기로서 재학시 나와 같이 축구선수였는데 졸업 후 1년간은 나와 함께 외과에서 일하였습니다. 그는 외과의가 되지 않고 내과의사로서 당뇨병의 권위자로 성장하였던 것입니다. 그때 형편에서는 자기 자신이 꼭 외과의가 되어야 하겠다고 하여 외과교실에 들어간 것이 아니고 다른 친구들이 외과에 들어가니 나도 들어가겠다는 생각들이 작동하여 외과에 들어가서 한 1년 수련받아보니, 성격상이라든지 학문적 취미라든지 외과가 자기 성미에 맞지 않아 다른 과로 전공을 바꾸는 수가 적지 않았다고 생각됩니다.

선생님은 자기 제자를 사랑하시고 뒷바라지를 잘해주시는 데 정평이 있었습니다. 자신이 외과 과장으로 추천한 제자를 기량이 미흡하다 하여 채용하기를 꺼리는 일본인 도청 위생과장에게 "그가 수술을 잘못하여 문제가 생긴다든지 하면 나 백(白)이 배를 가르겠다(고노 하꾸가 하라오 기루요―― 일본말로 최대의 결심이나 보증을 뜻함)"고 호언하신 말씀은 유명한 것입니다. 그리고 그 제자에게는 몰래 "어려운 수술례가 있으면 경비전화로 도위생과를 통하여 나를 불러라. 내가 그곳까지 가서 수술을 도와주마" 하며 신뢰와 용기를 북돋아주었던 것입니다.

(주영재)

의국장 오오노 선배는 가끔 이런 이야기를 하며 감탄하였다. "과거, 현재, 미래를 통하여 우리 '오야지'만큼 자기 마음대로 할 수 있는 분은 없을 것이다." 외과교실은 선생님 명령 일하에 모든 것이 그대로 움직이며 취직도 선생님의 명령으로 결정되었다.

… 선배님들의 이야기에 의하면 하루는 사모님께서 우측 하복부 동통을 호소하여 내원하였는데 선생님께서는 충수염[맹장염]이라고 진단하시고 직접 집도하에 수술한 결과 충수염이 아니어서 "오늘은 단단히 속았구나" 하시면서 그후부터는 가족의 진료는 잘하시지 아니 하셨다고 한다. 내가 재래(再來)주임을 맡고 있었을 때의 일이다. 어느 일요일 아침 재래실에 나와 대기하고 있으니 사모님께서 손에 붕대를 감으시고 피 묻은 옷을 입으신 채 창백하신 얼굴로 선생님과 함께 오셨다. 사모님을 재래실에 두신 채 선생님은 교수실로 들어가시기에 사모님께 여쭈어보았더니 댁에서 기르던 사냥개에게 물리셨다고 한다. 으레 선생님께서 치료하실 줄 믿고 기다렸더니 한참만에 나오셔서는 "재래주임이 왜 응급환자를 가만히 보고만 있느냐"고 하시면서 화를 내시는 것이었다. 그때서야 선배님들이 하던 얘기가 정말임을 알게 되었다. 선생님께서 개업하신 그 다음해 여름 부원장 주영재 박사가 하기휴가로 1개월간 쉬고 부속병원에 재직중이던 내가 대신 근무하였다. 그때 사모님께서 과로한 나머지 몸이 불편하게 되자 선생님께서는 사모님과 나를 부르신 후 사모님을 보시고 "지금부터 민선생에게 치료를 잘 받으시오" 하셨다. 며칠 치료 후 선생님에게 "사모님의 혈액검사와 X선 사진을 찍으면 어떻겠습니까?" 물으니 "자네가 주치의인데 무엇 때문에 나에게 물어보는가" 하셨다.

… 선생님은 수술 때 잘못하게 되면 몹시 민망할 정도로 꾸짖으셨으나 수술만 끝나면 깨끗이 잊어버리셨다. K군은 선생님의 수술 조수만 들게 되면 옆에서 보기 안타까울 정도로 손을 벌벌 떨었다. 선생님도 보기에 민망하셔서, "이 사람아, 자네는 왜 그렇게 손이 떨리게 되는가?" 하시며 걱정을 해주셨으나, K군은 그 소리만 들으면 더욱 심하게 손을 떨어 교실에서 웃음거리가 되었다. 내가 한번은 Basedow씨 병 수술의 조수를 들면서 갑상선동맥을 결찰하다가 너무 힘을 주어 실이 끊어져 출혈이 심하게 된 일이 있었다. 선생님은 화가 머리끝까지 나셔서 주먹을 들어 나를 때리려고까지 하셨으나 소독 때문에 때리지는 못하시고, 고성으로 "소 힘을 내지 말란 말이야" 하시며 꾸짖으셨다. 그

후 그것이 외과교실의 유행어가 되어 수술 때 누구든지 실만 끊어뜨리면 "소 힘 내지 말라"고 하게 되었다.

… 선생님은 일주일에 한번씩 병실 총회진을 하셨고, 등교하시면 언제나 맨 먼저 입원 환자의 체온, 맥박 등의 측정표부터 보시고 이상이 있을 때는 병실주임을 불러서 경과를 물어보셨다. 어른 환자들은 총회진에 선생님께서 못 나오시면 울기까지 하면서 고대하고 있었지만 소아 환자들, 특히 그중에서도 골수염, 골결핵 등의 환아는 선생님의 회진을 몹시 싫어하였다. 그때는 총회진 시에 교수가 직접 붕대 교환을 하였는데 선생님은 골수염이나 결핵성 환자의 수술창(手術創) Tamponade를 깊고 딱딱하게 하여 아이들은 선생님만 보면 아프게 한다고 마구 울어버리는 것이었다.

… 어느 겨울날 아침 아주 늦게 가회동 뒷산을 넘어 바쁜 걸음을 재촉하다 보니 선생님께서 힘없이 터벅터벅 걸어가시는 것이 보였다. 상례대로 하면 선생님께서 병원에 들어가신 후 살짝 뒤따라 들어갔겠으나 선생님의 뒷모습을 보고는 도저히 그럴 수가 없어 "선생님!" 하고 불렀더니 걸음을 멈추고 뒤를 돌아보시며 그 자리에 힘없이 서버리는 것이었다. 다가선 우리들을 보시고 "며칠 전에 수술한 유암(乳癌) 환자가 어제 패혈증으로 사망하였다지. 어젯밤엔 그 생각에 통 잠이 와야지. 한숨 못 잤더니 오늘 아침에는 입맛도 써 아침밥도 제대로 먹질 못했구나" 하시는 것이었다. 당시에는 체액평형과 수혈의 지식이 부족하였고 항생제도 없어 수술 후의 패혈증 또는 감염 등으로 인한 사망률이 높았었다.

… 선생님께서 개업하신 후 현 백병원 댁에 갔더니 병원 낭하에서 선생님은 열심히 도망을 치시고, 사모님은 그뒤를 맹렬히 추격하고 있었다. 나를 보신 사모님은 큰소리로 선생님을 잡아 달라고 외치시기에, 달려오시는 선생님의 두 팔을 잡았으나 마구 뿌리치고 도망을 가버리는 것이었다. 웬 영문인가 사모님께 여쭈어보았더니, "온 집안 식구가 다 종두를 맞고, 더구나 젖먹이까지도 맞았는데 선생님은 아파서 못 맞겠다고 하시며 저렇게 도망질을 치시는 것입니다" 하시는 것이었다.

… 선생님께서는 제자들을 두루 사랑하셨다. 한국인 제자들은 물론 일본인 제자들도 다 선생님을 '오야지'라고 호칭하면서 마음으로 존경하며 받들었다. 선생님께서 아침에 나오셔서 화를 내시면 일본인 제자들은 "오야지가 오늘 아침 오후구로(엄마)와 싸웠어" 하면서 선생님의 꾸지람을 달게 받아들였다. (민영옥)

선생님의 인품, 성격, 행동, 모습들을 종합하건대 성실, 진지, 대범, 학구열, 깊은 통찰력, 책임감, 통솔력, 애국심, 제자사랑, 우정 따위로 정리할 수 있을 듯 싶습니다. 그중에서도 특히 제가 받은 깊은 인상으로는 학문에 대한 열의, 대범하여 큰 그릇다운 기품, 제자에 대한 신임과 애호 따위를 들 수 있을 것입니다.

저는 불행히도 선생님으로부터 직접 지도받지도 못하였고, 외과의도 되지 못하였습니다마는 졸업 후에 어느 과를 택하여야 하는 문제에 대하여 일시 당혹할 때가 있었습니다. 동료나 선배들 중에서 내과를 함이 좋겠다는 의견들도 있었습니다마는 그때 내과교실에는 존경할 만한 교수님이나 선배가 적어서 그때 임상에서 인기가 있으시고 인격 면에서도 존경할 만한 백선생님이 계시며 또한 제가 늘 따르던 장기려 박사님도 외과에 계시니, 과목보다는 인정에 따라서, 또 교실의 분위기도 좋아서 백선생님을 찾아 뵈옵고, 졸업 후 외과에 남게 하여 달라고 부탁 말씀드리고, 단 경제관계로 교실에 오래 남을 수는 없으니 좋은 취직자리도 마련하여주십사 하고 무리한 요청을 하였습니다.

입국하여 한달쯤 지나서 하루는 선생께서 방으로 나를 부르시고는 이번에 경성제대 미생물학 교수인 시이바(椎葉) 박사가 학교를 그만두고 시립순화병원(順化病院) 원장으로 가시게 되었는데(이질균 발견자로서 그때 총장이던 시가 박사의 제자로 그를 모시고 경성제대에 왔으나, 토오꾜오제대 출신이 아니었기에 경성제대 미생물 주임교수가 될 수 없었음), 그와 함께 공부할 젊은 일꾼을 학교를 통하여 추천하여 달라는 요청이 왔기에 교수회에서 논하여 자네를 보내기로 합의를 보았으니, 그곳으로 가면 당장에 월급도 받고 자네 원대로 공부할 기회도 생길 듯하니 가보라는 지시였습니다. 방을 나와서 장박사님을 찾아뵈옵고 상의하였더니 좋은 취직처이니 가보라고 선뜻 대답하시는 것이었습니다. 마침 그때 장박사님께서는 충수염과 천공성복막염의 세균학적 연구로 한창 미생물교실에서 세균을 다루고 계실 때였습니다. 그분은 세균에 대하여 관심이 많았을 뿐 아니라 또 그때는 각종 전염병이 많을 때이고 따라서 학계에서 미생물에 관심이 많고 연구도 많이 할 때였던 만큼 전염병 전문인 순화병원에 가면 연구할 자료가 많을 것이고, 시설도 좀 있을 것이고 또 지도할 분이 훌륭한 학자이니 좋은 조건이 아니겠는가 하는 의견이었을 것입니다.

이런 관계로 하여서 저는 처음에 외과에 들어갔으나 외과의가 되지 못하였고 내과의가 되어버린 이상한 숙명적 여정을 밟게 되었다고 하겠습니다. 그후 자연히 선생님과 접촉할 기회는 적었으나 저의 행방에 대하여 늘 관심을 가졌던 것으로 생각됩니다.

해방이 되어 경의전이 서울의과대학으로 개명 승격되어 개교가 되니, 진용 강화에 있어 외과에 장기려 형을, 내과에 저를, 북에서 불러다가 보완하려고 인편으로 서신을 통하여 호출이 있었는데, 장형은 여러 가지 사정으로 곧 상경하지 못하였으나 저는 그쪽서 하는 꼴들이 역겨워 곧 상경하여 학교 재건에 참여하였습니다. 1946년 10월 서울의과대학과 경성대학 의학부(구 경성제대 의학부)가 합쳐서 서울대학교 의과대학이 구성될 때 백선생님께서는 장형이 상경하실 것을 기대하여, 이듬해 봄까지 외과 교수직 자리를 맡아 가지고 지켰던 일이 있습니다. 그만큼 우리 백선생님께서는 장형에 대하여 기대가 컸고 촉망도 대단했으나 6·25사변을 계기로 선생님은 북으로 가시고, 장형은 남으로 내려와서 서로 만나지 못하는 비운을 겪었던 것입니다.

선생님께서 제자를 신임하시고 극진히 사랑하셨다는 사실, 특히 공부하려는 후배들을 도우려는 열의가 컸다는 사실을 하나만 더 소개하여볼까 합니다. 서울대학교 의과대학이 성립된 후 이곳에 참여한 경성의전계 junior staff들 중 면학파(?)들은 신성우, 기용숙 교수를 모시고 5,6명이 매주 일요일 오후에 모여서 학술토의하는 연구반회가 있었습니다. 그때 학교에서 주는 월급으로는 생활을 유지하기가 어렵고 또 하루가 다르게 인플레가 심하게 되어버리니, 기교수의 창안으로 백신 제조소를 만들어 생산되는 예방주사약을 팔아서 이 젊은이들의 생활보조비로 쓰기로 하고, 그 뜻을 백선생님께 말씀드려 창고가 붙은 적산가옥을 하나 마련키로 하고 그 자금을 선생님으로부터 얻어 구입한 일이 있었습니다. 그 집의 본채에는 그때 집 못 구한 저의 가족이 있기로 하여, 30년 이상 제가 정년 될 때까지 사용하였습니다.

이런 선생님의 배려가 없었던들 나의 이제까지의 교직생활에는 차질이 났었을 것이고, 나의 오늘은 그 모습이 많이 달라졌으리라 믿습니다. 이런 일련의 사연에서 볼 때, 나로 하여금 내과의로 만드신 분이 백선생님이시고, 나의 진로를 결정하여주시고 또 지금까지 키워주신 분이 우리 백선생님이시라고 감히 말씀드릴 수 있으며, 인제의과대학이 창립되어 제가 주요한 자리를 맡게 되어 오늘에 이른 것들이 다 선생님과의 만남에서, 그리고 제자를 극진히 아끼시는 그 성품에서 이루어졌다고 믿습니다. (전종휘)

전종휘는 또 다음과 같은 백인제의 모습을 전하고 있다.

백선생님에게 흥미있는 에피쏘드가 있음을 윤덕선(尹德善) 박사의 글에서 본 일이 있습니다. 일제 말기에 학내에서 조선어 사용 금지를 강요하면서 학생들의 항변에 대해 변명의 여지가 없으니까 학교 책임자는 우리 백선생님도 거기에 동의하여 조선어 사용 금지를 실시하는 것이라고 하였답니다. 그러한 사실에 대한 해명을 듣기 위하여 그때 2학년이던 윤덕선 학생이 백선생을 찾아가 따졌더니 묵묵부답이다가 윤덕선이 문을 나서려는 때에 불러서 "너는 용기는 있으나 슬기가 없구나. 사람은 말할 때나 행동할 때 적어도 언제나 두 수, 세 수 앞을 보고 해야 하는 거야. 내가 이 말을 하면, 또 이것을 행하면 무슨 결과가 오겠는가 하는 것을 알고 또는 짐작하고 말이나 행동을 해야 하는 것이다. 슬기 없는 용기는 만용이라고 하는 쓸모없는 것이지. …" 하시었다

합니다. 우리 모두들에게 주는 좌우명이라고 믿어지기에 소개하는 바입니다.

교수와 외과의사로서의 백인제의 성품과 인격 등은 위의 증언들로 충분히 드러났을 것이다. 이번에는 잠시 제자와 후배들의 눈에 비친 백인제의 기호와 취미 등 인간적이고 사사로운 측면에 대해 민영옥, 주영재와 김성진의 말을 듣도록 하자. 또 어느 신문기자의 눈에 비친 백인제와 가정의 모습도 살펴보기로 하자.

선생님은 몸도 남달리 튼튼하셨고 또 두주(斗酒)를 사양하지 않는 대주호이셨다. 해마다 봄가을 한번씩 의국원과 의국 출신들이 모여 야유회를 가졌었다. 그 당시에는 의국 출신들과 독지가들의 기부금으로 야유회 때는 언제나 주효(酒肴)와 음식은 충분히 장만해가지고 갔었다. 내가 3년차 되는 봄에는 서울 교외 경춘철도 연변인 퇴계원으로 야유회를 갔었다. 선생님은 단추가 다섯 달린 그 당시 최신 모드의 양복에 회색 중절모를 비스듬히 빗겨 쓰시고 나오셨다. 그해 의국장이던 오오노씨가 나를 보고 "자네는 오늘 술을 많이 먹지 말고 대기 태세로 있다가 우리가 오야지를 술로써 넉아웃시키거든 오야지를 업고 역까지 가도록 하게" 하였다. 퇴계원에 도착하자 이재복 강사님, 오오노씨 및 의국 출신 개업의들이 서로 다투어 가며 선생님께 술 공세를 취하였고 선생님은 조금도 사양하지 않으시며 받아 자시고는 곧 반배(返杯)하셨다. 오후 5시가 가까워졌으나 취기는 있으시면서도 이따금 호탕하게 웃으시며 얘기와 술을 계속하실 뿐 조금도 비틀거리지 않으셨다. 그 반면 몸이 약한 오오노씨만 오히려 술에 취해 그 자리에 넘어져 자고 있었다. 그리하여 나는 선생님 대신 의국장 오오노씨를 업고 역까지 가게 되었었다. (민영옥)

선생님은 취미로서는 주말의 사냥이 눈에 띄었고, 기호로서 술은 즐겨 마시는 편은 아니나 누구에게도 지지 않는 정도의 주량을 가졌다고 알려져 있으며, 담배도 즐겨 피우시기는 하시나 자기 방에서만 피우는 줄로 알고 있습니다. 음식은 무엇이나 잘 잡수신다고 알려져 있는데 특히 꿩고기 넣은 동치미국수와 녹두지짐이 따위를 특히 즐겨 하셨다 합니다.

선생님의 별명이 한두 가지 있는데 말씀드리기 죄송스러우나 여기서 소개함으로써 선생님의 면모의 일단을 되새겨볼까 합니다. 젊은 한국인 제자들 간에는 '백돼지'라는 별명이 널리 알려져 있는데 선생님의 성격이나 행동, 모습을 나타낸다고도 생각됩니다. 외모나 체격상으로 보아서 뚱뚱하시고(80㎏ 이상 되실 듯) 민첩치 못하신 것이 사실입니다. 교활하시거나 간사한 일은 하지 않습니다. 그야말로 성실하고 노력가의 면모를 보여주시는 것입니다. 돼지의 별명이 근사한 것 같기도 합니다. 일본인 제자들간에는 '우찌노 오야지'라는 좀 애교있는 별명이 통용되었는데 '우리의 우두머리, 보스 또는 우리 할아버지'라는 뜻에 해당됩니다. 신의(信義)의 분으로 존경하여 마지않는다는 뜻일 것입니다. (주영재)

백박사는 사냥을 좋아했으나 명사수는 아니었다. 거구장신이 산을 타기에 맞지 않은 까닭도 있었다. 한번은 용인지방으로 나와 5,6인이 작반(作伴)하여 꿩 사냥을 갔을 때 그날따라 한 마리의 수확이 없이 빈손으로 돌아오다가 선생은 홧김에 어느 동리 앞을 지나다가 닭 한 마리를 쏘았다. 총성을 듣고 쫓아온 닭 주인에게 "닭값 여기 있수다. 이것이면 닭 몇 마리 더 살 수 있을 거외다"라며 지폐 한 장을 내주는 것이었다. 엽우(獵友)들이 동정해서 선사한 꿩도 고사하면서, "남대문시장 가서 죽은 꿩 사가지고 가족을 속이는 L군보다는 닭이나마 내 손으로 잡은 것이 낫지 무얼 그래" 하면서 선생 독특한 호걸웃음을 터뜨렸는데 이런 면에도 선생의 불요불굴의 강직한 신념이 나타났다.

(김성진)

『동아일보』의 한 기자는 백인제를 인터뷰하고 다음과 같이 썼다.

의전 교수 백인제 박사!

울툭불툭하기로는 돌밭 같다는 선생을 찾기에는 송구스러웠다. 마치도 어린아이가 병원에 가기 싫어하는 때와 같은 감을 느끼었다. 선생의 인정 없이도 울툭불툭한 이 성질이 선생으로 하여금 명의를 만든 유일의 요소라 할 것이니 병자들이 아프다고 죽을상을 하고 함성을 지르나 선생은 들은 체도 하지 않고 쇠꼬챙이로 부엌 고래를 훑듯이 훑어버리는 데는 제일 선수로 병에는 백발백중이라 한다.

이같이 선생은 아프다는 사정을 보지 않는 의사, 연구에서보다 차라리 실제에서 선생의 능한 손을 발견할 수 있다 한다.

그러나 급기야 만나 보니 선생의 외모만은 예상과 달리 매우 반질반질하였으며 선생의 책상 위에 장난감 같은 조각이 서 있는 것이라든지 천녀(天女)들의 나체화 같은 것이 걸려 있는 것으로 보아서는 선생의 그 울툭불툭한 성질과는 반대되는, 아니 그 울툭한 성질 한 모퉁이에 간지럽고도 보드라운 정이 살아 있는 것이 마치도 험상궂은 남자의 손에 보석반지가 끼인 듯한 감을 일으킨다.

선생은 정주 오산중학교를 마친 후 경성의학전문학교를 다이쇼 10년에 졸업하고 연구를 계속하다가 재작년 여름에 박사의 학위를 얻고 [잇]달아 동교의 교수로 있게 되었다.

선생이야말로 앉은 박사이니 의전을 마치고 앉은자리에서 연구를 하여 박사의 학위 얻기는 선생이 처음일 것이다. 이같이 진출한 데는 어떠한 고심과 노력이 잠재하여 있음을 알 것이다.

그러나 연구를 위한 여행은 상당히 하였다. 대만에서 토인(土人), 봉천(奉天)에서 중국인의 혈액검사를 하였고 금년 봄에 구주(歐洲) 시찰까지 마치고 귀국하였다. '스위스'에 가서 골병(骨病)과 일광욕의 관계에 대한 시찰을 하였고 백림(伯林)의대 같은 곳에도 들러왔다. 선생은 세계에서 일광욕에 최적지라는 '스위스'가 조선보다 못하다는 것을 알고 멀리 세계에 조선을 소개하였다 한다.

구주를 휘돌아오게 될 때 영국 케임브리지 대학 학생들의 그 쾌활스러운 학생생활이 특히 눈에 띄었다 한다. 그곳서는 학교 스트라이크 같은 것을 알지 못한다고 한다. 왜 그런고 하면 학생 전체가 기숙사 생활로서 선생들과 동거하게 되어 선생의 지식뿐 아니라 전인격 그 생활까지 학생의 본이 되어 있다 한다. 차라리 학생들의 제일 친절한 동료동지가 되어 있는 까닭이라 한다.

구주의 문명! 그에 경탄의 눈을 뜨고 온 선생은 조선의 현실에 하품을 하지 않을 수 없는 듯이 보였다.

아마도 그 별천지에서는 별다른 꿈도 꾸었을 것이다. 그래서 돌아오는 길에 여러가지 귀한 물건들을 사가지고 만족하여 돌아오셨다는데 그실 돌아와 헤쳐보니 이 물건 저 물건 모두 영부인의 물건뿐이었다고 한다. 근친들이 와서 보았으면 입을 삐죽거렸겠지만 그야 어쩔 수 없는 일인 게 선생 자신이 쓸 물건도 잊어버리고 그랬는데야 어쩌리.

영부인의 이야기가 났으니 말이지 현재 배화여교(培花女校) 선생인데 선생으로서뿐만 아니라 가정에서는 손님이 열명이 와도 고기 한 근으로 돌려 맞추는데 배부르게 먹고도 남게 만드는 묘한 재간이 있다 한다.

선생은 이러한 재미있는 가정에서 떠나기는 그실 어려운 일일 것이다. 그러나 남의 속 모르는 친구들은 공연히 외출을 조금도 하지 않는다 해서 불평이라고.

선생은 울툭불툭한 명의라는 것은 다 알지마는 의사의 허울을 벗고 보면 이름나지 않은 숨은 소설가라는 칭(稱)까지 있다.

아마도 의사로 일생을 넘기기에는 어디인가 섭섭함이 있었음이나 아닌가 생각된다. (R기자, 「구두질 수술쟁이 백린제 박사」, 『동아일보』, 1930년 10월 23일, 4면)

백인제는 겉보기에는 '돌밭같이 울툭불툭하다'는 R기자의 표현대로 별로 자상스러워 보이지 않았던 것 같지만 제자들과 가족(이 책 뒤에 있는 딸 백향주의 글을 보라) 친지들이 한결같이 술회하듯이 따사롭고 인정 넘치는 마음을 가진 사람이었다. 그리고 백인제는 문학, 철학, 역사 등 전공을 뛰어넘는 다양한 분야의 책을 수없이 섭렵한 덕분인지 문필가

적 소양도 풍부했다고 한다. 부인 최경진에 의하면 백인제는 진료로,
수술로, 강의로, 연구로, 사회활동으로 분주하고 지친 몸을 이끌고 집
에 돌아와서는 또 밤늦게까지 독서를 했다고 한다.

일제시대에 의학전문학교들과 경성제국대학 의학부에서 활동하던
외과 교수진은 아래의 표에 보듯이 대부분 일본사람들이었다.

[표 8] 일제시대 각 의학전문학교와 경성제국대학 의학부의 외과 교수진

학 교 명	교 수 진	
	직 급	이 름 (재 직 연 도)
경성의학전문학교 (1928~45)	주임교수	白麟濟(1928~41), 灰田茂生(1940~45)
	조교수	堀川澄和(1928~30), 灰田茂生(1932~39)
	강 사	李炳勳(1929~30), 劉相奎(1932~36), 李在馥(1937~38, 40~45), 張起呂(1937~38), 岡元太二(1937~30), 大野丈夫(1940~45)
	조 수	劉相奎(1928~31) 趙震錫(1928~30)
경성제국대학 의학부 (1927~45)	주임교수	松井權平(1927~1945, 제1강좌) 小川蕃(1928~1939, 제2강좌) 本名文任(1940~45, 제2강좌)
	조교수	小川蕃(1927~1928) 安野權治(1938~40) 中野祐(1940~45)
세브란스연합의학전문학교 (1911~45)	교 수	AI Ludlow(1912~1938) 高明宇(1920~1938) 李容高(1926~1937) 高秉幹(1937~1945)
	조교수	朴瑞陽(1913~1918) 李容高 崔性章
	강 사	姜文集(1911~1924)
평양의학전문학교 (1933~45)	교 수	小林隆美, 八子幸治
	조교수	橋本繁
대구의학전문학교 (1933~45)	교 수	廣瀬信善(1933~45)
	조교수	徐昇海(1933~36) 櫻井誠(1935~36) 松尾角太郎(1936~42) 上高原勝美(1936~45) 松村威(1937~41)
	강 사	車南守(1933~35) 八田秋(1938~39) 永富勳(1939~40) 掘部龍雄(1940~41) 平野鳳策((1941~45) 野見山卯吉(1942~45)
경성여자의학전문학교 (1941~45)	교 수	鄭求忠(1941~45, 제1강좌) 崔相彩(1941~45, 제2강좌)
	조교수	金萬達(1941~45) 康弼模(1941~45)
	조 수	柳鳳植(1941~45) 富山祐吉, 徐洪錫, 朴勝權

(명단이 확인되는 학교에 대해서는 강사와 조수도 포함시켰음)

이 당시 그러한 형편에서도 의학전문학교에서 활약하던 한국인 외과의사들 가운데 대표적인 인물로는 경성의학전문학교의 백인제, 이병훈, 유상규, 조진석, 이재복, 장기려, 주영재, 김창식, 정준, 백수욱, 세브란스의학전문학교의 고명우(高明宇), 이용설, 고병간(高秉幹), 박서양(朴瑞陽), 최성장(崔性章), 강문집(姜文集), 경성여자의학전문학교의 정구충(鄭求忠), 최상채(崔相彩), 김만달(金萬達), 강필모(康弼模), 유봉식(柳鳳植), 서홍석(徐洪錫), 박승권(朴勝權), 대구의학전문학교의 서승해(徐昇海), 차남수(車南守) 등이 있었는데, 이들 대부분은 경성제국대학 의학부 등에서 활동하던 김성진 등과 더불어 해방 뒤 우리나라 외과학계의 지도자가 되어 외과 발전을 주도하였다. 여기의 면면들을 보아도 백인제가 우리나라 외과학 발전에 기여한 바를 익히 짐작할 수 있을 것이다.

의계 지도자와 계몽교육가로서의 백인제

백인제는 경성의학전문학교 재임 시절 상아탑에만 머무르는 교수가 아니었다. 그는 순전히 한국인 의사와 치과의사들로 구성된 조선의사협회의 창립과 활동에 주도적인 역할을 하였고, 여자의학교의 설립에도 깊숙이 관여하는 등 의계 지도자로서 두각을 나타내었다. 그뿐만 아니라 백인제는 대중을 상대로 한 의학강연회를 개최하여 대표적인 연사로 나서고 또 일반 신문에도 의학에 관련되는 글을 기고하는 등의 활동을 통해 당시 한국인들의 의식을 일깨우고 과학정신을 불러일으키는 등 계몽교육가로서의 면모도 뚜렷이 보였다.

근대사회에 들어 우리나라 사람들이 조직한 의사단체는 한국의사연구회(韓國醫事硏究會)가 효시였다. 1908년 11월 15일에 창립된 한국의

사연구회는 학술연구와 의사들의 친목도모를 위한 것이라기보다는 보
름 앞선 10월 30일 한성(漢城)에서 활동하던 일본인 의사들이 조직한
계림의학회(鷄林醫學會)에 대항하고 일제의 침략에 맞서 싸우기 위한
항일결사조직체로서의 성격이 강했다. 이 한국의사연구회의 회장에는
1899년 11월 일본의 토오꾜오지께이의원(東京慈惠醫院) 의학교를 졸업
하고 1900년부터 1904년까지 우리나라 학부 소속의 의학교에서 교관
(교수)을 하던 김익남이, 부회장으로는 역시 토오꾜오지께이의원 의학
교를 1902년에 졸업하고 1904년부터 1905년까지 의학교 교관이었던
안상호(安商浩)가 선임되었다. 그리고 총무는 1902년 의학교를 1회로
졸업하고 당시 의학교 교관으로 재임하던 유병필(劉秉珌)이 맡았다. 즉
한국의사연구회는 미국에 귀화한 서재필(徐載弼)을 제외하고는 우리나
라 사람으로 최초로 의사가 된 김익남을 중심으로 그 후배와 제자들이
조직한 단체였다. 한국의사연구회는 창립 직후인 1908년 12월부터 매
달 첫번째 일요일에 월례회를 열어 국내외 시국에 대해 의견을 나누고
의학정보를 교환하는 등 비교적 활발한 활동을 벌였지만 일제 강점 직
후인 1910년 10월 강제로 해산되는 비운을 맞았으며, 회장 김익남은
몇달 뒤인 1911년 1월 만주로 망명하였다.

한편 일본인 의사들은 앞서 발족하였던 계림의학회를 확대, 발전시
켜 1911년 4월 29일 총독부의원에 근무하는 의사들을 중심으로 조선
의학회를 조직하였다. 우리나라가 해방되던 1945년까지 존속하며 한
반도에서 가장 권위있는 의학단체 구실을 한 이 조선의학회는 창립 첫
해 말인 1911년 12월 29일 『조선의학회잡지(朝鮮醫學會雜誌)』를 창간하
는 등 활발한 학술활동을 벌였으며, 점차 한국인 의사들도 이 단체에
서 활동을 하게 되었다. 앞에서 보았듯이 백인제도 그의 연구업적으로
1926년 6월 조선의학회로부터 장학금과 상장을 수여받은 적이 있었다.
그리고 백인제는 1934년 6월 조선의학회의 평의원으로 선임되기도 하
였다.

나라가 일제에 강점된 이래 독자적인 의사단체조차 갖지 못하였던 한국인 의사들은 오랜 모색 끝에 1915년 12월 11일 서울에 거주하는 의사 43명이 모여 한성의사회(漢城醫師會)를 창립하였다. 이 한성의사회는 '한성'이라는 강점 이전의 명칭을 사용하고 있는 데서도 잘 나타나듯이 종전의 한국의사연구회와 마찬가지로 일제와 일본인 의사단체(경성의사회)에 대항하는 성격이 뚜렷하였다. 또한 이 한성의사회의 초대 회장으로 한국의사연구회 시절 부회장이었던 안상호가 선임됨으로써 한국의사연구회를 계승한다는 의미를 더욱 명백히하였다. 한성의사회는 비록 지역조직이었지만 1919년 콜레라가 유행했을 때 전국 각 지역에서 의료활동을 벌였고, 1927년 함경남도 영흥에서 발생한 '에메친 사건'을 규명했으며, 1932년 만주사변 직후에는 만주로 이재동포위문단을 보내는 등, 일제 말기인 1941년 11월 16일 강제로 해산될 때까지 전국적인 활동도 벌였다.

한성의사회가 전국적인 활동을 벌이기도 하였지만 지역조직이라는 한계가 있었으며 또한 개원의사가 중심이 된 단체라 학술활동을 활발히 펼치기 어려운 문제가 있었다. 이러한 문제의식에서 1929년 9월 무렵부터 경성제국대학 의학부의 이갑수(李甲洙), 세브란스연합의학전문학교의 윤일선, 그리고 경성의학전문학교의 백인제 등을 중심으로 한국인 의사들만의 전국적인 조직체에 대한 논의가 진행되었다.

그리하여 마침내 1930년 2월 21일 한국인 의사와 치과의사들에 의한 최초의 전국적 조직이라 할 조선의사협회(朝鮮醫師協會, The Korean Medical Association)가 당시 교직에 있던 의학자들이 중심이 되어 세브란스연합의학전문학교 강당에서 창립총회를 가짐으로써 출범하게 되었다.

이때 회장에 해당하는 간사장에는 당시 의료계의 원로인 박계양(朴啓陽)이 선임되었으며 백인제는 경리부 간사 일을 보게 되었다. 그밖의 창립 당시 임원들을 보면 서무부 간사에 유상규, 고영목(高永穆), 이선근(李先根) 등, 경리부 간사에 심호섭, 김성진 등, 사회부 간사에 윤일선, 이갑수, 유일준, 이용설 등으로 당시 지도적인 한국인 의사들이 총망라되었음을 알 수 있다.

조선의사협회는 같은 해 9월 20일 조선의사협회 제1회 학술대회를 가졌으며 11월에는 협회 기관지이자 학술지인 『조선의보(朝鮮醫報)』 (The Korean Medical Journal)를 창간하는 등 활발한 활동을 벌여나갔다. 그리고 이듬해인 1931년 9월 19일에는 조선의사협회 장학회를 설립하였고, 1933년 5월 11일에는 간사회에서 의과대학 및 의학전문학교 학생들을 준회원으로 가입시키기로 결정하였으며, 9월 10일의 총회에서는 대구, 평양, 광주, 함흥에 지회를 설립하기로 하였다.

그러나 일제 식민지시대에 한국인들만의 의사단체가 순조롭게 발전하기는 어려웠다. 1937년 9월 무렵부터 경성제국대학 의학부의 일본인 교수들이 조선의사협회의 해체를 종용하기 시작하였으며, 그러한 압력은 점점 거세어졌다. 마침내 1939년 7월 총독부는 석달 전 이용설이 미국 하와이에서 열린 태평양지역 외과학회에 한국대표로 참석한 것을 빌미로 조선의사협회를 강제로 해산시키는 만행적인 조치를 취하였다. 해산 당시 회원은 450명이었으며, 그동안 9차례의 총회와 4회의 종합학술대회('학술연설회')를 개최하였고, 『조선의보』는 1권 1호부터 7권 4호까지 통권 24호가 발간되었다. 해산 당시 간사장은 이갑수였으며 백인제는 사회부 간사로 활동하고 있었다.

일제시대 한국인 의사들의 조직적인 활동무대였으며 해방 뒤에 조선의학협회(朝鮮醫學協會), 대한의학협회(大韓醫學協會)로 이어지는 이 조선의사협회에서 백인제는 창립 논의과정부터 강제 해산될 때까지 10년 동안 항상 핵심적인 역할을 하였다.

1934년부터 1937년까지 4회에 걸쳐 열린 조선의사협회 학술연설회에서 아래와 같이 백인제는 특별강연을 한차례(제1회 대회) 하였으며,

그의 제자들은 백인제의 지도로 모두 8편의 논문을 발표하였다.

조선의사협회 제1회 학술연설회(1934년 9월)
· 특별강연 : 장루설치술(腸瘻設置術)의 적응과 그 치료법, 경성의학전
  문학교 교수 백인제
· 복벽 및 대강막(大綱膜)에 낭종병결절(囊腫並結節)을 형성한 폐 '찌
  쓰토마'병 1례, 경성의학전문학교 외과교실(백인제 교수) 이재복

조선의사협회 제2회 학술연설회(1935년 9월)
· 복벽피하 및 대강막에 기생한 폐흡충증례의 임상적 병리조직학적
  및 기생충학적 소견(續報), 경성의학전문학교 부속의원 외과학교실
  (주임 백교수) 이재복
· 급성충양돌기염 및 급성복막염의 세균학적 연구, 경성의전 외과 장
  기려

조선의사협회 제3회 학술연설회(1936년 9월)
· 장구균(腸球菌)의 연구, 경성의전 외과교실(주임 백교수) 장기려
· 용혈성 연쇄상구균성 후복막강봉과직염(後腹膜腔蜂窠織炎)에 인한 패
  혈증의 1례, 경성의전 외과교실(주임 백교수) 장기려
· 자외선의 혈구재생촉진기능에 미치는 영향에 대한 실험적 연구, 경성
  의학전문학교 부속의원 외과학교실(주임 백교수) 이재복

조선의사협회 제4회 학술연설회(1937년 9월)
· Wilch균독소에 관한 연구, 경성의학전문학교 외과교실(주임 백교
  수) 김희규
· 급성충양돌기염성 복막염의 세균학적 연구, 경성의학전문학교 외과
  학교실(주임 백인제 교수), 경성의학전문학교 세균학교실(주임 松
  岡憲固 교수) 장기려

그리고 백인제 외과교실에서는 다음과 같이 3편의 논문을 『조선의보』 제7권(1937)에 게재하였다.

「임상실험. 용혈성 연쇄상구균성 후복막강봉과직염(後腹膜腔蜂窠織炎)에 인한 패혈증의 1례」, 경성의학전문학교 외과학교실(주임 백교수) 장기려

「임상실험. 임질 병발증에 대한 발열요법」, 경성의학전문학교 외과학교실(주임 백교수) 박용규·김희규·정준·장기려

「임상실험. 수암(水癌) 2례」, 경성의학전문학교 외과학교실(주임 백교수), 김희규

조선의사협회는 1933년 5월 25일의 '결핵 제1회 좌담회'부터 1937년 11월 26일의 '유전 좌담회'까지 대개 격월로 20여회에 걸쳐 좌담회를 개최하였다. 좌담회에 참석한 사람은 15명 내외로, 한국인 의사 가운데 지도적인 인사들이었다. 좌담회의 주제는 당시 우리 사회에서 큰 문제로 부각되던 것들로서 전공자뿐만 아니라 분야가 다른 사람들도 활발히 의견을 개진하였다. 즉 한국인 의사 사회의 사랑방 구실을 하였던 것이다. 특히 초기에는 참석자들의 집을 돌아가며 좌담회를 개최함으로써 그러한 성격이 더욱 뚜렷하였다.

이 좌담회에서 백인제가 한 발언 가운데 『조선의보』에 정리 게재된 내용을 몇가지 소개한다. 여러가지 의학적 문제에 대한 백인제의 관심과 생각을 잘 알 수 있을 뿐만 아니라 토론에 임하는 진지한 자세와 모습, 그리고 백인제 특유의 표현법 등을 생생하게 읽을 수 있다.

　　결핵요법을 결핵균 박멸을 목적하는 직접 수단에 출(出)하려 함은 임상가인 나로서는 불가한 줄로 압니다. 어디까지든지 결핵병의 자연

치유기전을 연구하여 이 기전을 조성 속진(速進)케 하는 간접 수단을 강구함이 득책인 것을 확신합니다.

직접 균을 살균은 못합니다.

칼슘이든지 다른 금속이든지 또 혹 '투벨크린'까지도 요컨대 반드시 화학요법 또는 면역요법만이 아니고 일반적 자극요법의 효과가 많다고 생각합니다.

결핵병을 병리학적으로 또 임상경험으로 보아 그 성질을 이해하기 쉽게 말한다면 수목(樹木)에 구새 먹는 것과 같다고 나는 늘 생각하고 있습니다. 나무에 구새 먹는 것은 식물병리학에서는 무엇이라고 하는지 모르지만 사람의 결핵과 흡사하다고 나는 일상 혼자 생각하고 있습니다. 구새 먹는 나무가 오랜 동안엔 말라 죽어버리기도 하고 또 흔히는 비도 잘 맞고 토지도 좋으면 구새를 가지고도 잘 자라서 노목(老木)이 되는 것을 보고 나는 이렇게 생각을 하지요. 또 노목 치고 어지간한 곳도 구새가 아주 없는 놈이 드뭅니다.

순전한 '헤모테라피'에만 희망을 붙이고 열중한다 하는 것은, 나는 임상가로서 찬성치 않습니다. 결핵이 장래에라도 매독의 '살바르산' 같이 순화학적으로 한꺼번에 낫도록 살균해버리는 수단은 발견 아니 되리라고 나는 보고 있습니다.

'투벨크린' 치료가 양호하나 동경제대 이와다 내과교실에서 연구중이니까 아직 알 수 없습니다.

결핵 발생되는 것이 2,3년이면 치료도 2,3년을 요할 것이며, 면역요법적으로 해석됩니다.

대증요법의 발달이 필요합니다.

골(骨)결핵은 폐 내부 임파선으로 전이됩니다. (1933년 5월 25일, '결핵' 제1회 좌담회에서)

임질 전염은 남자로요, 여자로요?

임질 보존의 양부(良否)는 남녀 성 중 어느편이요?

임독성(淋毒性) 자궁내막염 환자와 관계하여도 감염되나요?

우리 외과에도 임독성 직장염이 옵니다.

성적 행위 이외에 임균 감염은 무엇이요?

… 목욕시 감염 안 되는 것은 탕의 온도에 관(關)하는가요?

요도 임질은 성적 행위에 의하여 감염되는 것을 원칙으로 알겠습니다. (1933년 7월 6일, '임질' 제1회 좌담회에서)

과(果)는 장(腸)에 나쁩니다. 특히 소아에 나쁩니다.

과는 씻는 게 좋습니다.

조선인은 적리에 저항이 강한지 사망률은 적습니다.

시골 사람이 더 저항력이 있는 것 같습니다.

적리의 사인으로 장 천공은 적습니다.

적리독(毒)의 열은 '티푸스'보다는 더하지 않고 뇌 증후는 더합니다.

'티푸스'는 그냥 두어도 낫습니다. 적리는 '링겔'로 낫습니다.

소아는 일반으로 장이 나쁩니다. 소아의 임파선은 예민합니다.

소아는 장 질환이 무섭습니다.

적리에 변(便) 회수 다(多)하면 나쁩니다.

열만 없으면 Tanablin 씁니다. (1934년 7월 28일, '적리 赤痢' 좌담회에서)

조선에서 치질이라면 치질(痔疾), 치루(痔瘻), 열창(裂創), 탈항(脫肛), Condylom, 기타 피부병까지 말하는 듯하오.

조선인에게는 치질이 많습니다.

고추 관계가 많소. 항문에 고추가 가서 다시 자극됩니다.

의학상으로 소질이 있습니다. 보통인은 울혈이 있어도 관계없으나 특히 소질이 있는 사람은 반드시 고통이 심하여 수술을 희망합니다.

임신 관계로 여자가 (치질이) 많소.

조선사람은 비교적 치질에 대한 상식이 많습니다. 속담에 자주 치질로 출혈을 하여야 장수한다고 합니다.

치(痔) 출혈은 위험합니다. 생명을 뺏기는 수도 있습니다.

월경 때에는 출혈이 더 많습니다. 하복동맥 계통에 울혈이 되니까 더 많습니다.

수술 않는다는 것은 수술하기 싫어서 하는 것이고, 고통과 위험이 많다고 해도 대개는 결국 수술을 하여야 합니다. Hemo 치료는 수술에 한하고 그대로 두어도 상관없는 사람은 차라리 방치하는 것이 낫습니다.

항문이 중요한 기관인데 폭식 조식(粗食)을 하면 항문이 과로하여 고장이 생기기 쉽습니다.

주사약은 대개 다 소작약(燒灼藥)이요, 위험천만이니까 절대로 불가하오. 우리 임상의가 주의할 것은 수술시와 수술 후의 동통을 없게 하는 것이 좋고, 즉 일반이 수술에 대한 이해가 있게 하는 방법입니다.

전보다 정맥마취제용 Euipan Natrium 같은 좋은 약이 생기었으니까 치질수술도 용이히 별로 고통을 주지 아니 하고 할 수 있습니다.

(1934년 11월 7일, '치질' 좌담회에서)

'토라코마' 환자가 우리 학생시대에는 많은 줄로 알았는데 현금에는 석시(昔時)에 비하여 여하합니까?

'토라코마'는 전염력이 강한 것인지요?

조선인 중류 이상에는 소수입니까?

고추장과 관계는 무(無)한가? 실험적 통계는 못하였으나 그다지 관계는 없을 줄 압니다.

도리어 눈을 자주 씻지 않는 것이 환자수를 적게 함이 아닌가요?

요리옥(屋)에서 내놓는 수건에서도 전염될 것 같소.

연즉(然則) 결핵증과 흡사한가요?

계란(일본인은 많이 먹는다)과 혹은 기타 음식물과의 관계는 유(有)치 아니한가요?

지나인(支那人)에 '도라홈'이 많은 이유는?

'도라홈'이 제일 많은 나라는?

실명되는 퍼센티지는 얼마나 되는가요?

'토라코마' 발생과 안형(眼形)과 무슨 관계가 유(有)치 아니한가요?

'도라홈'에도 자연치유가 유(有)한가요?

식염을 결막에 산포(散布)하는 법이 유(有)하지요. (1935년 11월 28일, '토라코마' 좌담회에서)

복막유착이 없더라도 Punktion으로 인한 농즙(膿汁) 복강 내 누설로 인한 위험은 예상외로 없는 줄 압니다. 또 유착 있고 없는 것을 외부에서 알 수는 대단히 곤란할 뿐만 아니라 실로 어떤 경우에는 불가능한 줄 압니다. '아메바'성 간농양의 농즙은 대개가 무균적인 까닭인가 합니다.

이용설 선생의 천자(穿刺)요법에 대하여는 일찍부터 흥미를 가지고 대단히 좋은 성적을 가지신 것을 알고 경탄하고 있었습니다. 그러나 나는 간농양에 대하여 절대로 천자요법만으로 완전한 치료를 기대한다는 의견엔 이론상 반대의견을 가지고 있습니다. 그 이유는 이선생도 말씀하셨지만 부위의 확진이 절대 필요한데 사실상 이선생같이 숙련한 전문가에게는 모르되 일반적으로, 이 점이 대단히 곤란한 것이므로 언제나 가능하다고 못할 점과, 위험이 없다고 하나 농양은 더구나 잠재성 농양을 피외(皮外)에서 긴 침두(針頭)로 탐색하게 되는 경우의 불합리 비안전을 생각지 않을 수 없는 점과, 반면에 수술요법이 위험치 않다는 점 등으로 적어도 천자요법 제일주의보다도 한 손에 '메스'를 준비한 다음에 천자요법이 합리적이고 더 선미(善美)한 효과를 나타내리라고 생각합니다.

수술이라고 별다른 모험이라고 생각지 말고 일종의 비교적 간단한 배농법으로 알면 구태여 좀 무리가 반(伴)하는 천자요법만을 고집하는 것은 비합리적인 줄 압니다. 수술 전후의 '에메친' 요법의 병행은 역시 신묘한 치료성적을 나타내는 것입니다. (1936년 5월 28일, '간장농양 肝臟膿瘍' 좌담회에서)

민중에게 결핵에 대한 과학적 상식을 보급하는데, 일본에 재(在)하여 당국에서도 의사회에 물어 가지고 하는데, 결국은 민중이 결핵이라는 병이 무엇이라는 것을 철저히 알 만한 시기에는 비교적 완전한 예방이 실시될 것 같습니다.

　문자보급 방법으로 선전 및 강연 등, 의사협회에서도 일(一)사업으로 문자적 선전을 경영함도 좋을 듯합니다. (1936년 6월 25일, '결핵예방' 좌담회에서)

　일반으로 환자는 진통제를 쓰지 않으면 만족한 낯을 하지 않는 것이 걱정입니다. 이 점은 우리 의사가 특히 주의하여 환자를 잘 지도하여야 될 것입니다. 의사가 마약을 많이 사용하는 것은 결코 명예가 아니니까.

　일반으로 마중(痲中)환자는 다 의지가 박약한 고로 치료키 곤란할 것입니다. (1936년 7월 23일, '유 類마약중독' 좌담회에서)

　1928년 무렵 우리나라에는 경성의학전문학교, 세브란스연합의학전문학교, 경성제국대학 의학부, 그리고 평양과 대구의 의학강습소 등 의학교육기관들이 있었지만 여성들에게는 거의 문호가 개방되어 있지 않았다. 따라서 우리나라 여성들이 의학을 공부하고 의사가 되기 위해서는 일본 등에 유학을 하여야만 하였다. 이러한 사정에서 길정희(吉貞姬), 허영숙(이광수의 부인) 등 한국인 여의사들과 미국인 여성선교의사 홀(Rosetta S. Hall)은 여성들을 위한 의학교육기관 설립에 앞장서게 되었다. 그리하여 1928년 5월 19일, 이들을 중심으로 여자의학전문학교 창립발기회가 열렸으며 그 자리에서 창립기성회가 조직되었는데, 이 창립기성회의 이사로 백인제, 허영숙, 김순복(金順福), 정자영(鄭子英), 김탁원(金鐸遠) 등 남녀 10명이 선임되었다. 이러한 사실에서 우리는 여성들의 전문교육에 대한 백인제의 선구자적인 관심과 이해를 알 수 있으며, 또한 이미 그가 한국인 사회에서 유지가 되었음도 파악할 수 있다. 이러한 인연으로 백인제는 정구충이 외과 교수로 부임하기 전인 1940년부터 1941년까지, 이때 생긴 경성여자의학강습소의 후신인 경성여자의학전문학교에서 외과 교육을 맡았다.

백인제는 경성의학전문학교의 외과 주임교수가 된 1928년부터 대중을 대상으로 '통속의학' 강연회를 주도적으로 개최하였고, 자신도 직접 연사로 나서 우리나라 사람들의 계몽활동에 앞장섰다. (지금은 '통속'이라는 말이 대체로 흥미 본위라는, 별로 좋지 않은 뜻으로 쓰이지만 당시에는 대중 또는 일반 국민이라는 뜻을 가진 긍정적인 말이었다.) 또한 특기할 것은 이러한 강연회에 학생들을 연사로 참여시킴으로써 학생들을 훈련시켰으며, 또 그들에게 그러한 강연회의 의미를 뚜렷이 각인시키는 일이었다. 그러한 모습을 당시 신문은 다음과 같이 보도하고 있다.

> 유린회(有隣會) 주최 의학강연회. 의학을 통속적으로 강연. 21일 청년회관에서
> 경성의학전문학교 부속의원이 소격동(昭格洞)으로 신축 이전된 후 신축확장 기념을 하기 위하여 경성의학전문학교 유린회 주최와 본사 학예부 후원으로 오는 이십일일 오후 일곱시부터 종로 중앙기독교청년회관 안에서 의학대강연회를 열기로 되었는데 연제와 연사는 아래와 같이 사계의 권위자와 그 학교 재학중의 준재들인데 이와같이 의학을 통속적으로 강연하기는 매우 유의의한 모임이오 또한 드문 일이므로 성황을 이룰 것이라 한다.
> ─ 연사와 연제
> · 질병과 치료　　　　　정민택
> · 미생물계　　　　　　유일준
> · 관혈적 수술　　　　　백인제
> · 소위 문명병　　　　　학생 김상린(金相麟)
> · 의학상식　　　　　　학생 강(姜)○○
> 　　　　　　　(『동아일보』, 1928년 11월 17일, 2면)

의전 강연부 주최 통속의학 강연회. 11일 밤 종로 기독청년회관. 본사 학예부 후원
경성의학전문학교 강연부(講演部)에서는 본사 학예부 후원으로 연례의 제3회 통속의학 강연회(通俗醫學講演會)를 오는 10일(목요) 밤 7시에

종로 [중앙]기독교청년회관에서 개최하기로 되었는데 청강은 무료요 다만 장내청리료로 5전씩을 받기로 되었으며 연제와 연사는 다음과 같다 한다.

　　폐결핵의 수술적 요법　　　　의학박사 백인제
　　국소병과 전신병　　　　　　의학박사 신성우
　　불면증　　　　　　　　　　의학박사 김철수(金哲洙)
　　건강과 질병　　　　　　　　학생 강의원(姜義遠)
　　음주에 대한 의학적 관찰　　학생 윤주원(尹周源)
　　　　　　　　　　　　(『동아일보』, 1932년 11월 5일, 5면)

우생(優生)대강연

조선우생협회(朝鮮優生協會)에서는 조선중앙기독교청년회의 후원으로 26일 오후 8시부터 시내 종로 기독교청년회 대강당에서 제1회 우생 대강연회를 개최하기로 하였다.

연제와 연사는 다음과 같다 한다.

　　생물학상으로 본 우생학　　이명용(李明鏞)
　　혈형과 유전　　　　　　　백인제
　　우생과 가정　　　　　　　신흥우(申興雨)
　　세계적 우생운동　　　　　이갑수(李甲秀)
　　　　　　　　　　　　(『동아일보』, 1933년 9월 26일)

무병인(無病人)도 경청할 금야의 의학강연. 경성의학전문학교 강연부 주최. 7시 종로 기청회관

경성의학전문학교 강연부 주최와 본사 학예부 후원의 제5회 통속의학 강연회는 금 16일(화) 하오 7시부터 시내 종로 중앙기독청년회관에서 열리기로 되었다. 이번 강연회는 다음에 해설한 바와 같이 그 내용이 다 누구에든지 적절한 필요가 있는 문제들이므로 대성황이 예기되는바 청강은 무료며 장내정리의 필요로 5전씩만을 받기로 하였다 한다.

백인제 박사의 "의안(醫眼)으로 본 뱃속"

4시(四時)를 통하여 그 얼마나 뱃병으로 고통을 받는 사람이 많은가? 소화 흡수 배설, 그 여러가지 작용의 대부분을 맡아가지고 쉴사이 없이 활동하는 뱃속의 장기야말로 생명을 지지하고 삶을 꾀하는 요긴한 그릇이다.

이제 일그러진 뱃속의 고장으로 하여 생명을 위급히할 때 몇번이나 그 기사회생의 인술로 병마를 박멸한 후 사마같이 달리던 죽음의 길에서 무수한 생명을 구하여 사계에 명성이 자자한 백인제 박사의 날카로운 관찰과 친절한 설명으로 뱃속의 신비는 여지없이 드러날 것이다.

뱃속의 신비를 알자. 위급하게 되기 전에 뱃속 병마에 대한 대책을 강구하여 투병의 진리를 깨닫자! 이것은 뜻을 건강에 두는 이의 다같이 가져야 할 생각이라고 하겠다.

뱃속의 해부 생리 병리로 시작하여 질병의 종류 기타 여러가지 알아두어야 할 지식을 꼭 이 기회에 파악하자.

유상규씨의 "사회학상으로 본 의학"

질병의 발생이 사회적 환경과 밀접한 관계에 있는 것은 누구나 다 잘 아는 사실이다. 질병의 발생률이 사회의 문화 상태를 따라 제가끔 특색이 있는 것과 같이 질병 그 자체의 본질을 검토할 때에도 반드시 사회학적 견지에 서서 재인식할 필요가 있는 것이다.

더구나 피폐한 조선사회에 있어서는 더욱이 그 필요를 절실히 느낀다.

뜻을 이러한 방면에 두고 사색과 체험을 거듭하여 오는 유상규씨의 강연은 사회적으로 보아 반드시 세워져야 할 의학의 본질을 정확히 알려줄 것이다.

사회학상으로 생각하여야 할 의학에 대한 지식을 이론과 실제에 있어서 충분히 이해하는 것은 근대인의 큰 의무의 하나라 할 것이다.

이경현(李競鉉)군의 "성병 이야기"

문화의 발전을 따라 끝없이 늘어가는 소위 화류병은 어떠한 것인가?

청춘을 향락하려는 젊은이들의 뒤에는 성병의 검은 장막이 쫓고 있으며 다대수의 젊은이들이 그 OO 밑에서 탄식과 곤궁에 빠져 헤매이고 있다. 또다시 소위 제4성병(第四性病)의 출현은 의학계의 경이가 되어 있고 지방을 따라 상당한 발병률을 보이고 있으니 이러한 새로 발견한 성병은 어떠한 것일까? 이러한 여러가지 성병에 대하여 우리는 어떻게 이것을 예방하고 이것을 치료할까? 이군의 면밀한 논지는 그것을 명확히 알려주기에 넉넉할 것이다.

이성숙(李聖塾)군의 "인체기형의 의학적 관찰"
선천적으로 병신이 된 사람들은 그 얼마나 불행한 사람들이랴? 현대의 의학은 그들을 불운과 저주의 함정에서 구원할 힘이 없을까?
또 이러한 불운에 우는 소위 병신의 수는 얼마나 되며 그들의 종류는 몇가지나 되는가? 사회적으로 보아서 이러한 병신에 대한 우리의 생각은 어떻게 가져야 될 것인가?
우리가 알아두어야 할 병신에 대한 상식과 과학적 통계와 의학상 설명은 이군의 설명을 통하여 밝게 깨달아질 것이다.
(『동아일보』, 1934년 10월 16일, 3면)

경의전 강연부 주최 통속의학 강연. 24일 밤 종로기독청년회관. 본사 학예부 후원
경성의학전문학교 강연부에서는 해마다 통속의학 강연회를 개최하여 위생사상의 보급에 기여한 바 많았는데 연례에 의하여 금년에는 그 제6회를 다음과 같이 본사 학예부 후원하에 개최하게 되었다. 연사는 경의전 교수로서 사계의 권위로 정평이 있는 백인제 박사와 강일영 박사를 비롯하여 학생 중의 독학자로서 금년과 같이 전염병이 창궐을 극한 때를 당하여 더욱 일반의 기대를 이끌고 있다. 더욱이 흥미진진한 음악도 있으리라 하며 연제와 연사는 다음과 같다.
개체의 치안   의박 백인제씨
비성(鼻性) 저능   의박 강일영씨
저주될 불임증   정준(鄭浚)군

유아영양   이동기(李東沂)군

(『동아일보』, 1935년 10월 19일, 3면)

백인제의 대중강연은 그 주제가 당시 우리 사회에 꼭 필요한 것들이었을 뿐만 아니라 내용도 거기에 걸맞은 것이었다. 그 가운데에서도 특히 1928년의 강연은 외과의사로서의 백인제의 태도와 생각 그리고 경륜을 잘 드러내주는 것이었다. 그러하였기에 『동아일보』가 아래와 같이 세 차례에 걸쳐 지면을 할애하여 발표문 전문을 게재하였을 것이다.

관혈적(觀血的) 수술 (1)

생명은 절대적입니다. 그 귀하고 존함이 만인동여(萬人同如)합니다. 그러므로 생명을 부절히 위협하는 병마야말로 인생의 최대 공포요 불행이요 대적임은 물론입니다. 그런데 이 인생의 최대 공포요 최대 불행인 공통의 대적 병마를 방어 퇴치하는 수단을 강구하는 학문이 의학이요 이 의학을 습득한 자가 의사외다. 이로 보아 의학이 철두철미 과학의 범위를 벗어나지 못할 것이요 의사가 가장 충실한 과학자의 태도를 버릴 수 없음을 알 것이외다. 대개 그 사명이 절대에 가깝게 엄숙하고 중대한지라 감히 도연(徒然)한 조홀(粗忽)과 요행(僥倖)을 용인할 수 없는 것이외다. 그러므로 우리는 과학에 근거를 두지 아니 한 모든 의치적(醫治的) 행동과 신념을 배척해야 할 것이요 이 황당무계에 가까운 비과학적 의가(醫家)와 이러한 의치(醫治)를 맹신하는 이들을 많이 가진 우리 조선사람들은 반성해야 하겠습니다. 금석(今夕)에 여(余)가 감히 평범한 연제를 착게(着揭)하여 눌변을 불고하고 연단에 입(立)함이 결코 제씨(諸氏)의 미망을 계명(啓明)한다는 건방진 생각에서 나옴이 아닙니다.

수술이라고 하면 우리나라 사람들은 흔히 이러한 생각을 가집니다. 무서운 것, 아픈 것, 위태한 것, 무리한 듯한 것, 싫은 것, 최후적인 것,

의심스러운 것, 판단적인 것 등 좌우간 좋지 못한 감정을 포(抱)하여 가기가피(可忌可避)할 위협으로 생각함이 보통인 듯합니다. 이 수술에 대한 이해가 박약함이 무엇보다도 아직 과학에 대한 이해가 없는 것이요 따라서 과학문명에 몰교섭(沒交涉)한 것이요 따라서 그만큼 문명치 못한 것임을 잘 표명하는 것입니다. 실상이 꼭 그렇습니다. 여러분도 그렇다고 긍정하실 것입니다. 수술이란 과연 이와같이 무리 가기(可忌)할 위협성을 가진 것일까요? 아니 전부가 아니라 하더라도 일부분 혹은 간혹이라도 이런 무리 불합리한 것을 포함 수율(隨律)하는 불안정한 것일까요? 그런 것이 아니외다. 수술은 현대문명이 가진 응용과학 중의 가장 중요한 지위를 점유한 하나인 의학 중에도 그 중요 목적인 치료학의 대반의 사명을 다하고 있는 가장 직접적이요 첩경적이요 적극적인 치료수단입니다. 그러므로 그 모든 조작이 극히 합리적임은 물론입니다. 어찌 가공가기(可恐可忌)할 위협일 리가 있습니까? 중언부언을 용설(冗說)함보다도 대강이나마 수술의 내용을 설명해드리는 것이 도리어 여러분의 이해를 얻기가 용이할 것이므로 이제 이 수술에 대단히 필요하고 그 근거가 되는 두어 가지에 대하여 말씀드리고자 합니다.

(『동아일보』, 1928년 11월 30일, 3면)

관혈적 수술 (2)

제일에 수술을 하려면 환자 편으로나 의사 편으로나 아픈 것을 없애야 되겠습니다. 환부를 절개하고 끄집어내고 댕기고 만지고 하는데 생살을 쩬다 하면 이야말로 참담 전율할 위협일 것이외다. 옛날 종기(腫氣) 터뜨리던 법에서 다름이 없겠습니다. 환자가 놀래 달아날 것이니 수술의 발달은 가망도 없을 것이요 완전한 수술은 불가기(不可期)외다. 그뿐만 아니라 의사 편으로 보면 아픈 것을 억지로 혹은 경통(輕痛)이라 하여 강인(强忍)케 하고 수술을 한다 하여도 환자가 동(動)하고 근육이 무의식적으로 수축하는 등 수술적 조작을 방해하는 고로 완전한 수술을 할 수가 없습니다. 그러므로 수술을 시행함에는 환자를 완전 무통(無痛)상태에 인도함이 거의 절대로 필요합니다. 이것이 곧 마취에 의한 무통법(無痛法)입니다.

그러면 마취법의 현상은 어떠하냐?

1. 전신마취(전신 몽혼)라 함은 마취약을 흡입시켜 환자를 일종(一種) 수면상태에 빠지게 하여 동통(疼痛)을 불각(不覺)케 함은 물론 전혀 무의식상태에 이르게 하는 법이니 이제 약효작용을 살펴보건대 먼저 마취약은 혈액을 개(介)하여 대뇌세포와 결합하여 의식을 탈실(脫失)케 하고 다음 척수신경계통에 침습하여 지각운동 및 반사기능까지 빼앗고 나중에는 연수를 침습하여 생명에 직접 중대 관계가 있는 호흡중추 순환중추를 마통(麻痛)케 하여 위험에 이르게 된다. 다시 이 마취현상의 출현을 임상적으로 관찰할진대 처음 흡입을 시(始)한 때는 의식기요 다음 흥분기를 지나 마취기에 이른다. 마취약을 소량으로 계속 흡입하면 이 마취기를 얼마든지 연장할 수 있으나 다량의 흡입을 시(試)하면 필경 과(過)마취기에 들어가 위험을 초(招)함을 본다. 이 과(過)마취기는 곧 마취약이 연수중추를 침습한 때에 상당하다. 그러므로 마취약의 이상적 조건으로 첫째 마취력이 강(强) 차(且, 그리고) 확실할 것, 둘째 대뇌 척수를 침습함이 용이하되 연수를 침습하는 성질이 없어야 할 것, 즉 위험율이 최소할 것, 셋째 마취약을 중지하면 곧 각성하되 후에 아무 장애도 남김이 없어야 할 것 등이겠습니다. 이 목적에 제일 적합한 마취약으로 현하 널리 응용되는 것이 '크로르포름'과 '에텔'입니다. 근래 또 '크롤에틸'이란 약이 대단히 성용(盛用)되어갑니다. 이 세 가지 약이 다 장단이 있고 특성이 있나니 예(例)하면 '크로르포름'은 마취력이 강하고 확실하므로 고통과 불쾌가 없이 마취에 걸리나 간혹 심장이 약한 이는 심장중추를 강습하기 쉬운 때문에 위험을 초(招)할 가능성이 있습니다. '에텔'은 마취력이 약하여 심장을 침하여 위험을 초(招)할 염려는 없으나 흥분기가 장(長)하고 호흡기 점막을 자극함이 심하여 환자의 불쾌 고통이 크고 또 필후(畢後) 폐렴 등을 속발(續發)할 염려가 있습니다. 호흡기에 병이 있는 자에게는 불긴(不緊)합니다. 또 '크롤에틸'은 유쾌하게 또 속(速)하게 즉좌(卽坐)에 환자를 몽침(夢寢)세계에 입(入)케 하고 또 흡입을 중지하면 즉좌에 완이(莞爾)히 각성하여 경경(輕

輕)히 활보 귀가하는 극히 가애(可愛)할 호성질을 구유(具有)한 약이라 근일 우리도 항용(恒用)하게 되었습니다. 그러나 이것도 좀 과(過)히 부주의를 하면 간혹 심장을 침래(侵來)하는 경향이 있기 때문에 언제나 이것만으로 일관할 수는 없는 것입니다. 이와같이 장단특점이 있는 세 가지 마취약을 선위찬택(善爲撰擇)하여 적재적소적으로 응용함이 대단히 필요함은 물론입니다. 또 절단보장적(切短補長的)으로 이 세 가지를 섞어 쓰는 것 또는 서로 교대해 쓰는 법, 즉 혼합마취법, 교대마취법을 적용함으로써 거의 완전에 근(近)한 목적을 달할 수가 있는 것입니다.

대개 마취사(痲醉死)란 말이 정말이며 있다면 얼마나 되는 것인가? 이것은 환자 제씨(諸氏)에게는 대단히 흥미있는 문제요 알고 싶은 사항이겠습니다. (『동아일보』, 1928년 12월 1일, 3면)

관혈적 수술 (3)

이제 1910년 '에로타이센'이라는 이가 발표한 통계를 보건대 소위 마취사가 '클로르포름'이 2264인에 1인, '에텔'이 16000인에 1인, '클로르에틸'이 17000인에 1인입니다. 이것만으로 보면 마취로 인하여 죽는 이가 정말 있구나! 그렇지만 아주 드문 일이다! 하고 여러분은 일종(一種) 이상한 감상을 가지겠습니다. 그러나 이 마취사의 통계는 우리 의사에게는 아무 흥미와 가치가 없는 것이외다. 꼭 마취약 그 물건 때문이라고 단정한 사례(死例)는 없는 까닭입니다. 그렇지 않습니까? 조금 생각하시면 알 도리가 있겠습니다.

2. 국소마취(살 몽혼)란 의식은 물론 운동반사 등 모든 신경작용을 그냥 두고 오직 일정한 국부의 지각만을 탈실(脫失)케 하는 법이니 곧 마취약을 직접 어떤 신경섬유에 주사하여 그 신경구역의 지각신경만을 마비케 하는 법이니 대단히 보배로운 것입니다. 현대수술학의 자랑거리의 하나입니다. 이 법의 발달로 인하여 전신마취의 불편과 만일의 위험을 거의 일소하게 된 것입니다.

가. 요추마취법은 척추관강(脊椎管腔)에 주사침으로써 마취약('트로파코카인')을 주입하여 직접 척수신경을 마비케 하는 법이니 요부(腰部)

이하의 제 수술에 적용되는 호법(好法)입니다. 위험이 없고 간편하고 유쾌한 것이 장점이요 시간이 혹 단급(短急)한 폐(弊, 원문에는 '廢'라 되어 있으나 오기라고 여겨진다)가 있음과 요부 이하밖에 아니 되는 점과 간혹 수일간 두통이 나는 수가 있고 또 소변이 난통(難通)하여지는 수가 있는 점이 결점입니다. 그러나 두통과 소변의 두 점은 근일 제약의 발달로 인하여 거의 근절되었습니다.

나. 전달마취법은 어떤 부분에 도달하는 신경을 그 원근(源根)에서 직접 신경간(幹)에 국소마취약('노보카인')을 주사하여 그 신경간의 배하(配下) 구역에 무통상태를 출현케 하는 법이니 그 장점은 간편하고 전염의 위험이 없고 고통이 없는 것이요 그 결점은 다른 신경간으로부터 신경지(枝)가 동시에 들어온 구역에는 일부 동통이 남아 있기 쉬운 것과 또 이런 신경 배치상태가 어디든지 있지는 못한 것이므로 언제나 어디서나 적용할 수 없는 점이외다. 그러나 하기(下記)하는 침윤마취법(浸潤痲醉法)에 겸용(兼用)하면 신묘한 때가 많습니다.

3. 침윤마취법(정말살 몽혼)은 어디든지 수술을 시하려 하는 국부에 직접 주위심부(周圍深部)에 마취약을 주사하여 사방으로부터 오는 신경섬유를 포위차단하는 법이니 일상 제일 많이 적용되는 것입니다. 그 장점은 어디나 적용할 수 있고 위험이 없는 것이외다. 결점은 혹 일부 경통이 남는 수가 있는 것과 국부에 진증(眞症)이 심한 때에는 불호(不好)한 결과를 병에 미치는 수가 있는 것이겠습니다.

이밖에 전신마취 및 국부마취에 다 적용하여 편리하고 신묘한 약이 있으니 근일 장족의 발달을 수(遂)한 소위 진통진정약이 이것이외다. '판트폰' '스코폴아민' 같은 것이 대표적이겠습니다. 수술 전에 주사를 하면 여러가지 불안과 공포를 몽침간(夢寢間)에 잊어버리게 합니다. 그리고 이전에 쓰던 약같이 간혹 불쾌한 위험이 있거나 부작용이 있는 것이 아니니 극히 묘한 보약(寶藥)이라 하겠습니다. 더욱이 신경질인 남자, 여자의 수술에 썩 유리합니다. 또 수술 후 국부의 미통(微痛)을 대단히 고통으로 아는 부녀들에게는 주사하여 안락을 줄 수가 있습니다.

이상에 누술(累述)한 바에 의하면 수술은 무통상태에서 행하는 것임을 여러분은 확신하여줄 것입니다. 이 여러가지 마취법이 금일에는 거의 완전에 가깝게 발달되었으니 여간 기술이 부족하고 경험이 적은 의사라도 능히 마취를 용이히 시행할 수 있다고 확신합니다.

다음에 둘째로 수술에 필요한 것이 소독입니다. 소독은 그실 마취보다도 한층 더 수술 시행에 없지 못할 것이니 금일의 진보된 외과가 있음이 전혀 이 소독법의 발달에 기인하였다 하여도 과언이 아니겠습니다. 만일 소독이 없이 마취로 위 무통상태가 되었다고 함부로 수술을 시행한다고 하면 실로 가공할 아희(兒戲)에 불과할 것입니다. 소독법은 물론 세균학의 발흥에 근거하여 창의발달한 것이니 금일에는 거의 이상의 역(域)까지에 완성된 것입니다. 전문적 세부를 여(余)가 용용누술(冗冗累述)함이 몰취미할까 하여 그 내력과 원리만 간술(簡述)코자 합니다. 처음에 세균학이 없었을 때에는 창상(創傷)의 화농(化膿), 부패가 어찌하여 일어나는 것인지를 모르고 일종의 신비로 여겼습니다. 태서 백철인(泰西白哲人)들의 형안도 모르면 가소(可笑)하였습니다. 이 화농의 원인을 일종의 악기(惡氣)가 대기로부터 침입하는 것이라고 상상한 이가 있었다 합니다. 그러나 피(彼) 등의 꾸준한 탐구와 솔직한 관찰력은 필경 이 수수께끼를 풀고야 말았습니다. '파스토르'가 세균학설을 창도하자 얼마 아니하여 1867년 '리스터'씨가 비로소 소위 소독법을 제창하니, 즉 살균작용이 있는 석탄산액을 창구(創口)에 사용함으로써 그 화농을 방지한다는 것이 이것이외다. 이 곧 소독법의 효시요 세균을 화농의 원인으로 흘겨본 점에 선견의 위대함이 있었던 것입니다. 그후 착착 진보하는 세균학의 발달과 제약화학의 진보는 필경 금일의 완전한 소독법, 즉 무균수술법을 현출(現出)하게 된 것이외다. 이제 목하 수술에 관용되는 소독법의 원리를 약술(略述)하면 수술에 소호(少毫)라도 관여접촉하는 또는 접촉할 가능성이 있다고 인정하는 일체의 재료, 기계, 수지(手指), 국소를 완전 차(且, 그리고) 절대하게 무균적으로 만드는 데 있나니 곧 가열멸균 및 약액멸균법의 시행이외다. 제1, 환부, 의사의 수지(手指)의 소독화학적 약품으로써 할 수밖에 없으니 이 소독약에는 종종(種種)의 약품과 방법이 유(有)하나 비교적 간단 차(且) 확실하여 실용에 적한 자(者)는 '요드팅크'[沃度丁幾]의 도포법(塗布法)이 최량이요 의사의 수(手)는 일일이 옥도정기를 사용하면 수(手)가 상할 것이므로 소독수로 잘 세척하는 법을 용(用)합니다. 여하간 완전히 무균상태에 달하게 합니다. 제2, 기기 재료 기타 모든 기구의 소독에는 혹은 자비소독(煮沸消毒) 혹 증기소독에 의하여 간단히 완전히 무균상태에 달하게 합니다.

여차히 하여 수술에 조금이라도 관여하는 때는 완전무균상태가 되는 고로 수술은 여하히 대(大)하고 장시간에 미치더라도 화농 부패 등 고장이 없으니 그 결과의 위험과 불안이 일소되는 것입니다.

이에 비로소 무통 무균의 하(下)에 의사의 수(手)는 안심하고 무리와 위험이 없이 병마의 복마전에 도달함을 득(得)하고 의사의 시선이 용이히 병수(病髓)의 소재를 응찰(凝察)할 수 있게 된 것이 이 곧 수술이 아닙니까? 그러므로 재언합니다. 수술은 합리적 과학적 수단으로 가장 솔직하게 가장 직접적으로 병수(病髓)의 제거 교정을 계(計)하는 치료법의 중요한 하나이라고 할 수 있겠습니다. (『동아일보』, 1928년 12월 2일, 3면)

백인제가 계몽적인 대중강연에 관심을 가졌던 것은 적어도 총독부의원에 근무하던 1924년 무렵까지 거슬러 올라간다. 그해 동아일보는 우리나라 각 지방 주민들에게 순회진료와 위생에 관한 계몽강연을 목적으로 '하계순회진료강연반'을 구성하였는데(『동아일보』, 1924년 7월 10일, 2면 사고 社告), 그 가운데 백인제는 북조선대(北朝鮮隊)의 외과부 주임으로 선임되어 철원(7월 12일), 신고산(14일), 원산(16일), 영흥(18일), 정평(20일), 함흥(22일) 등에서 진료와 더불어 강연을 할 예정이었다. 참고로 이때 남조선대 외과부 주임으로는 당시 경성의학전문학교 해부학 교수이자 총독부의원 외과 의원(醫員)을 겸직하던 박창훈(朴昌薰), 북조선대 내과부 주임으로는 총독부의원 내과의 박승목(朴勝木)이 선임되었다. 그러나 이 순회진료강연은 일제의 방해로 애석하게도 무산되고 말았다. 이때의 사정을 『동아일보 사사』는 다음과 같이 기록하고 있다.

이 제1회 하계순회진료강연을 하게 된 것은 당시 관·사립 병원의 수는 결코 적지 않으면서도 우리의 생명을 구호하기에는 많은 미흡함이 있었기 때문이었다. 본보 1924년 7월 10일자 사설 「하계순회진료 착수한 본의」에서 "금전이 있는 인사는 차(此)를 이용할 수 있으나 금전이 없는 다대수의 민중은 무관계한 것이 되고 말았다"고 그 실정을 지적, 통계상으로는 상당한 병인(病人)을 시료한 것으로 되어 있지만, 실제로 시료환자로 병을 완치한 자가 얼마나 될까는 의문이었다. "소위 시료과라는 것을 설하고, 만병의 각과 환자를 1인의 담당자가 이에 당하니" 실제로는 그 증세를 치(治)하는 것인지 의심하리만큼 '무성의한 것'에 지나지 않았다. 그러므로 본보는 짧은 시일에 많지 않은 장소에서나마 순회진료를 하고자 함은 병으로 고통을 받고 있는 사람을 모두 진료할 수 있겠다는 생각에서가 아니라, '다못 우리의 성의를 피로함'에 그 뜻을 두고 '금전이 없으므로 귀중한 생명을 헛되이 잃어버리는 일'을 다만 한 사람이라도 구제할 수가 있다면 그것으로 만족한다고 하였다.

그러므로 무성의한 의료정책에 항거하는 뜻에서 일종의 시위적인 행사였다고 할 수가 있다.

이런 본보의 저의를 의식한 경무국에서는 동닿지 않는 어설픈 이유를 들어 이를 중지시키기에 이르렀다. 경무국 이시카와(石川) 위생과장은 그 중지 이유로 "첫째, 우리는 그 취지에 찬성할 수 없는 것이, 우리 총독부로서는 이미 위생적 시설을 충분히 하여 두었다 생각하노니, 각 도의 자혜의원이 있고, 각 군에 공의를 둔 이상 특히 순회진료까지 할 필요를 인정치 아니 할 뿐 아니라, 만일 필요가 있다면 우리가 자진하여 시행할 것이지 어느 신문사의 계획에 추종하여 갈 것은 아니므로 신문사에서 기어이 하고 싶거든 어떤 개업의사든지 임의로 고빙하여 가지고 마음대로 하는 것은 모르겠지마는 총독부의원 의사를 데리고 간다 함은 우리로서 허락할 수 없다" 하는 데 있었다. 이것을 요약하면 총독부의 의료시설이 충분하다는 것과 관립병원의 의사를 참가시키는 것이 부당하다는 것이 된다. 그러나 본보는 이미 총독부의 의료정책의 모순을 지적한 바 있고, 또 관립병원이나 경성의전의 의사를 초청하였다고 하나, 그들이 집무중에 있었던 것이 아니라 휴가중에 있었으므로 이의 참가가 부당할 까닭이 없었다.

이 중지에 대하여 경성의전 사노(佐野) 교장대리는 "원래 학생들이 여러번 간청하기로 학교에서도 좋은 일이라 그 뜻대로 찬성하여 허락을 하였더니 지금에 경무국 간섭으로 중지가 될 줄은 알지 못하였다"고 중지를 애석히 생각했고, 眞能 교수도 "우리는 더 말하기를 원치 아니 하나 다만 책임 관념으로 양심의 고통을 이기지 못할 뿐"이라고 하였던 것이다.

이렇듯 일인 의학도들까지 유감으로 생각한 것은 의술이란 생명을 다루는 인도적인 것이기 때문에, 병인을 한 사람이라도 더 고치겠다는 일에 관료가 정치적으로 간섭하는 일이 부당한 처사였기 때문이었다.

본보는 1924년 7월 14일자 사설 「순회진료강연 중지」 제하에서 "병자를 무료로 진료하고 공중의 위생을 강연하는 것까지 경무국의 간섭을 받음은 예상치도 못한 일"이라고 경악감을 나타내고, 간섭하는 이유가 "동아일보 주최인 것이 곧 이유이며, 조선인 계획인 것이 곧 이유"라고 저들의 저의를 꼬집었다. (『동아일보 사사(社史)』 권1, 304~305면)

백인제는 강연 이외에 직접 신문에 기고를 하여 의학과 질병에 대한 대중들의 생각을 깨우치려 하였다. 당시는 일반인들을 위한 대중적인 의학 서적이 거의 없었고 또다른 전달매체도 별로 없어 백인제는 신문을 주로 활용하였던 것으로 생각된다. 특히 당시 우리나라에서 가장 큰 문제이던 결핵에 관해 장문의 글을 『동아일보』에 기고하였는데, 『동아일보』는 이례적으로 아래와 같이 1931년 연초에 4회에 걸쳐 그 글을 연재하였다.

1. 결핵증의 묘한 특징

무엇무엇하여도 결핵증(結核症)처럼 많은 병도 없고 결핵증처럼 만성인 것도 없겠습니다. 그러므로 보건이라든가 건강증진 문제를 논함에는 반드시 결핵증에 관한 고찰을 빼놓을 수 없겠습니다. 그리고 결핵증처럼 낫기 어려운 것도 없고 결핵증처럼 낫기 쉬운 병도 드물겠습니다. 결핵증이 낫기 쉬운 병이라면 놀라실 이가 많겠습니다.

낡은 말로 부족증(不足症)이라 하고 새 말로 소위 폐병, 우리 의학의 말로 폐결핵이라 하는 병이 어떻게 무서운, 고치기 어려운 병인 줄을 누구라서 모르겠습니까? 거짓말이야 물론 궤변을 농하여도 크게 삼가야만 할 의사 백린제로서 이런 말을 하니까 아마 정신에 이상이나 아니 생겼나 하고 의심하실 이가 있겠습니다.

그러나 보십시오. 인류의 시체의 90%가 해부한 통계로 보아 결핵증에 걸렸던 흔적을 가지고 있다는 사실이 무엇을 말하는 것입니까? 첫째로 결핵증이 얼마나 많이 인류사회에 퍼져 있는 것과 둘째로 결핵증이 비록 인체를 침범하였더라도 얼마나 용이하게——부지불식간에 의식적 또는 합법적 치료를 베풀지도 아니 하였는데——낫는가를 웅변으로 말하고 있는 것이외다.

그러나 결핵증처럼 고치기 어려운 병도 드물겠습니다. 낫기 쉬운 병을 고치기 어렵다 하니까 또 한번 더 이상히 들리겠습니다. 옛날이나 지금이나 폐병 환자가 별별 고귀한 영약과 장구한 의치(醫治)를 하여도 난치(難治)하여 나중에는 죽어버리는 것이 많은 것을 다 아실 터이오니 그 얼마나 고치기 어려운 병입니까? 그렇습니다. 결핵증은 낫기 쉬운 병이로되 고치기 어려운 병이외다. 이 두 가지 사실이야말로 현대 의학이 많은 애를 써서 밝혀놓은 가장 크고 귀한 업적의 하나요 결핵증 치료의 근본 방침을 확립하는 데 가장 중요한 토대가 됩니다.

낫기는 쉬워도 고치기는 어렵다. 낫는 것은 자동이오 고친다는 것은 타동입니다. 결핵증은 제가 스스로 낫기는 꽤 용이하나 의사가 고치기는 퍽 곤란하다는 뜻이 됩니다. 다른 여러가지 병도 그러한 성질이 많습니다만 결핵증처럼 자연 치료의 경향이 많은 것이 없고 결핵증처럼 심술궂게 의약에 무관심한 것이 없습니다.

자연치유(自然治癒)란 어떠한 것인가? 대개 몸 안에 병이 생기면 몸 가운데 있던 힘과 몸에서 새로 생기는 힘이 있어서 병을 치유케 하는 현상을 가르침이외다. 무릇 치병 방침에 세 가지가 있다고 하겠습니다. 하나는 적극적으로 용약(用藥) 수술 기타의 수단으로 병을 구축, 제거하는 것이요, 둘째는 소극적으로 병의 발생, 증진에 적호한 기회를 짓지 말고 병세 감퇴에 장해될 만한 모든 조건을 제거하여서 스스로 낫게 하는, 즉 자연 치유를 기다리는 것이요, 셋째는 1보를 더 나아가 이 자연치료의 묘능(妙能)을 적극적으로 도울 만한 수단을 쓰는 것이외다. 둘째와 셋째는 내용에 있어서 상통한 것, 즉 요컨대 자연치유의 양능(良能)을 발휘하게 하는 데 지나지 못하는, 의사로서는 소극적 치병법에 속한 것이지만 그 발달사(發達史)에 있어서 획기적 또는 일대 방향전환의 결과로 보아 이것을 특히 갈라 말할 필요가 있다고 생각합니다.

소독법이 새로 나고 면역학(免疫學)이 발달되고 화학요법(化學療法)이 발견되고 외과수술이 놀랍게 진보되던 19세기 말쯤에는 세계의 의학자가 만병을 모두 제일 적극적 방침으로 일거에 구제해보려고 꿈꾸었습니다. 매독(黴毒[梅毒])에 606호, '말라리아'에 '키니네' '디푸테리아'에 면역혈청(免疫血淸) 기타 여러가지 외과적 수술에 의한 치병법 등이 실로 이 꿈에서 나온 이상에 가까운 완성한 치료법이외다. 그러나 최근 2,30년에 귀여운 이 꿈은 많은 임상가로 하여금 점점 일대 방향전환을 시키고 그만 깨어지기 시작하였습니다. 그 현저함이 더욱 인류적 대병인 이 결핵증에서 우심함이 있습니다. 내가 말씀하려는 일광과 공기와 안정이 실로 이 방향전환으로 말미암아 해득한 새로 발달한 제3에 속하는 최선의 치료방법이 되었습니다. 금일에야말로 일가를 이룬 임상가로서 이 일광과 공기와 안정에 의하는 제도의 치료방법을 의심하고 아직껏 제1의 방침에 연연하는 이가 있다고 하면 실제 의가(醫家)로의 충실함이 없고 일종의 이상병(理想病)에 걸린 환자라 하여도 가한 형편이외다. (『동아일보』, 1931년 1월 2일, 5면)

2. 외과적 결핵과 일광요법(日光療法)

결핵증은 폐결핵만이 아니고 임파선결핵(淋巴腺結核), 골결핵(骨結核), 관절결핵(關節結核), 척추(脊椎)결핵, 피부결핵, 부고환(副睾丸)결핵, 기타 복막, 늑막, 장(腸)결핵 혹은 신장결핵 등 소위 외과 결핵이 많이 있습니다. 무슨 병이나 흔히 그러하지만 원래 결핵증은 안정, 특히 병이 생겨 있는 국부의 안정에 의하여 곧잘 자연치유가 되어가는 성질이 있습니다. 그러므로 비교적 절대에 가까운 안정을 지킬 수 있는 이 여러가지 외과적 결핵은 종래로 이 안정을 유일의 치료방침으로 하여 서서히 기대할 수 있는 자연치료를 유치케 하는 방법으로 하여 왔습니다. 그래서 혹 '기부쓰'붕대라든가 '셀로이드 골드'라는 것으로 국부의 안정을 가지게 하는 법이 금일도 성행됩니다. 물론 수술로 제거할 수 있는 부분이면 외과수술을 하기도 합니다. 그러나 이 석회붕대나 '골드' 같은 법만으로는 치료기간이 너무 길 뿐 아니라 중증의 불리한 폐해가 병발될 때가 많아 대부분이 완전한 전치(全治)를 얻지 못하고 마는 것이 있습니다. 또 수술도 병부(病部)를 제거하는 법은 물론 외과적 결핵의 발생이 중요한 기능을 가진 곳에 많은 까닭에 불구가 됨을 면치 못하고 설혹 불구쯤은 각오하고 수술을 감행한 환자 중에도 다른 병에 대한 수술 성적과 달라서 완전히 제거하기가 지난한 경우가 많습니다. 결국 종래의 치료법은 극히 불완전한, 말하자면 다른 도리가 없으니까 할 수 없어서 하는 것에 지나지 못하였다 하겠습니다.

(『동아일보』, 1931년 1월 4일, 4면)

나도 외과의 노릇을 십년깨나 하면서 첫날부터 지금까지 참 불철저하고 부끄러운 결핵치료법에 놀랬고 가련한 참경을 일상 목격한 쓴 경험을 가진 자외다. 그러나 최근에 구미에서 장족의 발달과 보급이 된 일광요법의 결과가 심히 괄목할 자 있음을 알게 됨에 십분 광명을 찾게 되었습니다. 원래 일광력(日光力)의 의치(醫治) 작용은 비단 결핵증에 대하여서만이 아니라 다른 병, 다른 방면으로도 실로 위대함이 있습니다. 나도 조선의 천연 일광이 대단히 풍부 양호함을 알고 일광요법에

흥미를 가지게 되어 왕년 이래로 저윽이 연구도 하여보았습니다. 그리
고 이 외과적 결핵에 대한 고산(高山) 일광요법의 원조라 할 만한 서서
[스위스] 레이상(Reysin)의 롤리에르 박사(Dr. Rollier)의 위대한 업적
을 일찍부터 서책으로 숙독하고 동경, 숭앙하였습니다. 이번에 우연히
이 구주에 여행을 하게 되어 주목하여 구주 각지의 일광요법의 현상을
보려고 하였고 특히 발원지요 모범적이라 할 레이상에 들러 유명한 롤
리에 박사의 요양소를 보았습니다. 규모설비의 굉대완심함이야 물론이
려니와 그 치료성적의 실로 가경할 만함에 일층 광명을 얻었습니다. 더
욱이 우리 조선이 천혜적으로 이 유명한 레이상에 지지 아니 할 일광
요법의 호조건을 갖추었음을 아는 나는 퍽 유익한 기대를 가지게 되었
습니다.

　일광요법의 내용과 효과를 구체적으로 실제적으로 써서 조선 여러
분에게 소개하여 드리고 싶으나 지면과 시간이 허락지 아니하매 후일
기회를 기다리기로 하겠습니다. 좌우간 여기서는 외과적 결핵의 대다
수가 종래의 안정요법에 일광요법을 가함에 의하여 그 난치한 병에 심
히 괄목할 광명이 왔다는 것과 조선이 일광요법에 적당한 기후적 지리
적 조건을 가졌다는 것과 또 하나 나 같은 게으르고 수술만을 능(能)으
로 아는 속의(俗醫)말고 실로 헌신적으로 일광요법의 권위가 될 대학자
혹은 대의사가 조선에서 속히 나와야 하겠다는 것과를 말씀드리기로
합니다. (『동아일보』, 1931년 1월 6일, 5면)

3. 폐결핵과 공기치료법

　일광요법이 외과적 결핵에 그만치 위대한 효과가 있는데 폐결핵에
는 어떠한가? 하는 의문보다도 기대는 실로 당연한 것이외다. 그러나
폐결핵에 대한 일광요법 효과 여하는 잠깐 치우고 우선 외과적 결핵에
대한 일광요법보다 왕성한 소위 외과적 치료법에 대하여 말씀드려야
하겠습니다. 위에도 말씀한 바와 같이 어떠한 결핵증이든지 병든 국부
를 안정함으로써 꽤 용이하게 자연치료를 기대할 수 있으니 폐결핵도
그러함은 물론이외다. 그러나 폐장은 관절이나 척추나 이런 데와 달라

서 사람이 살아 숨을 쉬고 있는 이상 절대로 안정할 도리는 없는 것이 외다. 오직 전신으로 그야말로 절대로 안와(安臥)하고 정신을 평온히 가짐으로 인하여 폐장의 비교적 안정을 겨우 얻을 수 있는 불리한 정을 피치 못하고 있습니다. 그러므로 이 폐장에다 안정을 주어서 폐결핵을 낫게 하겠다는 목적으로 기계적 수단으로 또는 외과적 수단으로 한쪽 폐를 외측 압박하여 병폐(病肺)로 하여금 호흡운동을 면케 하는 치료법이 발견되기까지 한 것입니다. 유명한 기흉(氣胸)요법과 흉곽형성(胸廓形成)수술 같은 것이 이것이외다. 지금 백림[베를린] 대학 외과의 사우에르 부리 교수(Prof. Sauer Burch) 같은 이가 수술의 권위자로 내가 이번 백림을 들렀을 때에도 거의 매일 4,5명씩의 수술을 하고 있는 것을 한달 가까이 목격하였습니다. 우리 윤치형 박사가 동물시험으로 연구한 것도 이 기흉요법에 관한 것이 아닙니까? 그러나 이 안정제 일주의만에 입각한 폐결핵 치료법은 여러가지 폐단과 장애로 말미암아 외과적 결핵의 그것보다도 오히려 불철저한 점이 많습니다. 오직 증세에 의하여 일부 환자에게 시행할 수 있을 뿐이외다. 그러므로 보편적으로 보아 폐결핵에는 안정요법에 공기요법을 가한 것이 외과적 결핵에 안정과 일광요법을 가한 자와 효과에 있어서 손색이 많으나 대등되는 요법이라 하겠습니다. 이 공기요법은 벌써 구미 각 선진국은 물론 일본서도 지금이야말로 실제에 있어서 폐결핵 치료의 최이상(最理想)의 법임은 정론이외다. 야외 공기는 일반적으로 신체에 유효한 것임은 물론 특히 폐결핵 치료에는 여러가지 양호한 작용을 비치는 것이외다. 물론 외과적 결핵에 대한 일광요법에도 맑은 공기 간조한 공기가 크게 도움이 되는 것이외다. 그러나 폐장은 외과적 결핵과 달라서 생리상 전신에 중요한 관계를 가지고 있는 장부이기 때문에 공기요법의 작용원리가 외과적 결핵에 대한 일광요법 같이 단순한 것이 아니요 더욱이 일광요법과 같이 강력의 영향을 비치는 요법의 폐의 병상(病狀) 여하로 퍽 위해한 부(副)현상을 일으키는 일이 있습니다. 그 까닭에 안정공기요법과 각종의 보조적 의미의 약 치료법이 외과적 결핵의 일광요법만치 현저한 효력이 없음을 알고도 다수의 내과의가 용감하게 일광요법에 나아

가지 못하는 것이외다. 그러나 주목할 것은 최근의 다수 학자의 보도가 폐결핵에도 증세를 선택하고 정밀한 양의(良醫)의 감독하에서 일광요법을 겸행하여 괄목할 현효(顯效)를 거둔다 함이외다. 그중에도 일광요법의 만능을 주창하려고 드는 롤리에르(Rollier) 일파의 보고에 의하면 폐결핵의 일광요법은 결코 세간에서 기피하는 것 같은 부작용이 없는 것이요 또 각혈 같은 것이 왕왕히 부주의한 일광요법으로 인하여 야기되나 염려할 바 아니요 나중에는 거개 좋은 결과를 얻는다는 보고이외다. 좌우간 여기서는 폐결핵은 현하의 추세로서 안정과 공기요법이 치료의 방침의 골자요 점점 일광요법을 실시하여 좀더 유효한 호결과를 기대하는 중에 있는 것만은 사실이라는 것과 폐결핵에 대하여 전문가가 아닌 문외한인 필자는 이보다 더 구체적 사실은 쓸 자격이 없으니 더 추구하시지 말아 달라는 것을 써두고 그칩니다. (『동아일보』, 1931년 1월 9일, 5면)

당시 우리나라에서 가장 큰 보건문제 가운데 하나였고 대부분의 사람이 불치의 병으로 여겼던 결핵에 대해 당대 최고의 의사인 백인제가 위와 같은 글을 기고함으로써 많은 환자들이 희망을 가졌을 것으로 생각된다.

구미(歐美) 유학의 경험

백인제는 연구를 위해 대만과 만주를 방문한 적이 있으며, 일본에도 박사학위논문과 관련하여 그리고 학회 참석을 위해 잠시 동안씩 간 적이 있었다. 그러나 장기간의 해외 여행은 1930년 독일 등 유럽을 방문한 것이 처음이었다. 우선 백인제의 제1차 유럽 여행(시찰 및 유학)에 대한 기록부터 살펴보자.

백린제씨 독일에. 의학계를 시찰하고자
경성의학전문학교 교수 백린제 박사는 이번 독일 의학계(獨逸醫學界)를 시찰하라는 출장명령을 접하였다는데 오는 십오일[3월 15일]에 출발할 예정이라 한다. (『동아일보』, 1930년 3월 12일, 2면)

경성의학전문학교 외과학 교수인 백린제씨는 외과학 연구차 거(去)4월 경성역을 출발하신 후 구라파를 시찰하시고 거(去)6월 무사히 오섯습니다. (『조선의보』 제1권 제1호, 1930년 11월, 55면)

위의 두 보도는 백인제의 출발 날짜에서 한달 가량의 차이가 난다. 그러나 『동아일보』의 기사가 더욱 구체적인 점에서 신빙성이 높다. 아니면 3월 15일 출발 예정이던 것이 보름 이상 늦추어졌을 가능성도 있다. 백인제가 귀국한 것은 언제쯤이었을까? 『조선의보』는 6월에 귀국하였다고 하였다. 그리고 앞에서 인용한 『동아일보』 10월 23일자 R기자의 탐방 기사 「구두질 수술쟁이 백인제 박사」를 보면 이미 10월 23일 이전에 귀국하였을 것임은 의심의 여지가 없다. 따라서 백인제의 1차 유럽 여행은 가장 짧게는 4월부터 6월까지의 두달 가량, 가장 길게는 3월 15일부터 10월 무렵까지의 약 반년이 된다. 그리고 여행의 목적은 연구보다는 '시찰'에 중점이 주어졌던 것 같다. 그러나 그 기간과 큰 상관없이 백인제가 이 여행에서 많은 경험과 공부를 하였음은 장기려의 회고, R기자의 보도와 더불어 1931년에 『동아일보』에 연재된 백인제 자신의 글을 통해 확인된다.
1차 여행에 비해 기간도 길었거니와 더욱 큰 경험을 쌓았고 또 백인제의 장래에 커다란 영향을 미치게 된 2차 구미 여행(유학)에 대한 기록을 보자.

구미(歐米) 의학계 시찰하고 백린제 박사 귀국. 명일 오후 경성에
재작년 11월 재외 연구의 명을 받고 경성을 출발한 이래 만 2개년

구미 각국의 대학에서 외과학을 연구하던 경성의학전문학교 외과교수 백린제 박사는 이달 7일 횡빈(橫濱) 착, 명 15일 오후 4시 20분 차로 경성에 귀착할 예정이다.

백교수는 독일 백림 대학의 유명한 노르드만 외과교실에서 약 10개월 간 위암(胃癌), 위궤양(胃潰瘍)에 대한 위장수술과 폐병을 외과적 수술로 치료하는 폐장외과(肺臟外科)와 렌트겐학을 연구하고 영국, 불란서, 이태리, 오스트리아, 정말(丁抹, 덴마크), 노르웨이 등 여러 나라의 유명한 의료시설을 시찰하고 작년 시월에 미국으로 가서 콜롬비아 대학, 뇌외과(腦外科)의 개조(開祖)인 쿠싱 박사가 있는 존스홉킨스 병원과 내장외과(內臟外科)로 세계적 권위인 메이어 클리니크 등을 시찰하고 지난 12월 23일 상항[샌프란시스코]을 떠나는 용전환(龍田丸)으로 귀국하였다. (『동아일보』, 1938년 1월 14일, 2면)

위의 보도와 백인제 자신의 기행문 「구주(歐洲) 가는 길에」를 종합해보면 백인제는 1936년 11월 6일에 출국하여 1938년 1월 15일에 귀국하였다. 1년 2개월 남짓의 비교적 긴 유학과 시찰이었으며 백인제는 이동안 많은 연구와 경험을 하였다. 백인제가 미국을 방문하던 때에 그곳에 체류하였던 최제창은 미국 여행에 대해 아래와 같이 말하고 있다.

1936년 그[백인제]는 의학연구차 유럽과 미국을 시찰하던 중 미국 의학이 실험과 연구에서 뒤떨어진 반면, 임상기술이 발달한 것을 발견했다. 그리고 일본인들이 선망하던 미네소타주 로체스타에 있는 메이요 클리닉을 시찰해 많은 것을 배웠다. 백인제는 또한 미국 동부 도시들을 시찰한 후 웨스트 버지니아주 찰스턴 시립병원의 임상병리 주임으로 있던 서재필을 만나기도 했다. 필자[최제창]가 버지니아 의대를 졸업하고 루이지애나 주 뉴올리언스에서 인턴을 하고 있을 무렵이었다.

6개월의 시찰을 마치고 귀국해 경성의전에서 후배 양성과 외과 발전에 힘썼으나, 1941년 12월 8일 일본이 진주만을 폭격하고 전쟁을 일으키자 교수직에서 물러나기로 결심했다. 그 대신 그는 미국 시찰중에 본 메이요 클리닉 같은 기관을 설립하고자 했다.

　… 그[백인제]는 1945년 8월 15일 광복 후 우리나라가 사회경제적으로 혼란할 때 서울대학(구 경성의전) 외과 주임교수 겸 병원장으로 취임했다. 그리고 그해 12월에는 서울의사회 회장으로 선출되었다. 필자[최제창]는 이때부터 백인제와 자주 만날 기회가 있었다. 그리고 1947년 대한의학협회의 전신인 조선의학협회의 상임이사로 같이 일하게 되면서 더욱 자주 만나게 되었다. 그는 뛰어난 외과의이면서 연구력이 풍부한 의료인이었다. 그리고 그의 포부는 보통 사람은 갖기 힘든 큰 것이었다. 그는 자기가 경영하던 병원을 재단법인으로 등록하면서 메이요 클리닉 같은 기관으로 발전시키려 했다. (최제창, 『韓美醫學史』, 303면)

　최제창의 기록은 날짜와 기간에서 오류가 있지만 백인제가 미국 방문중 서재필을 만났다는 사실과 메이요 클리닉(Mayo Clinic)에 깊은 인상을 받았다는 것을 생생하게 증언하고 있다. 메이요 클리닉에 관련한 최제창의 증언에 대해서 전종휘도 다음과 같이 뒷받침하고 있다.

　1936년 제2차로 구미학계(歐美學界)를 시찰하시고 돌아오시어서 하루는 경성제대를 찾아와 63식당 아래층 다방에, 그때 경성제대에서 연구하고 계시던 경의전 출신 백기호(白基鎬) 선생, 그외 몇분과 저를 불러모으시고 감명 깊었던 시찰담을 하시었는데 지금 기억에 남는 것으로는 첫째 Mayo Clinic에 대하여서 말씀하신 것과, 둘째 유태사람에 대한 것이었는데 이제는 새삼스럽습니다. 유태사람들은 구미에서도 취직에 여러가지 불리한 조건이 많은 만큼, 학교교실에나 샐러리 조건이 나쁜 연구소에 남을 수밖에 없게 되고, 따라서 오랜 연구를 지속하게 되다 보니 세계적으로 이름난 학자가 되고 말 수밖에 없다는 이론이었습니다. 이런 말씀과 아울러, 일본사람 밑에서 한국사람도 여러가지로 불리하나 연구할 기회가 있는 분들은 눈앞의 당장의 이해를 떠나서 실력을 기를 수 있도록 되어야 하며, 또 유태사람들처럼 자기네끼리 도와주고 밀어주고 끌어주는 아량을 배워야겠다고 강조하는 것이었습니다.

유태사람들을 본받아야 우리 한인도 재흥할 길이 있다고 역설하는 것
이었습니다. 지금 와서 생각하여보니 그때의 선생님의 말씀에는 큰 뜻
이 있었고 이미 각오와 어떤 계획이 있었다고 생각됩니다.

전종휘는 최근의 인터뷰에서, 백인제가 그 자리에서 일제의 패망을
예견하는 이야기를 하였다고 덧붙였다. 어쨌든 백인제는 특히 이 제2
차 구미 여행을 통해 선진적인 외과 지식과 기술을 습득하였을 뿐만
아니라 세계의 사정에 눈을 뜨는 커다란 소득을 얻었다. 백인제가 이
광수 등 주변 인물들이 노골적으로 훼절의 길을 걷고 있을 때도 꿋꿋
할 수 있었던 데는 그러한 경험과 인식이 작용하였을는지 모른다.

7. 백인제외과의원 시절

백인제는 1941년 자신의 연구·진료활동과 더불어 많은 후학들을 지도 양성하면서, 또 한편으로는 활발한 사회활동을 벌이면서 10여년 동안 지켜온 경성의학전문학교 외과 주임교수 자리를 사임한다. 백인제가 학교를 그만둔 시기에 대해서는 다음과 같이 견해가 약간 어긋난다.

우선 '백인제외과의원'이 문을 열던 1941년부터 1944년 3월까지 조수 겸 부원장 격으로 백인제를 돕던 주영재의 말을 들어보자.

41년도 3월 말까지 경의전에 계셨어요. 4월달부터 나와서 개업하셨거든요. 그 전까지는 백선생이 개업하겠다는 얘기가 없었나 봅니다. 그게 아마 2월 말쯤 되어서 김희규 선생이 평양 가지 말고 백선생이 개업하니까 그리로 가면 어떻겠느냐, 뭐 그렇게 된 거요.

그리고 백인제외과의원의 후신인 백중앙의료원에서 펴낸 『인제의학』 2권 3호(1981년) "백인제 박사 회고기념호"의 '백인제 교수 약력'

에는 "1941년 5월 경성의전 교수직을 사임하고 백외과병원(현 서울백병원 자리에)을 개설"이라고 되어 있다.

한편 의사학자 기창덕은 경성의학전문학교에서 펴낸『경성의학전문학교일람(京城醫學專門學校一覽)』(1940년도판)과 『총독부관보』의 '서임(敍任) 및 사령(辭令)' 기사 등을 근거로 백인제가 경성의학전문학교를 퇴임한 것은 1941년 말이라고 주장한다(기창덕, 『한국근대의학교육사』, 155, 157면).

퇴임 시기에 대한 그같은 이견은 이렇게 해석할 수 있을 것이다. 즉 백인제는 1941년 4월 또는 5월에 자신의 병원을 개원하면서 사실상 학교를 그만두었지만 공식적으로는 그해 말에 사직이 수리된 것이다.

그러면 백인제는 왜 경성의학전문학교를 사임하고 백외과의원을 개설하게 되었는가? 거기에 대해 장기려는 다음과 같이 말하고 있다.

일본 패망의 징조가 역력하여지니까, 숙원이시던 Mayo Clinic 같은 것을 세우기 위한 자원을 얻기 위하여 개업하시게 된 것이라 짐작됩니다.

이러한 장기려의 해석은 앞에 인용한 최제창과 전종휘의 증언이 뒷받침하고 있다. 이 문제와 관련하여 주영재는 당시의 일반적 사정을 다음과 같이 전한다.

그때 당시는 모두 불안정한 상태거든요. 학교 교실에 있던 사람은 모두 나왔어요. 왜냐하면 일본사람은 통 연구하는 사람도 없고, 또 젊은 사람은 전부 다 군대에 끌려나갔거든요. 학교뿐 아니라 어떤 공장이든지 직장의 의무실 담당의사도 일본사람들은 전쟁터에 나갔어요. 한국사람이 억지로 끌려나간 경우도 있어. 이처럼 그때는 모든 상황이 연구할래야 연구할 수 있는 상황이 아니거든. 공부할 상황이 못되고 물자도 없어요. 연구재료 이런 거 구할래야 구할 수 없고. 또 한편으로는 한 국사람 의사도 징용한다 이런 말이 돌았어요. 그러니 대부분이 징용 가 기보다 개업하는 게 여러가지로 낫겠다 해서, 그래 개업 나가는 사람이 많았죠.

백인제가 경성의학전문학교 교수직을 사임하고 백외과의원을 개업 하던 무렵은 36년 동안의 일제식민지시대 가운데에서도 가장 암울한 시기였다. 주영재의 술회처럼 백인제의 주변에서 그를 따르던 후배 제 자들도 하나둘씩 학교를 떠났다. 그리고 백인제로서도 점점 '병영화(兵 營化)'해가고 궁핍한 학교 사정에서 딱히 교수로서의 꿈을 펼치기도 어려웠을 것이다. 이러한 형편에서 백인제는 자신의 인생에 일대전환 을 꾀한다. 1937년의 미국 여행에서 자신의 눈으로 직접 확인한 메이 요 클리닉을 이 땅에 세울 결심을 굳히고 실천에 옮긴 것이다.

백외과의원은 경성의학전문학교 학생 시절과 총독부의원 시기 백인 제의 일본인 스승인 우에무라가 개설한 우에무라외과의원을 승계한 것이다. 일찍이 1916년에 우리나라에 와서 총독부의원의 외과 과장을 지낸 우에무라는 1924년 지금의 서울백병원 자리에 자신의 병원을 세 웠다. 8년 가까이 그곳에서 개원을 하던 우에무라는 부인이 유방암으 로 죽고 자신도 나이가 많아져 활동하기가 어려워지자 고향인 나고야 로 돌아가기로 작정을 하였다. 그러고는 자신의 병원을 인계받을 외과 의사를 찾아나섰는데, 경성의학전문학교 학생 시절부터 총애하였고 특 히 총독부의원에서 능력과 인품을 확인하였던 백인제에게 병원을 넘 기기로 결심하였다.
이때의 사정을 백낙환은 다음과 같이 말한다.

그분의 선생이신 우에무라 박사가 일본에 가시게 되어 그가 경영하던 큰 병원을 그때로서는 유지하고 경영을 감당할 만한 분이 없으니, 1932년에 그가 촉망하고 신임하던 백박사에게 맡겼던 것입니다. 구입하는 데 필요한 현금이 없었으므로, 그때 동일은행(지금의 조흥은행)에서 민규식씨를 통하여 융자를 받아 구입하였다고 전해들은 기억이 납니다. 처음에는 이병훈씨로 하여금 병원을 경영케 하시고, 당신은 그대로 교직에 머물러 있었습니다.

백낙환의 술회처럼 1932년 스승의 병원을 인수한 백인제는 직접 운영을 할 수 없어서 경성의학전문학교의 2년 후배이자 1929년부터 30년까지 백인제 외과교실에서 강사를 지낸 이병훈에게 병원의 책임을 맡겼다. 백인제가 자신의 병원을 직접 운영하고 그곳에서 환자를 진료한 것은 1941년 봄부터이지만 백병원의 역사는 이미 9년 전에 시작되었던 것이다.

백인제가 '백인제외과의원'이라는 새로운 간판을 걸고 진료를 시작한 이래 병원이 날로 번창하였음은 그곳에서 함께 일하던 김희규와 주영재, 남편을 도와 병원살림을 도맡아보던 부인 최경진, 그리고 당시 휘문고등보통학교와 경성제국대학 예과 학생이었지만 백부 백인제 집에서 함께 생활하며 백인제의 모습을 가까이에서 지켜보았던 백낙환 등이 다음과 같이 입을 모아 증언하는 바이다.

백박사가 1941년에 개업을 하자마자 환자들이 몰려왔습니다. 특히 저동이 바로 일본인들이 모여 사는 곳이라 일본인 환자들이 많았어요.
(김희규)

그때 내가 처음 그곳에 갔을 때 병원 구조로 봐서 베드가 한 삼십 될까말까 했을 거예요. 그런데 개업해서 얼마 안 되니까 만원이 되어서 할 수 없이 병원에 붙어 있는 주택을 이용했어요. 꽤 넓었습니다. 아래층하고 위층 합하면 한 칠팔십평 됐을 거예요. 그래 자연적으로 위층을 개방해서 임시로 병원을 만든 거죠. 그러니까 주택 일부를 자연히 병원으로 쓸 수밖에 없게 된 거지요. 그렇게 하고 한 일년 반쯤 되어서 증축을 했어요. 이렇게 해서 한 오십명 가량 입원시킬 수 있었습니다. 외래는 한 칠팔십명 왔어요. 수입? 자세히는 모르지만 대단했어요. 경의전 교수 시절하고 비교할 거 없죠.

일본에서 온 것까지는 내 잘 모르겠는데, 만주국의 대관들도 몇 사람 오고. 전체적으로 보아서 한국환자 절반, 일본환자 절반, 그 정도 되었습니다. (주영재)

개업하시자마자 명성대로 환자는 몰려들게 되고, 한때 입원환자가 70여명에 이른 때도 있었고 하여, 개업은 성공하게 되어 본 재단의 기본이 되는 부동산을 차차 장만하시게 된 것입니다. (백낙환)

이처럼 백인제의 병원은 큰 성공을 거두었다. 백인제의 꿈인 메이요 클리닉을 당장 이룰 수는 없었지만, 그같은 의료기관을 세울 물적 토대는 점차 충실해져갔다. 백인제는 병원 수입으로 안성, 평택, 갈매(경기도 양주), 천안, 영동 등지와 평안도와 황해도에 많은 부동산을 매입하였다. 그리하여 몇해 뒤 재단법인 백병원을 창설할 때는 그 재산 가치가 당시 원화로 7,500만원, 미화로는 25만달러에 달했다고 한다.

메이요 클리닉은 미국 미네쏘타주 로체스터에 있는 사립병원으로 1889년에 개설되었는데, 다른 병원들과는 달리 일찍부터 외래 진료를 중심으로 하고 특별한 때만 입원시키는 당시로는 독특하고 새로운 진료방식을 취하였다. 원래 외과병원으로 시작하여 암수술과 담석수술이 특히 유명하였는데, 백인제가 방문할 무렵에는 이미 종합병원으로 세계적인 명성을 날리고 있었다. 고답적인 일본식 병원에 비해 매우 진취적인 모습이 백인제에게 인상적이었으며, 또 외과병원으로부터 성장하였던 점이 외과의사 백인제의 관심을 끌었을 것이다.

백인제는 나날이 번성하는 병원에서 주영재를 비롯한 경성의학전문학교 시절의 제자들과 함께 일했다.

　　백선생님 빼고 처음에는 의사로는 나 혼자였어요. 처음에 한 6개월
정도는 엑스레이 촬영까지도 내가 맡아서 했습니다. 간단한 대소변 검
사, 혈액검사도 내가 전부 맡아 볼 수밖에 없었죠. 그러다가 한 일년 반
쯤 되어 가지고 윤덕선 선생하고, 박순창(박천수[朴天守]?)이라는 윤선
생 동기하고 그렇게 두 분이 왔어요. 그 전에 박영룡(朴永龍)이라고 의
사는 아닌데 그때 경의전 4학년 다녔죠. 이분이 백선생 사모님하고 인
척관계가 됩니다. 이 박영룡이라는 분이 학교에 다니면서 오후가 되면
나와서 엑스레이나 기타 다른 것을 약간씩 조력했어요. 그리고 43년도
말 가까이 김희규 선생이 오셨어요. 나는 44년 3월까지 있었지만 한 석
달간은 폐결핵으로 입원하고 있어서 병원 일은 보지 못했어요. 그 얼마
전에 윤덕선하고 박선생은 그만두고 개업을 했어요. 그리고 내가 그만
둔 뒤에 다른 분이 몇 사람 왔죠. (주영재)

이처럼 그 시기는 서로 조금씩 다르지만 백인제외과의원은 원장 백
인제(1921년 졸업)를 중심으로 김희규(1936년 졸업), 주영재(1939년 졸
업), 윤덕선(1942년 졸업), 박영룡(1942년 졸업) 등이 힘을 합해 발전시
켜 나갔다. 이 시절 백인제와 함께 가장 오랫동안 일하였던 주영재는
다음과 같이 백인제의 인품과 모습을 짐작하게 하는 일화들을 전해주
고 있다.

　　외과의사들의 평판이 뭐인가 하면 백교수는 너무 엄격하고 너무 독
단적이라는 거예요. 그런데 나는 의전 병원 시대부터 개업하고 나서까
지 한 5년을 그분을 모시고 일했어요. 그러니 백선생을 잘 아는 편이지
요. 그분이 그렇게 독단적이고 엄격한 것 같지만, 속마음은 상당히 인
자한 편이에요. 의전 있을 때는 그렇게 될 수밖에 없었다고 봤어요. 나
는 그렇게 봤어요. 왜 그런가 하면, 그때 당시에 거들어주는 의사들이

바짝 긴장하고 모든 걸 잘 도와주지 않으면 수술 그렇게 잘할 수 없습니다. 그래서 백교수가 의도적으로 그렇게 한 겁니다. 정신차리고 자기를 적극적으로 도우라는 거지요. 그러니까 수술 같이 하는 조수라든지 간호원이 정신 바짝 차리지 않으면 안 됩니다. 그 당시에 조수로 외과교실에 들어갔던 사람 중에는 백교수가 너무 한다고 해서 중간에 그만둔 사람도 있었어요. 졸업한 지 얼마 안 된 사람은 그야말로 잡아당기는 것 그것밖에 못하는데, 이게 백선생 마음에 들지 않으면 말도 안 해요, 그러면서 일본말로 "방해하지 마라" 하면서 이렇게 팔꿈치로 밀어버려요. 그러면 그 조수가 밀려서 백교수 뒤에 혼자 서 있게 되니까 상당히 모욕받았다고 생각할 수도 있겠지요. 그게 예사예요. 그런데 그런 것이 백선생의 인품이 그래서가 아니라 의도적이라는 거지요. 의전 병원에 있을 때에도 느낀 거지만 개업하고 보니까 절대 그런 법이 없어요. 하여튼 그때 백선생의 수술 이야기한다면 독특해요. 간호원에게도 뭘 달라는 소리를 안 합니다. 손만 내밉니다. 그러면 간호원이 알아서 메스를 내밀고 지혈감자나 가위를 주곤 해요. 그러니까 수술실 간호원도 보통사람은 못해요. 백선생 기분도 상당히 알고 수술 순서도 잘 알아야만 할 수 있습니다. 그러니 수술 분위기가 상당히 긴장되지요. 나는 백선생이 그런 의도로 그렇게 했다, 그렇게 해석해요.

개업하고 처음엔 다른 의사가 없으니까 백선생하고 나하고 둘이서 했어요. 한번은 초저녁인데 백선생이 친구들하고 술자리에 나갔었어요. 그런데 환자가 왔단 말입니다. 대단한 환자는 아니지만 백선생 믿고 온 환자니까, 나 혼자 할 수도 있었지만 그럴 수야 없지요. 그래서 연락을 했습니다. 그러고는 척수마취를 하고 수술할 준비를 다 해놓았습니다. 백선생은 오시더니 금방 간단히 손씻고 말 한마디 없이 십분 내에 모두 끝냈어요. 나도 한마디도 안 했지만 백선생도 아무 말이 없었어요. 뜻대로 다 잘 되니까. 그러고는 씩 웃으면서 "난 간다" 하고는 친구들한테 돌아갔어요.

일제 말엽에 백선생님에 관해 괴상한 유언비어가 몇가지 나돈 일이 있기도 하였습니다. 그때 있었던 조선은행 화재 사건에 백선생님이 관

련되어 있다느니, 백선생님 댁 벽장에서 무전기가 발견되었는데 중국
에 있는 임시정부와 그것으로 내통한 사실이 드러났다느니 하는 것이
었습니다. 또 한가지는 백선생님은 충수염(맹장염) 수술을 두 번에 나
누어서 한다는 것입니다. 이건 맞는 말이기도 하지요. 괴사성 충수염은
처음에 배농만 하여놓고 어느정도 염증이 가라앉아 환자의 상태가 좀
호전된 후에 근치절제수술을 하는 것을 원칙으로 하라고 제자들에게
강조하시면서 그렇게 늘 실천하던 것이니까요. 물론 환자가 많이 모여
드는 것을 시기한 근방의 일본인 외과의사들이 이런 식으로 백선생님
의 명성과 인기에 손상을 주려 한 것이겠지요.

백인제와 그의 병원은 이러한 모습으로 새벽이 오기 직전의 어둠과
추위를 이겨내면서 해방의 그날을 맞이할 준비를 하고 있었다.

백인제는 백인제외과의원을 개원한 몇해 뒤인 1943,44년 무렵 새 집
(종로구 가회동 93의 1)으로 이사를 하였다. 백인제 부부와 장남 낙조,
장녀 향주(香洲), 차녀 남주(南洲), 삼녀 향남(香南)이 살 새로운 보금
자리가 마련된 것이다. 그리고 백인제는 이 집에서 납북될 때까지 살
면서 차남 낙훤(樂喧)과 사녀 금주(錦洲)를 새로이 보았다. 이 가회동
집은 유서가 깊기도 하지만 백인제 가족이 사들인 뒤 더욱 가꾸어
1977년 3월 서울시에 의해 지방문화재로 지정되었다. 집을 보면 그곳
에 살고 있는 사람들의 인품을 짐작할 수 있다고 하는데, 백인제의 이
집에 대해서 아래『동아일보』기사가 잘 묘사하고 있다.

시가지가 한눈에 내려다보이는 높은 집터에 화강암을 정교하게 깎
아 만든 10계단을 올라 솟을대문을 지나면 태극문양과 완자무늬로 잘
꾸며놓은 화초(花草) 담이 우리 고유의 정취를 물씬 풍긴다.
지난 77년 3월, 서울시가 우리 고유의 건축미를 지닌 주거양식을 보
호하기 위해 지방문화재(민속자료)로 지정한 20채 한옥 중의 하나인

백인제씨 집은 규모 면에서나 보존상태로나 소위 99간 사대부 대가의 대표적인 건물.

737평 대지에 실건평 148평인 이 집은 1874년 고종의 가까운 인척인 한상용씨가 지은 집으로 그뒤 개성 갑부인 최모씨가 살다가 백씨가 1940년경 사들였는데 기다란 행랑채와 행랑마당, 안채, 사랑채, 아름다운 정원 등 본래의 모습을 그대로 간직하고 있다.

6·25동란중 백씨가 납북당해 30년 가까이 주인 잃은 집을 지키며 살아온 백씨의 부인 최경진 여사는 "옛 구조 중 세면시설과 화장실이 멀어 집 안에 새로 만들었고 생활하는 데 일손이 많이 가는 점이 양옥에 비해 다소 불편하지만 사방에 문이 나 복더위에도 선풍기나 에어컨이 필요없다. 겨울에도 동·남향 볕이 잘 들어 이사온 후 한번도 고친 일이 없는 온돌에 연탄이나 장작을 때면 다른 난방시설이 필요없을 만큼 살기 편하다"고 한옥의 장점을 강조했다.

최여사는 또 "무엇보다도 장식 하나 돌 하나에서도 조상들의 슬기와 솜씨를 느낄 수 있다는 것이 한옥에 사는 긍지요 멋"이라고 덧붙였다.

(『동아일보』, 1980년 1월 12일)

8. 해방에서 피랍까지

의계 지도자로서의 백인제

우리 민족은 경술년 국치로부터 35년, 을사년의 강제적인 '보호조약'으로부터 40년 만인 1945년 8월 15일, 일제의 잔학하고 혹독한 지배에서 해방되었다. 굴욕 속에서도 결코 좌절하지 않은 채 끊임없이 역량을 키워온 우리 민족은 이제 새로운 국가의 건설이라는 가슴 벅찬 과업에 진력하게 되었다. 의사들 역시 발빠르게 움직였는데, 백인제는 그러한 과정에서 항상 핵심적인 역할을 담당하였다.

해방 이틀 뒤인 8월 17일 오전 9시, 서울 휘문중학교 강당에서 4백여 명의 재경(在京) 의사들이 모여 건국의사회(建國醫師會)를 발족하고 3·1운동 때부터 백인제의 동지였던 이용설을 위원장으로 선임하였다. 건국의사회는 먼저 일본인 의사들이 관리하던 각급 의사회와 종합병원들을 접수하기로 하고 인수 책임자를 결정하였다. 이때 백인제는 이용설, 임명재 등과 경성부구호단(京城府救護團)을, 신성우, 이재복 등과 경성의학전문학교 및 그 부속병원의 접수를 책임지게 되었다. 그리하여 백인제는 4년 만에 다시 학교로 돌아가게 되었다.

개원의들을 중심으로 건국의사회가 설립되어 활발한 활동을 보이자 각 의학교의 교수 등은 9월 19일 수송국민학교 강당에서 조선의학연구회(朝鮮醫學研究會)를 발족시켰다. 윤일선을 위원장으로 선출하였으며, 백인제는 이용설, 김명선(金鳴善), 최동(崔棟), 이종륜 등과 함께 제도분과위원으로 선임되었다. 그리고 조선의학연구회는 9월 24일 미군정청 보건후생부로부터 의료정책에 관한 자문위원 추천 의뢰를 받고 건국의사회와 합동임원회를 열어 백인제를 비롯하여 심호섭, 고병간, 박병래(朴秉來), 김성진 등 5명을 추천하였다.

둘로 분립되어 있던 건국의사회와 조선의학연구회는 여러 차례의 자체 논의와 합동 회의를 거친 뒤 통합을 결정하여 두 단체를 발전적으로 해체하고 새로이 조선의사회(朝鮮醫師會)를 발족시켰다. 이때 윤일선이 위원장으로 선출되었으며, 백인제는 학술부장으로 선임되었다. 그뒤로도 해방 뒤의 정치사회적 혼란상을 반영하는 듯 우여곡절을 거친 뒤 마침내 유일한 전국적 의사조직인 조선의학협회가 창립되었다. 1947년 3월 30일, 백인제 서울의사회장을 비롯한 각 시도 의사회장들은 중앙의사회 창립을 위한 발기인대회를 열어 백인제 등 23명으로 창립준비위원회를 구성하였다. 그리고 4월 2일에 열린 창립준비위원회 1차 회의에서 심호섭을 위원장으로 선출하였으며 심호섭, 백인제, 윤일선 등 7명의 규약초안위원과 백인제, 명주완, 이갑수 등 9명의 창립총회준비특별위원을 선임하였다. 그리하여 5월 10일 서울대학교 의과대학에서 창립총회를 가진 조선의학협회는 회장에 심호섭, 부회장에 김명선과 최상채, 상임이사에 백인제, 김성진, 최제창을 선임함으로써 조직을 갖추게 되었다.

전국적인 의사조직 이외에 지역의사회를 건설하는 작업도 활발하게

벌어졌다. 서울의 경우, 6장에서 언급하였던 한성의사회가 1941년 강
제해산된 뒤 4년 동안의 공백기를 거친 다음, 1945년 12월 21일 서울
의사회가 탄생하게 되었다. 이때 가장 핵심적인 역할을 한 백인제가
초대 회장으로 선임되었으며, 1947년에 제2대 회장으로 다시 선출되어
1949년까지 임무를 수행하였다.

또한 백인제는 자신의 전공분야인 외과의 학회 조직에도 앞장섰다.
여러 차례 준비모임을 가진 끝에, 조선의학협회가 탄생한 날인 1947년
5월 10일 서울대학교 의과대학 부속병원에서 백인제, 김성진, 고병간,
이용설, 정구충, 최상채 등 학회 창립 준비위원 등이 참석한 가운데 조
선외과학회 창립총회가 열렸다. 이때 당시 우리나라 외과의사들 중 제
1인자로 자타가 인정하던 백인제가 초대 회장으로 선임되어, 1950년
한국전쟁중 납북될 때까지 계속해서 세 차례 회장직을 맡게 되었다.

이렇듯 백인제는 해방 직후와 건국 무렵의 여러가지로 어렵고 어수
선한 형편 가운데서도 각급 의사조직과 학회의 결성과 운영에 지도적
인 역할을 해냄으로써 우리나라의 의학이 발전할 수 있는 기초를 닦는
데 커다란 공을 세웠다.

앞에서 언급하였듯이 백인제는 해방 직후부터 선배 심호섭(교장),
후배 이종륜(교무과장), 정일천(학생과장) 등과 함께 모교 경성의학전
문학교의 재건에 앞장섰다. 백인제는 외과 주임교수로서뿐만 아니라
부속병원장으로서 병원의 진료업무와 학생교육 그리고 연구에 공백이
생기지 않도록 면밀한 조치를 취하였다. 이때 외과의 교수진으로는 주
임교수 백인제를 위시하여 교수 이재복, 조교수 오명수와 김자훈, 강사
김덕호 등이 있었다.

그리고 백인제는 이듬해 경성의학전문학교와 경성대학 의학부를 서
울대학교 의과대학으로 통합하는 과정에서도 중요한 역할을 하였으며,
1946년 10월 새롭게 탄생한 그 대학의 교수진으로 참여하였다. 이때
외과는 3개 교실로 조직되었는데, 백인제는 제3외과교실의 주임교수가

되었다. 백인제의 제3외과에는 김자훈 부교수와 김덕호 조교수가 있었으며, 제1외과에는 이재복 주임교수와 오명수 조교수, 제2외과에는 김시창(金時昌) 주임교수, 전성관(全聖寬) 부교수, 한격부(韓格富) 조교수, 한문식(韓文植) 강사 등이 있었다.

그러나 이 당시 백인제의 교수생활은 그리 길지 않았다. 백인제는 제3외과 주임교수 자리를 김자훈에게 넘겨주고 1947년 1월 사임한 것이다. 이렇듯 백인제는 그 직전 '재단법인 백병원'으로 확대발전한 자신의 병원에 전념하기로 하고 대학 일은 후배에게 위임하였다.

재단법인 백병원의 창설

백인제는 일찍이 우리나라 최고의 외과의사와 의학연구자로서, 그리고 막중한 영향력을 갖는 의료계 지도자로서 명성을 날려왔다. 우리가 기억하는 백인제의 모습은 그것뿐만이 아니다. 백인제는 오늘날의 백병원과 인제대학교의 토대를 닦은 사람으로 역사는 기억하고 있다. 앞에서 살펴보았듯이 백인제는 일본인 스승 우에무라의 병원을 인수하여 경영에서도 큰 성공을 거두었다. 그리하여 1941년부터 46년까지 별로 길지 않은 기간 동안에 백인제는 상당한 재산을 모을 수 있었다. 그리고 그렇게 축적한 부(富)를 자신과 가족의 것으로만 삼지 않는 대승적인 조치를 취하게 된다. 백인제는 우리나라에서 최초로 자신의 병원을 재단법인화하는 선각자적인 모습을 보였다. 즉 자신이 사는 집을 뺀 나머지 전재산을 사회에 환원한 것이었다. 백인제가 오랫동안 역사에 빛날 수 있는 것은 그의 능력과 학문적 업적 이외에 그러한 자기희생적이고 선구자적인 결단 때문일 것이다.

백인제는 1946년 11월, 사적으로는 동서(同壻)이자 공적으로는 동료요 후배요 제자인 김희규와 함께 다음과 같은 '재단법인 백병원 설립

취지서'와 '정관(財團法人 白病院 寄附行爲)'을 마련·공표하고 '재단법인 백병원'을 설립하였다. (이 귀중한 자료는 병원 초창기의 이사인 기용숙으로부터 물려받아 수십년 동안 보관해오던 대한의사학회의 기창덕 회장이 제공하였다. 해방과 전쟁 그리고 그 이후 혼란한 시절에 유실될 뻔하였던 '설립취지서'와 '정관'이 다시 살아난 것이다.)

재단법인 백병원 설립취지서

작년 8월 15일 일본의 무조건항복으로 드디어 종말을 지은 제2차 세계대전은 실로 인류의 역사에 미증유한 일대전환의 기회를 가져왔다. 바야흐로 인류는 진실하고 선하며 그리고 거대한 신철학을 반드시 창출할 것을 확신하는 바이다.

우리는 40 성상에 걸친 일제의 굴레에서 벗어나 해방의 환희를 만끽하면서도, 장차 도래할 새로운 국가의 건설과 신문화의 창진(創進)에 대비하여 진지한 노력과 분투에 모든 정성을 기울여야 할 것은 두말할 나위가 없다. 하물며 불행하게도 우리가 처한 오늘날의 정세는 실로 고금과 동서에 그 유례가 없다 할 만한 기괴한 악조건 속에서 신음함이 엄연한 사실임을 자각할 때에 우리의 결심과 각오는 비범하고 엄숙하여야 할 것임을 깊이 느끼는 바이다.

이제 혼란하고 험난하고 황폐한 세태의 와중에도 불구하고, 아니 이러한 사회상에서 민중이 그 진로를 찾지 못하는 세태인지라 조선의 지도자적 역할을 자부하는 자 모름지기 의연자중하며, 그럼으로써 민족 유구의 행복과 국가 백년의 대계를 위하여 몸소 희생을 무릅쓰고 스스로 어려운 짐을 감당함이 급선무임을 깨달았다. 이에 우리는 집적된 문화의 힘이 바로 민족의 힘이요 국력임을 확신하고, 의학의 부문에서 미력이나마 공헌을 할 결심이다. 우리 자신의 힘은 비록 보잘 것 없음을 자인하지만 우리의 인적(人的)·심적(心的) 출자 또한 반드시 초라한 결과를 낳지는 않으리라는 생각에서 감히 얼마 안 되는 사재(私財)를 바쳐 본 재단법인을 설립하는 바이다.

1946년 11월 일
백인제, 김희규

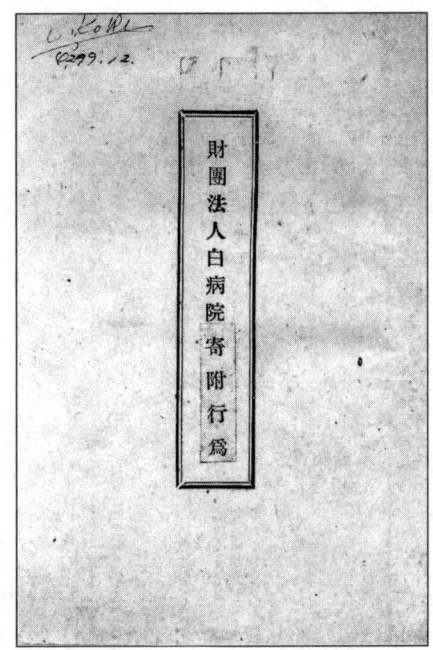

재단법인 백병원 설립 취지서'
및 '정관'의 표지

재단법인 백병원 정관(財團法人 白病院 寄附行爲)
제1장 총칙
제1조 본 법인은 재단법인 백병원이라 칭함
제2조 본 법인은 의학연구와 의료사업의 향상발달을 목적으로 함
　　　본 법인은 위의 목적 달성을 위하여 다음의 사업을 행함
　　　1. 의학연구기관의 설치
　　　2. 의학연구에 대한 장학시설
　　　3. 병원 경영
　　　4. 기타 목적 달성에 필요한 사업
제3조 기부 재산은 별지 목록에 기재된 동산과 부동산으로 구성됨
제4조 본 법인의 사무소는 서울시 중구 저동 2가 85번지에 설치함

제2장 기관

제5조 본 법인에 이사 5명 감사 2명을 둠

제6조 이사 중 1명을 원장, 1명을 상무이사로 하고 이사회에서 이를 추천함

제7조 원장은 본 법인을 대표하며 사무를 총할함

상무이사는 원장을 보좌하여 사무를 집행하고 원장 유고시 그 직무를 대리함

제8조 이사는 이사회를 구성하여 중대사무를 의결함

제9조 이사회는 원장이 소집하며 그 의장이 됨

제10조 이사회는 재적 이사의 과반수가 출석하여 과반수의 찬성으로 사안을 결의함. 단 가부 동수일 때는 의장의 결정에 따름

제11조 이사와 감사의 임기는 각 3년으로 함. 단 중임도 무방함

제12조 이사의 임명은 이사회의 결의로써 행함

제3장 자산

제13조 본 법인의 자산은 기본재산과 보통재산의 두 종류로 함

기본재산은 기부재산 중의 부동산과 장래 이사회의 결의로 기본재산에 편입하는 재산으로 구성됨

보통재산은 기본재산의 과실금과 기타 전항(기본재산) 이외의 재산으로 구성됨

제14조 기본재산은 부동산, 현금 그리고 유가증권으로 하며 현금과 유가증권은 은행 또는 신탁회사에 예입하기로 함

제15조 기본재산은 이사회의 결의로써 처분할 수 있음

제16조 보통재산은 원장이 관리함

제17조 본 법인의 경비는 보통재산으로써 충당함

제18조 본 법인의 회계년도는 정부의 회계년도에 준함

제19조 본 법인은 매년도 개시 전 이사회의 의결을 거쳐 세입세출예산을 작성하고, 결산은 연도 경과 후 2개월 이내에 작성하여 감사와 이사회의 승인을 얻어야 함

제20조 매년도 회계 잉여금 중 익년도 이월사용액을 제외한 잔액은

　　　연구비와 장학금으로 적립하기로 함
제21조 본 법인 해산시의 재산 처분은 이사회의 결의를 거친 뒤 주
　　　무관청의 승인을 얻어 같은 목적의 사회단체에 기부하기로 함
제22조 본 정관(기부행위)의 규정은 이사 4분의 3 이상의 동의가 있
　　　을 때 변경할 수 있음

제5장 부칙
제23조 본 정관(기부행위)에 관한 필요한 세칙은 이사회에서 정함
별　조 본 법인 설립 당시의 이사와 감사는 아래와 같음

　　　　　　　　　　　　　　원　　　장　이사 백인제
　　　　　　　　　　　　상무이사　이사 김희규
　　　　　　　　　　　　　　　　　이사 박병래
　　　　　　　　　　　　　　　　　이사 기용숙
　　　　　　　　　　　　　　　　　이사 백붕제
　　　　　　　　　　　　　　　　　감사 공병우
　　　　　　　　　　　　　　　　　감사 백기호

서기 1946년 11월　일
　　　　　　　　서울시 종로구 가회동 93번지의 1
　　　　　　　　　설립자 백인제
　　　　　　　　서울시 중구 저동 2가 85번지
　　　　　　　　　설립자 김희규

재산목록표

갑. 부동산
1. 서울시 중구 저동 2가 85번지(병원)
　대지　　　　　　499평　2,499,500원(평당 500원)

동 지상건물건평 309평   3,090,000원(건평당 10,000원)

계   5,589,500원

2. 천안군 및 안성군 소재 토지

밭   18,685평   186,850원(평당 10원)

논   117,248평   2,344,960원(평당 20원)

대지   4,752평   215,040원(평당 20원)

임야(과수원)   5,436평   80,000원

계   2,826,850원

3. 양주군 별내면 소재 과수원

밭   3,411평

임야   24,336평

정관에 밝혀져 있는 목적 "의학연구와 의료사업의 향상발달"과 그 목적에 따른 사업 "의학연구기관의 설치, 의학연구에 대한 장학시설" 등은 백인제가 1937년 미국 여행시에 메이요 클리닉을 보고 꿈꾸어오던 것이었다. 그 꿈을 실현하기 위하여 백인제는 자신의 40대를 몽땅 바치다시피 하였다. 그러나 백인제를 필두로 재단 설립에 참여하여 자신들의 노력을 보탠 김희규, 박병래, 기용숙, 백붕제, 공병우, 백기호 등의 꿈은 쉽사리 그리고 당장 실현될 수 있는 것은 아니었다. 해방과 정부수립기의 혼란, 전쟁과 백인제·붕제 형제의 납북 등은 꿈의 실현을 상당 기간 뒤로 미룰 수밖에 없도록 하였다. 더욱이 재단법인 백병원의 존립 자체가 위협을 받는 시절이 있을 정도였다. 그러나 백인제 가문의 후손들과 백인제의 학문적 계승자들은 백인제의 꿈과 이상과 정신을 마침내 현실화하는 위업을 이루게 된다. 그것은 오래 전 그 척박한 풍토에서 백인제가 씨앗을 뿌렸기 때문에 가능한 일이었다.

재단법인 백병원이 창설된 당시 백병원에서 일하던 의사로는 원장 백인제와 부원장 김희규를 필두로 김춘상, 전병집, 전현오, 박정진, 박창윤 등이 있었으며, 당시 서울대학교 의과대학에 재학하던 조카 백낙

환도 병원 발전에 힘을 보태었다. 그들은 환자 진료 이외에 새로 들어온 미국 의학서적의 역독회(譯讀會), 의학잡지의 초독회(抄讀會), 각종 의학 토론회 등을 가지면서 바쁜 나날을 보냈다. 특히 백인제가 일찍부터 수혈 분야에 조예가 깊고 관심이 많았으므로 새로 들어온 Bancraft의 책 가운데 수혈과 관련된 부분을 번역하여 토론하면서 수혈에 관한 지식과 기술을 익히기도 하였다.

수혈은 백인제가 조선총독부의원에 근무하던 시절부터 크게 관심을 갖던 문제로, 그러한 관심은 개원 이후에도 이어져 백인제와 그 문하생들은 우리나라 수혈요법의 발전에 크게 기여하였다. 그러한 사정을 전종휘는 다음과 같이 요약하였다.

국내에서의 수혈에 관련된 업적으로는 경성의학전문학교 외과가 그 선두주자였다고 생각됩니다. 인제의대의 설립자이신 백인제 선생이 경성의전을 졸업하시고 곧바로 총독부의원의 의원(醫員)이 되어 외과에 근무한 것이 1921년 봄이었는데, 다음해인 1922년 조선총독부의원 제9회 연보에는 「일·선인(日鮮人)간에 있어서의 혈액속별(血液屬別) 백분율의 차이 및 혈액속별 특유성의 유전에 대하여」라는 연구업적의 결론이 키리하라(桐原), 백(白) 양인의 이름으로 기록되어 있습니다. 이어서 백교수님은 「인혈혈형(人血血型)의 유전 및 그 유전가설에 대한 비판」 및 「수혈에 대하여」라는 종설을 『경성의전유린(京城醫專有隣)』지에 싣기도 하였습니다. 또 1931~35년 4년간에 시행한 수혈 161례의 검토가 있고, 간접수혈법과 직접수혈법(Delecker 및 Rotanda 수혈기로 시행, 50~100㎖ 용량) 등이 외과학교실의 업적으로 『경성의전기요(京城醫專紀要)』(1937년)에 소개되어 있습니다. 당시의 외과 강사 장기려님의 해명에 의하면 교수회의 석상에서 백교수님이 수혈의 필요성과 공혈자의 제도를 설명하여 교수회의의 승인을 얻어 수혈협회를 외과교실 내에 두게 되었는데, 이것이 이 분야 국내 최초의 것이 될 것입니다. 공혈자(供血者)는 선전 모집하여 협회에 등록시키고 외과에서 필요할 때 혈액형이 맞는 공혈자(가족에 공혈자가 없을 때)를 호출키로 되어 있는데, 애써 매혈 형식을 취하지 않고 외과교실 관할하에 사례 형식을 취하여 처리하였다고 합니다. 이 시기에 서울 시내에 종합병원이 4,5개소 있었으나 경성의전의 백교수처럼 복강내 대수술(위 절제, 위장 문합 吻合, 위 적출 등)을 실시하지 않았기 때문에 수혈의 필요성이 거의 없었다고 합니다.

이런 사연들과 연관하여 지금 생각하여보니 우리가 외과총론 강의를 받을 때 백교수님이 혈액형과 수혈에 대한 강의에 많은 시간과 열의를 보이셨음을 새삼스러이 느끼게 됩니다.

… 사변 후에는 의원(醫員) 윤덕선을 미군 121야전병원에 파견하여 수혈에 관한 수련을 받게 하고 돌아와서 1954년에 민간병원으로는 최초로 백병원에 혈액고(血液庫)를 설치하였음은 백교수님의 문하생들이 수혈 우선 전통을 이어받은 연고로 생각되기도 합니다. 이 혈액고의 설치 문제는 사변 전부터 논의가 되어 이론적이며 실제 기술적인 자문은 그때 백병원 일우에 우거하고 계시던 서울의대 미생물학 교수이며 면역학자인 기용숙(백교수님의 애제자)님의 자문이 컸었습니다. 사변 피난중 해군 병원선에서 1952년 기교수가 송호성 등 여러 소장 군의관들을 데리고 혈액고 설치와 운영에 애쓰시던 모습이 필자에게는 아직도 눈에 선합니다. (전종휘, 「賀辭」, 『한국헌혈운동사』, 1990년)

백병원은 전국 도처에서 수많은 환자들이 몰려들어 항상 성시를 이루었지만, 중요한 정치적 사건들에도 관여하게 되었다. 그러한 사정을 전현오는 다음과 같이 전한다.

그 당시에 대학병원 몇개가 있었을 뿐 개인병원은 별로 없었기는 했지만 외과라면 백병원을 연상케 할 정도였죠. 이로 인해 정치적 초창기에 일어난 정계 거물들의 암살사건이나 피습사건이 일어나면 뉴스의 초점은 백병원으로 모이기가 일쑤였습니다. 그렇기 때문에 기자들은 매일 한번씩은 백병원엘 들르곤 했죠. 지금 생각나는 사건들을 손꼽자

면 장택상씨 피습사건 때 장씨가 입원치료를 받았고, 장덕수씨가 백병
원에서 돌아가셨으며, 그외에 박일언 사건, 김호기 사건 등 많았습니다.
(『후생일보』, 1975년 6월 4일)

그리고 1949년 6월 김구 선생이 피격당했을 때도 백병원의 김희규
와 김현오가 달려가 사후처리를 하였다고 한다.

정치인과 사회활동가·문화운동가로서의 백인제

백인제는 해방된 이 땅에서 의학자와 의료계 지도자로서 자신의 역
량을 십분 발휘하였다. 경성의학전문학교의 재건과정과 서울대학교 의
과대학의 탄생과정에 큰 몫을 하여 우리나라 의학교육과 연구의 든든
한 토대를 마련하였다. 또 대한외과학회의 초대-3대 회장으로 우리나
라 외과학 발전에 크게 기여하였으며, 각급 의사회의 탄생과 초기 운
영에 핵심적으로 관여하기도 하였다. 그뿐만 아니라 자신의 전재산을
쾌척하여 재단법인 백병원을 설립함으로써 바람직한 의사상(像)을 제
시하는 위업을 이루었다.

해방 공간에서 백인제의 역할은 거기에 그치지 않았다. 그는 세속적
인 의미로는 큰 성공을 거두지 못하였으나 정치적으로 적지 않은 활약
을 하였고 또 흥사단의 열성적인 지도자로 도산과 자신의 이념을 현실
화하는 데 헌신하였다. 백인제가 그러한 활동들을 하지 않았더라면 한
국전쟁중의 피납이라는 개인적·가정적·사회적 비극은 없었을지도 모
른다. 그러나 백인제는 자신의 이상을 구체화하기 위하여 몸과 마음을
아끼지 않았다. 그러한 정치적·사회적 활동이 의학과 의료의 발전과
무관하지 않다고 생각하였다. 따라서 정치인과 사회활동가로서의 백인
제와 의료계 지도자 백인제를 모순된다고 여길 필요는 없을 터이다.

백인제는 정치사상적으로 투철한 반공주의자였다. 그렇다고 모든 진보적인 생각을 배척하는 수구적 보수주의자는 아니었다. 그의 정치활동을 가까이에서 지켜보고 도왔던 조카 백낙환에 의하면 백인제는 중간파에 가까운 성향을 나타냈다고 한다. 김성수(金性洙) 등 한국민주당 계열 사람들과 개인적인 친분이 깊었고 또 그 당에 소속한 적도 있지만, 백인제는 한때 신진당(新進黨) 쪽 사람들과 더욱 가까웠던 것 같다. 그러나 백인제가 1948년의 정부수립을 위한 5·10총선거에 출마하였는데 신진당은 끝까지 그 선거를 거부한 점으로 보아, 늦어도 총선거 무렵에는 백인제와 신진당은 결별하였을 것이다. 이 신진당(New Progressive Party)에 대해 당시 미군의 정보보고서는 정치적 성향을 'Political Category M'(중도계)이라고 분류하면서 "당원수 1000명, 1946년 9월 16일 창당, 대중적인 세는 크지 않으나 영향력은 그에 비해 크다"고 평가하고 있다.

『동아일보』는 신진당의 창당과 관련하여 "신진당 결성식, 9월 15일에 거행 예정. 재미한족연합회, 신한민주당(金朋濬), 청우당, 조선혁명당(金敦), 신한민족당(金麗植), 국민당, 삼우구락부, 무소속 등의 합당준비위원회에서는 신진당 결성준비위원회를 조직하고 결성을 준비해 오던바 드디어 오는 15일 하오 1시부터 천도교 대강당에서 결성대회를 거행하기로 되었다 한다"(1946년 9월 11일자), "신진당 결성대회는 15일 하오 1시부터 시내 경운정 천도교 대강당에서 하지 중장(대리), 러치 군정정관(대리), 김규식 박사 등 내빈 다수와 천여 당원 참석하에 성대히 거행되었다"(9월 17일자)라고 보도하고 있다. 이로써 신진당은 김규식 등 중간파와 가까우며 재미(在美)인사들이 참여한 정당이라는 사실을 알 수 있다. 그리고 "반탁운동과 3상회의 전면지지 운운하는 것은 양자가 다 독립의 길을 가로막는 자멸행위이니 각 정당단체는 의견을 일치하고 협력적 공동전선을 취하여 독립전취를 도모할 것이다. 각 정당단체가 일치협력한다면 미소공위는 속개될 것이요, 임정수립과

동시에 탁치문제는 자연 소멸될 것이다"라는 신진당 선전부 담화(1947
년 1월 15일자)에서 당의 노선을 파악할 수 있다.

신진당과 백인제의 구체적인 관계를 말해주는 문건은 발견되지 않
고 있다. 따라서 위의 선전부 담화 등에 대한 백인제의 견해도 파악할
수 없는 형편이다. 한때 백인제가 신진당 활동에 참여하였다 하더라도
앞에서 언급하였듯이 백인제는 총선거에 참여함으로써 신진당과 완전
히 결별하였다. 백인제는 자신이 선거에 출마하였을 뿐만 아니라 아래
와 같이 5·10선거의 정당성과 총선 불참의 잘못됨을 적극적으로 주장
하고 나섰다. 선거를 한달 남짓 남겨둔 1948년 4월 3일과 4일『동아일
보』1면에 실린 이 논설을 통해 백인제의 정치사상과 노선을 분명하게
파악할 수 있을 것이다.

총선거에 대하여 국민에의 제언 (상)

나는 정치인도 아니요, 경세적 OO도 없는 일개 의사에 불과하다. 그
러나 해방 후 오늘 도탄에 빠져 생사의 기로에서 헤매는 우리 민족의
이 딱한 운명과 난마같이 어지러운 조국의 정세를 생각할 때, 실로 가
슴에 사무쳐 넘치는 우국지심을 참을 길이 없다. 그리하여 이 중대한
운명 타개의 열쇠라고 OO해 의심이 없는 이번 총선거에 대하여 나는
사랑하는 삼천만 동포에게 흉금을 솔직하게 털어 O언의 제언을 하지
않을 수 없다.

이번 총선거는 남조선단독선거도 아니고 남조선군정 수립을 전제한
그런 선거도 아니다. 이번 선거야말로 우리 민족 오천년사에 있어 처음
으로 가지게 된 전무한 그리고 아마 후무하리라고도 할 전민족의 총의
를 공공연하게 또 정당하게 세계에 표시한 선거이다. 세계 열방의 공약
으로 또한 열방 대표의 직접 감시 아래 조선민족은 무엇을 원하느냐,
어떠한 성격, 어떠한 형태의 국가를 원하느냐는 것을 가장 자유롭게 표
시할 기회는 이제 온 것이다.

그러나 불행히도 공산주의의 철의 장막이 일부 주구들의 입을 통하

여 공공정정한 대도를 막으려고 단선이니 군정이니 국가민족의 영구분열이니 하고 예의 타도 이승만, 김구 식의 상투선전의 자행이 있음을 볼 때 실로 통분함을 금치 못하거늘 하물며 일부 애국지사들 가운데서까지도 이 선거의 진의를 곡해하고 이를 반대 내지 방해하려는 기세가 있음은 이 얼마나 안타깝고 야속스러운 일이랴! 나 같은 필부가 잠을 못 자고 이런 말을 하지 않을 수 없게 되는 이 심정, 이 심정을 삼천만 동포여! 아! 동포여! 과연 헤아릴 이 있는가?

여러분! 우리 민족이 사십년 전에 이준 열사 등의 밀사를 해아[헤이그]에 보낸 것은 무엇 때문이었으며 삼십년 전에 우리 민족이 3·1독립 시위운동을 거족적으로 일으킨 것은 무엇 때문이었던가? 그때의 국민총의 표시가 얼마나 무리스럽고 불구한 조건이었음에도 우리의 불 같은 그 반일총의를 세계 인사에게 알리려고 하였던 것이 아니었던가? 그 무리 그 불구한 운동이 오늘의 해방의 원동력이 된 줄을 응당 모르실 리 없으련만 어찌하여 이번의 이 합리적이요 합법적이요 또 국제공약으로의 자유로운 이 절호한 기회를 놓치려 하는가, 피하려 하는가? 그리하여 그 결과로 국운을 공산주의자의 전횡, OO에 맡기려는가? 공산주의의 노예가 됨이 제국주의의 노예이었던 것보다 몇층, 몇배의 더한 불행임을 모르는가? 혹자가 말하는 외력 의존의 위험을 의구하는 나머지 쇄국고립의 백년 전에도 난중지난이었던 조선반도만의 세계를 꿈꾸는 듯한 대경세론을 토하는 이가 있음을 볼 때 조선의 근세사적 악몽이 이런 착각을 빚어내는 원인도 됨을 모르는 바 아니나, 냉연히 재사일사(再思一思)하라. 국제적 제약에 순응하여 입국(立國), OO의 방략을 타개함이 어찌하여 외력 의존이라고 그렇게도 좁게 이해하는가? 이번 국제적 공약하에서 전개되는 자유선거가 어찌하여 외력 의존의 위험이 되는가? 선거된 인민대표의 총의에 따라 정부를 세우고 국군을 세우고 비국가적 OOOOOO를 해방시키고 정권을 접수하고 위국련[UN]의 승인을 얻어 그 일원이 되려는 이 코스에 어떠한 점이 못마땅하고 무엇이 의구스럽단 말인가?

총선거에 대하여 국민에의 제언 (하)

조선의 애국자여! 이 코스에 반대나 의구가 있다면 이는 공산주의자들일 것이다. 만일 공산주의자 이외의 국민으로서 이에 반대나 불평이 있다면 이는 부끄러운 일이나 봉건사상의 꿈을 깨지 못한 전제정치, 양반정치를 몽상하는 비민주주의적 인사로 볼 밖에 없을 것이다.

그리고 또 혹자는 말하기를 이번 선거는 공평치 못할 것이다. 간섭이 노골, 강력할 것이다. 유산자류의 매수가 성행할 것이다. 이런 선거에는 반대라고 떠든다.

여러분! 반대하시기 전에 선거의 진의를 철저히 생각하셨는가? 비밀, 자유투표의 참 가치를 좀더 엄밀히 생각하시지 않으려는가? 보선 [보통선거]이란 이런 조O한 아희(兒戱)가 아니다. 인류가 습득한 가장 고귀하고 OO한 자유민의 공권행사이다. 삼천만의 양심을 어찌 금전으로 일일이 살 수 있는가? 투표소의 신성비밀을 뉘라서 간섭할 도리가 있다고 보는가? 조선인민이 이렇게도 우매, 안O하다고 그대들은 보는가? 그렇다면 그대들 자신이 비민주주의에 사로잡혀 있음이 아닌가? 자겁(自怯)하고 회피하려는 비열한 심사에서 나온 기우 아님을 해명할 수 있는가?

만일 이번 선거에 성공을 못한다면 이번 기회를 놓치는 날에 올 우리의 암담한 운명을 상O하여보자.

지금 세계의 현실, 국제의 정세가 과연 어떠한가? 민주주의와 전체주의의 첨예한 위기, 이야말로 인류의 가장 큰 비극이 아니고 무엇이랴! 그러나 이것은 현실이다. 엄연한 사실이다. 우리는 이 지구의 일부에서 떠날 수 없는 한, 이 세계적 현실을 무시할 수 없다. 회피할 도리가 없는 것이다. 우리보다 강하고, 지(智)하고, 대(大)한 여러 민족과 국가도 이를 초월하지 못하고 무시하지 못함을 직시하라. 영국, 불국(佛國)의 양대 전승 문화국도 이러한 예에서 벗어나지 못하였다. 더구나 몽매에도 잊지 못할 우리의 적이었던 패전국 일본을 보라. 국제정세에 현명하게 순응할 태세를 급급히 정비하고 있지 아니한가?

동포여! 만일 불행하게도 우리의 정부, 우리의 주권을 세울 새 없이

전화가 터진다면 우리의 운명은 과연 어찌될 것인가? 국토, 인민은 참
전권, 발언권 없는 전장이 되고 O군이 된 전철의 수배되는 비참을 초
래할 우려가 없다고 그 뉘가 보장할 수 있는가?

석일(昔日)의 루스벨트[을사조약 당시의 미국 대통령 테오도어 루즈
벨트]가 노제(露帝, 러시아 제국)의 확대를 방지키 위하여 우리를 일적
(日敵)에게 위여(委與)하던 기억이 새롭다. 금일의 모모가 적로(赤露,
소련)의 진출을 막기 위하여 무엇을 할지 뉘가 알 것인가? 생각만 하여
도 모골이 송연치 않는가? 우리도 우리를 위하여 인류를 위하여 민주
주의의 OO를 위하여 역할을 하자. 역할을 감당할 태세를 취하자.

총선거에 성공하자. 그리하여 정부를 세우자. 국련[UN]에 참가하자.
그리하여 세계평화에 기여하자. 불행히도 만일 전화가 터진다면 민주
주의를 위하여 싸우자. 그리하여 이기자. 이것만이 유일한 우리의 진로
이다.

백인제는 스스로 그 정당성을 강력히 주장한 5·10선거에 무소속으
로 서울 중구선거구에서 출마하였다. 우리 역사상 최초인 이 총선거에
는 의사들도 많이 출마하였다. 그리하여 이 제헌국회를 구성하기 위한
선거에서 다음과 같이 의사 당선자가 9명이 나와 1960년 4월혁명 후
제5대 선거의 11명 당선 다음으로 많은 숫자를 기록하였다. 송봉해(宋
鳳海, 대한독립촉성회, 전남 해남), 신현돈(申鉉燉, 대한독립촉성회, 전북
무주), 권병로(權炳魯, 대한독립촉성회, 경북 예천), 최규옥(崔圭鈺, 대한
독립촉성회, 강원 춘천), 조영규(曹泳珪, 한국민주당, 전남 영광), 이영준
(한국민주당, 동대문을), 원장길(元長吉, 대동청년단, 강원 강릉갑), 홍순
옥(洪淳玉, 무소속, 충북 청원갑), 이범교(李範敎, 무소속, 경북 영천을).
그러나 당선자와 낙선자를 통틀어 의사로서 가장 유명했던 백인제는
낙선하였다. 선거결과를 보면 총 9명 출마자 중 한국민주당의 윤치영
이 14,110표로 당선되었고, 백인제는 박정근의 4,924표에 이어 2,773표
를 기록함으로써 3위에 머물렀다. 백인제는 당선을 장담하였지만 선거

결과는 호언과는 큰 차이가 나는 것이었다.

　백인제가 중구에서 출마하였던 것은 그곳에서 7년 남짓 병원을 운영해왔던 점과 더불어 관내에 이북에서 월남한 사람들이 많이 살고 있었기 때문이다. 『동아일보』에 위의 논설을 게재한 날인 4월 4일 공식적으로 출마를 선언한 백인제는 동생인 백붕제 변호사를 선거사무장으로 삼고, 조카 백낙환 등을 선거운동원으로 하여 득표활동을 벌였다. 신문에 게재된 다음의 지지광고들을 보면 당시 백인제의 지지기반이 주로 동향인이었음을 짐작할 수 있다. "중구 입후보자 백인제 박사를 추천함. 정주군민회, 오산동창회"(4월 18일), "백인제 박사 지지 결의. 영락교회 면려(勉勵)청년회"(5월 8일), "백인제 박사를 절대지지함. 서청(西靑)중구지부, 압록강동지회, 대동강동지회, 서청(西靑)남대문지부, 서청(西靑)진룡지부, 서청(西靑)압록강지부"(5월 9일).

　선거에 뛰어든 백인제의 모습을 20여년 지기인 주요한(朱耀翰)은 다음과 같이 술회하고 있다.

　　하루는 반도호텔 앞에서 '백박'을 만났다. 선거연설에서 돌아오는 길인 것 같았다. "잘되어가느냐?"고 물었더니 몇마디로 "잘되어간다"는 자신있는 대답인데 목이 꽉 쉬어서 잘 알아듣기 힘들었다.

　　그의 선거운동은 정견발표에 중점을 둔 것 같았고 소위 금전공세니 모략선전 등에는 능하지 못한 것 같았다. 몰라서 그랬다는 것보다도 차라리 인격적인 면에서 떳떳하지 못한 방법을 배척했던 것 같다.

　　투표날은 자신있게 가회동 자택에서 이미 음식을 차려 당선축하 준비까지 하고 있었는데, 밤늦게 발표된 결과는 앞서 말한 정객에게 패배하고 말았다. 아마도 그에게는 평생에 처음 당하는 실패의 경험이었을 것이다. (「잊을 수 없는 사람—한국외과학계의 태두 백인제」(4), 『신아일보』, 1975년 6월 19일)

백인제는 그뒤 다시는 선거에 출마하지 않았다. 그로서는 유일한 기회였던 1950년의 5·30총선에 나서지 않았던 것이다. 그러나 백인제가 현실정치에 전혀 관심을 두지 않은 것은 아니었다. 낙선 직후인 1948년 6월 최능진(崔能鎭), 안동원(安東源), 김명연(金明演), 이용설, 여행열(呂行烈), 정인경(鄭仁景), 윤석진(尹錫鎭) 등 일부 흥사단원과 서북인들 그리고 미국 유학생들을 중심으로 서재필을 초대 대통령으로 추대하는 운동에 백인제는 적극적으로 참여하였다. 서재필 스스로 그러한 움직임에 대해 사양하는 태도를 분명히함으로써 일종의 해프닝으로 끝나고 말았지만, 백인제는 의료계의 대선배이자 독립운동가와 계몽교육가로서 일찍부터 숭앙해 마지않던 서재필을 우리나라의 첫번째 대통령으로 옹립하고자 했다. 당시 가장 유력했던 이승만이 아니라 자신의 이상에 가장 가깝다고 여긴 서재필을 민족의 지도자로 모시려 했던 것이다. 우리는 이러한 모습과 앞으로 살펴볼 흥사단 활동 등을 통해 현실추수형이라기보다는 이상추구자로서의 백인제를 만나게 된다.

백인제가 공산당의 미움을 사게 되고 또 나중에 납북되는 한가지 이유가 되는 일이 벌어졌다. 그것은 '조선 정판사(精版社) 사건' 심리과정에서 고문 여부가 크게 문제가 되었을 때 백인제가 감정인으로 그 재판에 관여하면서 생긴 것이다. '조선 정판사 사건'이란 1946년 5월, 혼란기를 틈타 남한의 경제를 교란하고 또 당의 경비를 조달할 목적으로 조선공산당이 일으킨 지폐위조 사건을 가리킨다. 공산당 기관지를 발행하던 해방일보사 권오직 사장과 이관술은 일제 말 조선은행권을 인쇄하던 치까자와(近澤)인쇄소의 후신인 조선 정판사 박낙종 사장과 송언필 부사장에게 위폐제작 임무를 맡겼는데, 거기에 따라 총액 1,200만원의 위조지폐를 시중에 흘렸다가 경찰에 발각되어 권오직과 이관술을 제외한 피의자 전원이 체포된 사건으로, 미군정 당국이 공산주의자에 대하여 강경책을 펴게 된 계기가 되었다.

1946년 7월 29일의 제1차 공판에서부터 고문에 의한 허위자백 여부를 둘러싸고 검찰과 변호인단 사이에는 치열한 논쟁이 벌어졌다. 8월 17일 오전 10시에 개정된 제14차 공판에는 피고들의 상처의 감정인으로서 외과의 최고 권위인 백인제와 안과의 권위인 공병우가 출두하여 피고들을 진찰 감정하고 감정서는 추후 서면을 통해 재판부에 제출하기로 하였다. 그리하여 9월 2일 제출된 감정서에서 백인제와 공병우는 고문의 흔적을 전혀 발견할 수 없다고 하였다. 이에 따라 고문을 받았다는 피고인들의 주장은 재판부에 의해 배척되는 결과가 초래되었다. 이때부터 공산당은 백인제를 적대적인 인물로 대하였을 것으로 짐작된다. 또한 백인제가 해방 초기에 보였던 유연성이 줄어들면서 점차 우경화한 것도 이러한 경험과 관련이 있을지 모른다.

백인제의 생애를 이해할 수 있는 가장 중요한 열쇠 가운데 하나가 흥사단이다. 백인제가 안창호의 직·간접적인 영향 아래 있던 오산학교를 다닌 사실, 그곳에서 이승훈과 이광수를 만나게 된 점, 특히 이광수와는 그 이래 평생의 지기가 된 일, 상해 망명 시절 안창호의 비서생활을 하기도 한 열렬 흥사단원 유상규가 경성의학전문학교 외과의 의국원으로 있었던 사실 등등 백인제와 흥사단과의 관련을 시사하는 대목은 너무나 많다. 그 정도가 아니라 백인제는 해방 뒤에 흥사단의 최고위 간부인 의사부장(議事部長)을 지냈으며 납북될 때도 의사부장 자격으로 흥사단 동지들과 함께 있었다.

백인제가 일제시대부터 흥사단의 정신을 따르려 했다는 사실은 많은 제자들이 증언하는 바이다. 아래는 장기려의 말이다.

나의 경의전 졸업(1932년) 앨범에는 백선생님께서 쓰신 무실력행(務實力行)이라는 휘호가 있어 나도 자주 이 어휘를 선생님을 본받아 잘 씁니다마는 이것과 인술제세(仁術濟世)의 낱말들은 안(安) 도산 선생님께서 즐겨 쓰시던 용어였다고 생각됩니다.

이 시절 백인제, 장기려 등과 고락을 함께 하였던 흥사단원 유상규의 모습을 이광수의 글을 통해 살펴보자.

도산의 이 우정을 그대로 배운 사람이 하나 있었으니 그것은 유상규였다. 유상규는 상해에서 도산을 위하여 도산의 아들 모양으로 헌신적으로 힘을 썼다. 그는 귀국하여 경성의학전문학교 강사로 외과에 있는 동안 그는 사퇴(仕退) 후의 모든 시간을 남을 돕기에 바쳤다. 의술로는 돈 아니 받는 왕진에 골몰하였고 무엇이나 친구의 일이면 분주하였다. 그는 1개년에 겨우 20일 휴가를 어떤 병든 친구의 병 간호에 바쳐버렸다. 그는 의학박사의 학위를 얻고 큰 병원을 손에 넣어 그해 가을이면 개업한다던 7월에 단독(丹毒) 환자 치료중에 감염되어 아깝게도 별세하였다. 그때는 도산이 대전에서 출옥중이라 몸소 장의 전반(葬儀全般)을 주장하였거니와 경성에서 처음이라고 할 만큼 회장자(會葬者)가 많았다. 그들은 재물이나 세력의 힘에 끌린 회중이 아니요, 모두 고인을 사랑하고 그에게 감사하는 동지와 친우들이었다. 도산의 비탄으로 초췌한 용모는 말할 것도 없거니와 고인의 은사인 대택(大澤) 교수의 조사 낭독도 떨리는 음성이었다. 이 장의가 이렇게 성대한 것을 일본 관헌이 의심하여서 이것도 동우회 사건의 한 죄목이 되어 있었다.

(이광수, 『도산 안창호』에서)

유상규는 백인제와 같은 해에 경성의학전문학교에 입학하였으나 중국에 망명하여 독립운동을 하느라고 결국 백인제의 제자가 되었다. 백인제는 외과계의 후배이자 동료이면서 사상적으로 동지인 유상규를 끔찍하게 사랑했다. 그러던 유상규가 1936년 발가락의 세균 감염증으로 세상을 떠나게 되었다. 유상규의 죽음을 애통해하던 백인제의 모습을 흥사단 활동의 동지이던 주요한은 다음과 같이 기술하였다.

　유군이 졸업하면서 백박사의 둘도 없는 조수가 되었고 백박사는 그
와 함께 독립한 병원을 세우기로 계획했다. … 불행히도 유군은 발가락
의 세균 감염으로 백박사의 정성 쏟은 치료도 효험 없이 세상을 떠났
다. 당시에는 아직 항생제가 발견되지 않았으므로 유군을 잃은 그는 몇
해 뒤에 새로 들어온 페니실린병을 들고 "유군이 몇해 뒤에만 그 병에
걸렸어도 거뜬히 치료되었을 텐데, 그것을 기다리지 못하고 죽었느냐"
고 넋두리하는 것을 필자는 지금도 생생히 기억하고 있다. (주요한, 「잊
을 수 없는 사람─한국외과학계의 태두, 백인제」(2), 『신아일보』, 1975년
6월 17일)

　백인제가 안창호의 사상과 정신에 감복하여 그의 뒤를 따르기로 결
심한 것은 매우 오래되었을 것이다. 그러나 백인제가 정식으로 흥사단
원이 된 것은 훨씬 뒤인 해방 직후의 일이다.
　백인제의 흥사단 단우번호(團友番號)는 1102번이다(『흥사단 오십년
사』, 대성문화사 1964년, 341면). 흥사단의 회원(단우)은 통상단우, 예비
단우, 특별단우로 분류되는데 백인제는 정회원에 해당하는 통상단우였
다. 그리고 그 단우번호로 백인제의 흥사단 가입 시기를 추정할 수 있
다. 즉 단우번호 1~311번은 창단기부터 해방 직전까지 미주 본부와
원동위원부(중국)에서 가입한 회원에게 부여된 번호이며(311번부터
1000번까지는 없음), 1001~1091번은 해방 전에 미주나 원동에서 입단
을 하였지만 서약식을 갖지 못하였거나 그밖의 사정으로 등록되지 않
은 회원과 수양동우회 회원들에게 부여된 번호이며(1092번부터 1100번
까지는 없음), 1101번부터는 해방이 된 뒤 우리나라에서 입단하여 회원
이 된 사람들에게 부여된 번호이다. 따라서 백인제는 해방이 되고 나
서 정식회원이 되었으며, 그 번호가 두번째인 1102번인 것으로 보아
해방 뒤 가장 먼저 흥사단 단원이 된 사실을 알 수 있다.
　참고로 안창호의 단우번호는 4번, 조병옥(趙炳玉)은 46번, 장이욱

(張利郁)은 71번, 최능진은 89번, 이광수는 103번, 주요한은 104번, 손정도(孫貞道)는 109번, 유상규는 116번, 차이석(車利錫)은 134번, 백낙준은 161번, 이강(李剛)은 191번, 이용설은 194번, 오천석(吳天錫)은 195번이다. 그리고 김여식(金麗植)은 1002번, 김붕준(金朋濬)은 1013번, 노진설(盧鎭卨)은 1051번, 유억겸(兪億兼)은 1069번이며, 정일형(鄭一亨)은 1113번, 문봉제(文鳳濟)는 1131번, 이학송(李鶴松)은 1141번, 허태영(許泰榮)은 1144번이다.

이러한 사실로 미루어볼 때 백인제는 일제시대에 흥사단에 대해 심정적인 동조는 하였을지언정 단원으로서의 활동을 하지는 않았을 것으로 생각된다. 그리고 안창호가 동우회 사건으로 체포되어 서대문형무소에 수감중 신병으로 가석방되어 경성제국대학 부속의원으로 옮겨졌다가 1938년 3월 10일 병사하였을 때 백인제가 장례를 주선하였다는 항간의 설(이 책 끝머리의 김희규의 '초대 원장 백인제 박사 탄생 백주년에 즈음하여' 참조)도 근거가 뚜렷하지는 않다. 그러한 사정에 대해 가장 잘 알고 있을 이광수의 『도산 안창호』와 흥사단에서 공식적으로 펴낸 『흥사단 오십년사』등 어느 곳에도 항간의 설을 뒷받침할 만한 기록이 없는 것이다. 대신 『흥사단 오십년사』는 안창호의 사망과 관련하여 다음과 같이 적고 있다.

1938년 3월 10일에 도산 선생은 그 고난과 영광의 생애를 마쳤다. 국내의 흥사단 조직이었던 동우회 사건으로 일본 관헌에 의하여 동지 2백여명이 투옥되고 동우회는 강제로 해산을 당했으며, 도산 선생은 옥중에서 중병으로 신음하다가 보석되어 서울대학병원[경성제국대학 부속의원]에 입원중 마침내 외롭게 별세했다. 입원가료중에는 동지들의 문병도 금지되었고 가족들은 멀리 미국에 있었기 때문에 임종 때도 외로웠던 것이다.

일본 관헌은 병든 도산 선생을 두려워했을 뿐 아니라 사후의 장의식

까지도 두려워하면서 무도한 탄압으로 동지들의 장의식 참가를 억제했
다. 따라서 국내에서는 추도회를 가질 수가 없었다. 그러나 흥사단 본
부가 자유롭게 활동하던 미주 동지들은 이 비보를 듣고 단우와 재미교
포가 모두 통곡하고 모여서 3개월간의 상을 입으며 비장한 추도식을
거행했다. (『흥사단 오십년사』, 98면)

그것과 관련하여 주영재는 인터뷰에서 다음과 같이 말하고 있다.

　(문) 선생님 학생 시절일 텐데 도산 안창호 선생이 돌아가셨지요. 그
때 장례를 백인제 선생님이 주선을 하셨다고 하는 이야기가 있는데요.
　(답) 그때 사회적 여건으로 보아서 백인제 선생이 주관하거나 주선
했다고 볼 수는 없어요. 왜 그런가 하면 체면이 있으니까요. 소위 관립
학교 교수로 있는데, 그건 어렵다고 봐요.
　(문) 공식적인 직함을 가진 건 아니더라도, 실제적인 일을 백선생님
이 하셨을 가능성은 있습니까?
　(답) 그건 내 잘 모르겠어요. 그러나 그땐 그런데 참석할 처지가 못
됐어.

백인제가 특히 인생의 후반에 열과 성을 다하여 헌신하였던 흥사단
은 어떤 역사와 성격을 가진 단체인지, 흥사단의 공식적인 기록을 통
해 알아보자.

　우리 민족의 부흥 발전을 위해서는 국민의 자질혁신(資質革新)을 선
결조건으로 삼아야 한다는 이념을 높이 들고 도산 안창호 선생이 흥사
단을 창립한 지 50년이 되었다.
　반세기 동안 걸어온 자취를 돌아보면 가시밭길이었다. 노일전쟁 직
후 국내에서 조직되었던 청년학우회(靑年學友會)는 합병과 동시에 강
제 해산되었으며, 그후[1914년] 미국의 망명지대에서 창설된 흥사단은

수가 많지 않은 재미교포간에서 양적으로 발전될 바탕이 없었다.

기미독립운동 이후 도산 선생이 중국으로 건너가게 되매 상해에서 원동임시위원부(遠東臨時委員部)가 발족하였으나 거기서 역시 많은 수확을 기대하기 어려웠던 것이다.

춘원 이광수가 상해에서 입단한 지 얼마 안 되어 본국으로 돌아와 1922년 전후에 민족개조론(民族改造論)을 잡지에 발표하니, 흥사단의 기본 이념이 비로소 식자들 앞에 공개되었다. 그러나 당시 정치적으로 사상적으로 흥분상태에 있는 국민들에게, 무실역행(務實力行)의 교의는 너무도 우원하고 이상적인 것으로 인정되었다. 뿐만 아니라 그뒤에 조직된 수양동우회(修養同友會)는 일본 관헌으로부터 민족주의자의 집결체요 배일단체라고 감시를 받게 되니, 특별한 용기와 자각이 강한 사람 이외에는 참가할 수가 없었으므로, 단체적인 발전을 기대하기 어려웠다.

1937년 일본이 태평양전쟁을 개시할 무렵, 회원은 총검거되고, 단체는 강제 해산되었고, 더구나 도산 선생이 옥중에서 병을 얻어 보석중에 장서(長逝)하니, 본단은 치명적인 상처를 입었던 것이다. 일본군의 양자강 진격으로 본단 원동위원부조차 궤멸된 후로는, 오직 도산 없는 미주 나성[로스앤젤레스]의 단우들이 남은 진터를 지키면서, 권토중래를 기다리기 근 10년이었다.

조국이 해방된 후 본단은 그 본부를 서울로 옮기어, 자유스러운 분위기에서 전체 국민을 상대로 사업을 추진하려 하였던바, 6·25동란으로 또다시 많은 재산과 인물의 손실을 보았던 것이다. 불사조처럼 다시 일어날 줄 아는 본 단은, 휴전 이후 미주위원부의 적극적 후원으로 서울본부를 재건하였으며, 비록 도산은 가고 없으나 그 훈도를 받은 제자들이 굳게 뭉쳐 민족 부흥의 기초사업 추진에 재출발하게 되었다.

그러나 당시의 정치적 현실은 급속히 독재적 방향으로 흐르게 되어, 권력에 아부하지 아니하는 자는 일체 반정부분자라 하여 무형의 탄압을 받게 되었고, 진실과 정의에 살려는 본단의 정신은 집권자의 미움을 사게 되었다.

그러한 중에서도 본단은 모든 곤란을 무릅쓰면서 혹은 출판사업으로 혹은 정례 교양강좌 및 청년 훈련사업으로 비교적 활발한 활동을 계속하여왔고, 또 청년과 학생층에서 공명하는 자들이 계속하여 본단의 문을 두드리게 되었었다.

… 20세기 상반기의 민족독립운동의 커다란 물결 속에 도산의 국민 자격향상의 부르짖음이 있었다는 것은 하나의 의미 깊은 역사적 사실이요, 그러한 이념에 기초를 둔 단체운동이 모든 역경 속에서 50년을 하루같이 지켜왔다는 사실만으로서도 그 이념의 가치를 알 수 있고, 우리 민족운동의 자랑거리의 하나가 된다고 생각한다. … (주요한, 「서(序)」, 『흥사단 오십년사』, 4~5면)

주요한이 말하는 흥사단 정신은 우리가 여러 차례 살펴본 것처럼 일찍부터 백인제에 의해서 실천되고 있었다.

해방으로 흥사단은 비로소 국내에서 활동할 자유를 얻게 되었다. 1945년 11월에 입국한 재미한족연합회(在美韓族聯合會)의 대표단 중에 흥사단 미주 본부의 송종익, 한시대, 김병연, 김성락, 전경무가 있었으며, 중국에서는 유진동, 김붕준 등이 돌아왔다. 12월 27일 서울의 조선신학교에서 국내외 단원이 모여 국내 조직 재건을 위한 회합이 열려 이 자리에서 국내위원부를 발족시키기로 결정하였다. 이때 선임된 국내위원부 위원은 미국에서 온 김병연과 김성락, 중국에서 온 김붕준과 유진동 그리고 국내의 장이욱, 김윤경, 김여식, 주요한, 허연, 김선량, 정일형, 박현환 등 12명이었다. 이때 단우번호 1113번인 정일형이 위원으로 선임된 사실로 보아 1102번인 백인제는 이 12월 27일 이전에 단원이 된 것으로 추정할 수 있다.

흥사단의 제1차 국내대회는 1946년 9월 28일 서울 종로의 기독청년회관에서 단원 79명, 각계 내빈 91명이 참가한 가운데 개최되었다. 그리고 제2차 국내대회는 1947년 10월 4,5일 이틀 동안 서울의 화광국민학교(和光國民學校) 강당과 창덕궁 비원에서 열렸다. 이 제2차 국내대회에서 백인제는 이용설, 주요한 등과 함께 국내위원부 상임위원으로 선임되었다.

제3차 국내대회는 정부수립 뒤인 1948년 10월 9일 서울 종로 기독교청년회관 대강당에서 400여명이 참가한 가운데 성대히 열렸다. 이 3차대회에서는 흥사단 본부를 국내로 옮긴다는 중요한 결정이 있었으며, 백인제는 의사부원(부장 장이욱)으로 뽑혔다.

미주 본부와 한국 내의 국내위원부가 이원적으로 존재하던, 제3차 국내대회 이전에는 국내위원부는 위원장이 전체 단무를 주재하는 방식을 취해 1946년은 김윤경이, 1947년은 장이욱이 위원장 일을 맡아보았다. 그러다가 흥사단 본부를 국내로 옮긴 1948년부터는 의사부(議事部), 이사부(理事部), 심사부(審査部) 등 3부서로 조직이 개편되었다.

앞에서 언급한 대로 백인제는 3차대회 때부터 의사부의 일을 담당하였으며, 1949년 10월 8일 서울 남대문예배당에서 개최된 제4차대회(중부대회)에서는 선임 부장 격인 의사부장으로 선출되어 납북될 때까지 흥사단의 핵심 간부로 활동하게 되었다. 이 기간 동안 백인제와 함께 의사부 일을 보던 사람으로는 선우훈, 김붕준, 백낙준, 김윤경, 정일형 등이 있다. 이 제4차 중부대회에서 백인제는 강론회의 사회를 보았으며, "대통령, 부통령, 각부 장관, 국회의원에게 진충위국(盡忠爲國)의 감사장을 보내자"는 동의안을 제출하여 가결시키기도 하였다. 이 대회에 이어 단세의 확장을 반영하는 남부대회가 10월 16일 부산 남일국민학교(南一國民學校)에서 열렸는데, 백인제는 이 자리에서 축사를 하였다.

일제시대 흥사단의 국내지부 격인 수양동우회에서는 1926년 5월 월간잡지 『동광(東光)』을 창간하였다. 이 사업은 수양동우회에서 주관하던 통속교육보급회운동과 보조를 같이하는 것이었다. 『동광』은 1927년 8월에 일단 휴간하였다가 1931년 1월에 속간되어 1933년 1월에 폐간되기까지 통권 40호를 발간하였다. 주요한이 주간을, 박현환이 경영책임을 맡았으며, 고문 격인 이광수가 본명과 필명으로 많은 집필을 하였고, 안창호의 글이 산옹(山翁)이라는 필명으로 가끔 실렸다. 그리고 『동광』이 폐간된 뒤로는 이광수의 주재하에 『동광 총서』두 권이 발간되기도 하였다.

1947년에 『동광』을 속간시키려는 노력이 있었지만 좌절된 뒤, 다시 1950년 4월부터 기관지 성격의 월간잡지를 복간하기 위한 활동이 활발히 전개되었다. 사장에 장이욱, 고문에 이광수, 백인제, 주요한, 주간에 김주홍, 편집에 김용제 등의 진용을 갖추고 6월 발간 예정으로 속간호 준비에 착수하였던 것이다. 그러나 속간호가 나오기 직전에 전쟁이 발발함으로써 제본중이던 잡지와 지형 그리고 편집중이던 다음호 원고는 몽땅 전화에 의해 재로 변하고 말았으며, 고문 이광수와 백인제는 납북의 비극마저 맛보게 되었다.

이 비극의 순간, 즉 백인제를 비롯한 흥사단 관련 인사들의 피체·납북과정을 『흥사단 오십년사』는 다음과 같이 요약하고 있다.

7월 19일, 본단 의사부장 백인제 박사는 숨어 있던 박현환 동지 댁에서 중부 내무서에 검거되었고, 박현환 동지는 흥사단 서류와 함께 연행되어서 종일 취조를 받았다. 이때 압수당한 본단 서류는 일지, 회의록, 도산 선생 언론집 원고, 백범 김구 선생 전기 원고, 도산전, 백범일지, 기타였다. 그후 박현환 동지는 흥사단우를 연락하라는 유도지시를 받고 석방된 기회를 타서 숨었으므로 화를 면했으나 서울이 점령된 기간에 단우로서 검거된 명단은 아래와 같다.

이광수(본단 이사원, 문학가), 백인제(본단 의사부장, 백병원장), 김진화, 김윤서(중앙농사개량원 고문), 송창근(조선신학교 교장), 김동원(본단 의사원, 전 국회부의장), 김백(조선산업진흥사 전무), 김붕준(전 입법의원), 김여식(본단 심사원, 교육가), 이명혁(이화여대 교수), 임효정(女, 사회사업가), 고봉경(女, 사회사업가), 오익은(조선전업회사 부사장), 오현준(전 강원도 상공국장), 신동기, 장덕로(목사), 김용월, 맹관호(비누공업사 사장), 박선제(국제손해보험사 사장), 박근영(전 검사, 변호사), 한동작, 윤재천(서울 혜화국민학교 교장), 유태경(전 사천군수), 김건후(대한중석회사 고문), 나창국(서울대학교 학생), 최효정(전 물자행정처 과장), 조영후(중앙임업시험장 사무관, 피살). 그리고 검거되었다가 나온 동지는 김홍서, 오경숙, 임무항. (294~95, 205~206면)

백인제의 흥사단 활동에 관한 서술을 마치면서 흥사단의 정치활동에 대해서 간략히 알아보자. 흥사단은 전통적으로 직접적인 정치활동에 일체 가담하지 않는다는 원칙을 지켜왔다. 그리하여 해방 뒤에도 "정치활동에 뜻이 있는 단우들은 개인적으로 대한신민당(大韓新民黨)을 조직해서 후에 신진당에 합치고, 혹은 한국민주당(韓國民主黨) 등 각 정당에 참가한 단우도 있었다"(『흥사단 오십년사』, 153면). 백인제가 한때 신진당에 참여했던 데는 이러한 배경이 있었다 할 것이다.

백인제는 이렇듯 외과의사와 병원경영자로서의 본업뿐만 아니라 정치가, 사회운동가로 눈코 뜰 새 없이 바쁜 나날을 보내면서 또 한편 문화사업에도 깊이 관여하였다. 즉 그는 해방 직후에 대표적인 출판사 가운데 하나인 수선사(首善社)를 경영하면서 많은 양서를 출간하고 수선서림(首善書林)이라는 서점을 여는 등 학문과 문예 진흥에도 큰 몫을 하였던 것이다. 출판인으로서의 백인제의 활약과 업적을 조성출의 증언을 통해 알아보자.

수선당(首善堂)을 병칭한 수선사는 주소 서울 명동 2가 57번지, 등록번호 494호, 대표 백인제로 1950년의 6·25전쟁 이전까지 양서를 활발히 출판한 굴지의 출판사였다. 소설가 계용묵은 오너인 백인제보다 6세 연하의 같은 평안북도 출신으로 편집의 책임을 맡고 있었다.

  … (백인제는) 8·15광복 이후에는 서울의대 외과 주임교수 겸 서울 의사회 초대회장과 대한외과학회 회장을 역임하면서 1947년 백외과를 재단법인 백병원으로 발전시켰다. 그와 동시에 출판사 수선사를 발족 시켜 문화사업에 적극적인 참여를 했다. 그뿐만 아니라 일제시대에 사법·행정의 고등문관시험 양과에 합격하여 전 조선에 수재의 성명을 떨쳤던 친동생 백붕제가 당시 변호사를 개업하고 있었는데, 그를 시켜 수선사 이웃인 명동 2가 45번지에 수선서림을 차려서 운영토록 했다. 한마디로 참으로 대단한 선각자 집안이었다.

  백인제의 수선사가 제일 먼저 정성을 들여서 상재한 책은 『서재필 박사 자서전(徐載弼 博士 自敍傳)』이었다. 이 책은 미국 펜실베이니아 에서 병원을 개업중 1947년 초에 남조선의 미군정장관의 초청으로 귀 국하여 과도정부의 최고 정무관이 된 서재필 박사가 구술하는 자신의 지나온 생애를 사학자로서 당시 경성여상(후일의 서울여상) 교장으로 재직중인 김도태(金道泰)가 받아서 쓴 것이었다.

  백인제로서는, 김도태는 동향에다 오산고보의 선배였고, 서재필은 의학계의 대선배에다 위대한 독립운동가라는 사실을 높이 사서 이 책 을 우선적으로 출판한 것이었다. 독자들의 참고가 될까 해서 당시 『서 재필 박사 자서전』을 광고한 수선사의 캐치프레이즈를 다음에 적어두 기로 한다.

  — 자유주의의 교과서! 조선 혁명운동의 선구자요 진정한 자유주의 의 투사인 서박사가 혁명운동에 몸을 바친 80 생애의 투쟁사를 한달 남짓에 걸쳐 구술한 산 기록이다. 한말 풍운의 거짓 없는 사실을 알려 거든, 또 자유주의의 이상이 무엇인지를 알려거든 모름지기 박사의 이 구술을 읽으시라. 더구나 역사가 김도태씨가 해박한 지식으로 문답을 해가면서 박사의 구술을 받아쓴 것이니 문자 그대로 금상첨화를 이룬 명저이다.

  … 출판 실적이 말해주듯 수선사는 양서의 범주를 벗어나는 책은 단 한 권도 출판하지 않았고, 또 1947년을 전후한 시기 남조선 전체 출판 건수의 3분의 2 가까이가 좌익 계통의 도서였으나 수선사에서는 단 한

권도 간행하지 않았다. 상호 그대로 '본보기' 출판사였던 것이다.

그런 양서의 산실이 6·25 전쟁으로 애석하게도 문을 닫고 말았다. 오너인 백인제와 백봉제 형제가 나란히 이북으로 납치되어갔기 때문이었다. 그것은 백씨 가문의 커다란 불행인 동시에 대한민국의 출판계·학계·문단의 불행이었다. (조성출, 「해방전후기를 대표하는 출판사와 잡지들」, 『책과 인생』, 범우사 1995년 9월)

조성출에 의하면 수선사는 3년도 채 안되는 짧은 기간 동안 다음과 같이 20권 가까운 양서를 출판하였다.

> 단행본: 김도태 저(서재필 구술), 『서재필 박사 자서전』
> 　　　　전영택(田榮澤) 저, 『유관순전(柳寬順傳)』
> 　　　　백철(白鐵) 저, 『조선신문학사조사(朝鮮新文學思潮史)』『속(續)조선신문학사조사』
> 　　　　양주동(梁柱東) 역, 『현대영시선』
> 　　　　이하윤(異河潤) 역, 『불란서시선』
> 　　　　에루잘렘 저, 김종흡(金宗洽) 역, 『철학개론』
> 　　　　고정옥(高晶玉) 저, 『조선민요연구』
> 씨리즈물.
> 　1. 소설: 1947년; 계용묵(桂鎔默), 『별을 헨다』
> 　　　　　1948년; 염상섭(廉尙燮), 『만세전』
> 　　　　　　　　　김동인(金東仁), 『발가락이 닮았다』
> 　　　　　　　　　정비석(鄭飛石), 『제신제(諸神祭)』
> 　　　　　1949년; 박종화(朴鍾和), 『청춘 승리』
> 　　　　　　　　　주요섭(朱耀燮), 『사랑손님과 어머니』
> 　　　　　　　　　김동리(金東里), 『황토기(黃土記)』
> 　　　　　1950년; 최정희(崔貞熙), 『천맥(天脈)』
> 　2. 아동물: 주요섭 역, 안델센 동화선집 『어머니의 사랑』
> 　　　　　　윤석중(尹石重), 동요선집 『굴렁쇠』

박영종(朴泳鍾), 『동요의 감상과 지도』

한국전쟁이 나기 바로 전날인 1950년 6월 24일 오후 7시에 백인제는 다음날인 일요일에 뜸부기 사냥을 가기 위해 박병래, 문치순 등에게 동행하기로 연락하고 기분 좋은 주말의 일정을 꿈꾸고 있었다. 다음날 아침 청천벽력의 소식을 전해들은 백인제는 한국전쟁중 서울이 공산군에 점령될 위험에 처하자 멀리 피신하라는 가족과 친지들의 권고를 자신이 피할 이유가 없다면서 일축하였다고 한다. 대신 백인제는 병원으로 찾아오는 부상병들과 일반 환자들을 진료하기에 여념이 없었다. 그러면서도 공산군이 서울을 점령하면 당시 중학교 5학년이던 장남 낙조가 공산군의 사병으로 끌려갈 것을 염려하였던지 동서이자 동료인 김희규에게 "낙조를 맹장수술시켜 환자 취급을 해줄" 것을 당부하였다고 한다. 백인제의 간곡한 부탁을 받은 김희규는 6월 28일 멀쩡한 백낙조의 맹장을 떼어내는 수술을 하였다. 서울을 점령한 공산군이 백병원을 접수하자 백인제는 을지로 입구에 있는 정석태의 지성내과(至誠內科)에 며칠 피신하였다가 다시 흥사단 단원인 박현환의 집으로 피난처를 옮겼다가 북한군에게 납치되고 말았다고 한다. (당시 백병원에 근무하던 전병집은 백인제가 지금의 을지로 입구 하동관 근처에 있던 흥사단 사무실에서 독서를 하던 중 납치되었다고 증언하기도 했다.)

피신하기 직전 백인제의 모습을 당시 백병원에서 함께 일하던 전현오는 다음과 같이 전하고 있다.

6·25가 나고 북괴가 서울에 들어왔던 당시 백박사님은 병원에서 환자와 같이 계셨습니다. 당시 지금과 같이 각 병실마다는 아니지만 스피커가 있었습니다. 백박사님은 스피커에 대고 환자들은 동요하지 말고 그대로 있으라는 내용의 방송을 했습니다. 그때의 말이 백박사님의 마

지막 말로 기억되는군요. (『후생일보』, 1975년 6월 4일)

백인제는 공산군 점령 20여일 만인 1950년 7월 19일 박현환의 집에서 체포되어 동지들과 동생 백붕제와 함께 납북되는 비운을 맞게 되었다. 그러면 왜 백인제는 피랍의 운명을 맞게 되었을까? 전종휘의 설명을 들어보자.

우리 백선생님께서 6·25사변중 공산당에 의하여 의료계 인사 중에서는 제1호로 납치되어 납북되게 된 이유에 대하여 어느정도 확실히 하고 넘어가야 할 듯합니다. 여기 좌담에 나오신 분들 중에는 백원장을 빼고는 모두 사변 후에 이북에서 남하하셨으니 그때 사정을 말할 수 있는 분은 나만이 아닐까 생각되어 제가 말씀드리도록 하겠습니다. 그 납북의 이유로서 제가 생각키로는 다음 세 가지를 들 수 있을 것 같습니다.

첫째, 해방 후 좌우익 대립이 우리 의료계나 의학학술단체에서도 일어났습니다. 시대 사조를 이해하시고 진보적 사상을 지닌 선생께서는 무턱대고 처음부터 공산당에 대항한 것은 아니었습니다. 그러나 술책과 모략, 수단방법을 가리지 않고 날뛰면서 의료단체나 학술단체에 들어와 헤게모니를 잡으려는 좌익분자들에게 그 불법과 부정을 바른 논리로써 질타하시게 되다 보니 자연히 우익의 거두로서 서게끔 되었고, 그들 불순세력을 꺾어놓게 되니, 좌익들은 백안시하게 되었다고 하겠습니다.

둘째로는, 아마 이것이 더 큰 공산당원들의 미움의 근원이 되었으리라 생각되는데, 예의 공산당이 저지른바 정판사의 위조지폐 사건 공판 때 선생님께서 증인 중의 한 분으로 선정되어 나가게 되었는데 피고들이 고문에 못 이겨 거짓 시인을 할 수밖에 없었다는 변명에 고문에 의한 신체적 상해의 유무를 판정하는 의사증인으로서, 공산당 피고인들에게 불리한 증언을 서슴지 않고 하였으므로 그 원한 때문에 적대시당하게 되었다고 보겠습니다.

셋째로는, 대한민국 수립 후 1948년 5월 10일 첫번째 선거인 제헌국
회의의원에 무소속으로 입후보하였다는 것이 현정부에 협조하는 반동적
인사라고 낙인찍히게 되었는데, 이런 여러가지 사건들이 이유가 되어
서, 선생께서는 의료인으로서는 제1호로 공산당에 의하여 납치당하셨
다고 봅니다. 북한에 납치된 후 고향땅 정주를 지나 훨씬 북쪽 국경 가
까이에 유폐되신 소식까지는 알고 계신 분들이 있습니다.

체포된 백인제는 조카 백낙환의 증언에 의하면 여러 동지들과 동생
백붕제 등과 함께 일단 미도파 백화점 옆에 있었던 옛 국립중앙도서관
건물에 억류되었다고 한다. 그리고 2주 뒤에는 서대문형무소로 이감되
었다고 전해진다. 백인제는 전종휘의 술회처럼 정치범으로 체포되었으
며, 동생 붕제는 참고인 자격으로 소환되었다가 풀려나지 못하는 비극
을 맞게 되었다. 백낙환과 백인제의 장남인 백낙조는 자신들의 아버지
와 삼촌의 구명을 위해 백방으로 노력하였으나 공산당 치하에서 가능
한 일이 아니었다. 그들은 중앙도서관 등 억류장소로 짐작되는 곳들을
찾아가 보았으나 시체와 다를 바 없는 형색의 다른 수용자들만 보았을
뿐 인제·붕제 두 형제는 만날 수 없었다.

마침내 더욱 큰 비극의 날이 왔다. 9·28 서울 수복으로 공산군이 북
으로 퇴각하게 되자 백씨 형제들은 다른 피억류자들과 함께 20명 가량
씩을 한 두름에 엮은 오랏줄에 묶여 '단장의 미아리 고개'를 넘어 다시
는 돌아올 수 없는 길을 떠나게 된 것이다. 백인제 형제는 의정부와 동
두천을 거쳐 철원 쪽으로 끌려갔던 것으로 알려져 있다. 북으로 끌려
가는 포로 아닌 포로들은 미군의 폭격을 피해 낮에는 숲과 건물 속에
숨고 밤에만 행군했다. 이때 기회를 틈타 도주에 성공한 사람도 더러
있었다. 백씨 형제도 탈출을 시도했지만 실패했다고 전해진다. 백낙환
과 백낙조는 해방 공간에서 반공 검사로 이름을 날리던 선우종원과 함
께 백씨 형제의 뒤를 추적했으나 이 또한 허사였다. 군데군데 잔인한

학살의 현장들만을 확인하였을 뿐 끝내 아버지들을 만나볼 수 없었던 것이다.

납북된 백인제는 어떤 길을 걷게 되었는가? 여기에 관해서 아래와 같이 여러가지 항설(巷說)이 있지만 공식적으로 확인된 것은 하나도 없다. 한가지 확실한 사실은 우리나라 정상(頂上)의 외과의사와 의료계 지도자 그리고 헌신적인 사회계몽가로서의 선각자 백인제의 역사적 역할은 이로써 종언을 고했다는 점이다. 이는 백인제 개인과 백씨 가문의 비극일 뿐만 아니라 국가와 사회의 커다란 손실이었다.

『동아일보』는 1962년 6월 5일자 「죽음의 세월―납북인사 북한생활기」(51)(내외문제연구소 제공)에서 백인제의 납북 이후 모습을 다음과 같이 그리고 있다.

괴뢰들은 납치당한 인사 중 기술자, 특히 의사들은 좀 특별한 대우를 하였다. 그러나 그 우대란 것도 언제까지 지속되지는 못하였다. 그들은 이용가치가 없어지면 무자비하게 숙청해버리는 근성을 지니고 있기 때문이다.

특히 의학계의 중진인 백인제, 신성우, 김시창, 김하진(金河鎭), 장지만(張志萬) 등 5명은 수다한 파란곡절을 겪어야 했다. 그중 참담했던 것은 백인제와 장지만이었다.

일단 만포(滿浦)에 이르렀을 때 기술자 및 의학계 납치인사들은 모두 직장에 배치되었으나 유독 백인제만은 그대로 수용소에 남아 있어야 했다. 그것은 그가 종교인이라는 데 대하여 괴뢰들의 증오심이 컸기 때문이었다. 51년 4월 평양으로 돌아온 후 일부 의사들의 요청에 의하였는지 잠정적이나마 소련적십자병원 외과에서 일하게 되었다. 그러나 중요한 일은 전연 맡기지도 않았고 수술하는 현장을 볼 때마다 너무나도 엉터리없는 데 불만이 컸다.

이로 인하여 그는 오히려 소위 비당원 직맹(職盟) 회의에서 시기심

이 강한 동료직원들한테 신랄한 비판과 충고를 받아야 했다. 이때 원래
성급한 그는 대뜸 "몸도 늙었고 하니 이곳을 그만두면 될 것 아니냐"
하고 누추한 합숙소로 곧바로 돌아갔다. 결국 그는 정치보위부에 의하
여 기술자이지만 아무 쓸모없는 반동으로 찍혀 감흥리(甘興里) 임시수
용소로 쫓겨났다. 53년 봄까지 이곳에서 그는 딴 수용자들과 함께 농사
일 또는 채소밭을 가꾸며 최저한도의 생활을 이어나가고 있었다.

또 『동아일보』는 1970년 6월 25일자 「돌아오지 않는 사람들─납북
인사들의 그후」에서 백인제의 피랍과정과 북쪽에서의 생활에 대해 다
음과 같이 보도하였다.

유엔군이 인천에 상륙하자 북괴는 동[서대문] 형무소에 수감된 3천
여명을 납북해가는데 낮에는 숲과 건물 속에 숨고 밤에만 행군했다. 이
때 기회를 틈타 탈출에 성공한 사람도 있었다. 백박사도 도주하려다 실
패했다. 납북된 후 51년 북괴 야전병원 의사로 강제 동원되었다.
서울대 교수 나세진(羅世珍) 박사가 이북서 넘어온 교환포로 신체검
사를 하면서 들은 바에 의하면 교환포로들이 북한에서 백박사한테 진
찰받았다고 하며 백박사는 엄중한 감시 아래 환자들을 진찰하고 있었
다고 한다.
북괴는 백박사를 이용하려고 애썼으나 계속 비판과 불만을 털어놓
자 불평분자로 소문이 나 숙청되었다. 현재 행방불명.

백낙환은 경성제국대학 출신으로 남한에서 좌익활동을 하던 중 월
북하여 북한에서 국장급 내지는 차관급의 고위직을 지내다 1960년 무
렵 월남한 인사(성명 미상)로부터 1960년대 중반에 들은 이야기를 전
하고 있다. 그 전문(傳聞)에 의하면 백인제는 1955년 전후하여 남로당
총책과 북한의 부수상 겸 외무장관을 지낸 박헌영(朴憲永)이 '미 제국
주의의 앞잡이'라는 혐의로 재판을 받던 무렵에 체포되어 북한 사법당

국의 재판을 받고 감옥생활을 하였다고 한다. 물론 백인제는 박헌영과는 전혀 별도의 죄목으로 재판을 받았다고 하는바, 앞의 전종휘의 술회처럼 조선 정판사 사건 때의 고문 여부에 대한 감정과 5·10선거 출마가 백인제가 저지른 죄상이었다고 한다. 백낙환은 그러한 전언이 매우 구체적이며 앞뒤 정황에 잘 부합된다고 하여 그 신빙성을 높게 평가하고 있다.

　지금으로서는 위의 보도와 전언 등이 얼마나 사실에 가까운지를 확인하기 어렵지만, 백인제가 북한에서 매우 어려운 처지에 놓여 있었음은 틀림이 없어 보인다. 이런 가운데 백인제는 자신이 뿌린 씨앗이 어떠한 결실을 맺고 있는지도 알 수 없었을 것이다. 그러나 비록 백인제는 없더라도 그의 정신은 제자들과 후손들에 의해 올곧게 계승되고 점점 더 구체화되어갔다.

9. 피랍 이후 백병원의 시련과 성장

오랜 우리 민족사 중에서도 한국전쟁은 가장 참혹한 시련 가운데 하나였다. 전쟁은 모든 것을 황폐화시켰다. 그러나 우리 민족이 그러한 참화 속에서 새로이 번성하는 국가사회를 탄생시켰듯이 의학계도 전쟁중과 전후의 모진 시련을 이겨내고 나날이 발전하였다. 백인제가 토대를 닦은 대한외과학회와 대한의사협회 그리고 서울대학교 의과대학은 동료와 제자들의 각고의 노력을 통해 세계와 어깨를 견주는 학회, 의사단체와 대학으로 성장하였다. 그리고 그밖에도 백인제는 제자들을 통해 여러 의과대학 등 우리나라 유수의 의료기관의 발전에 크게 기여하였다.

백인제가 직접 세웠으며 모든 재산과 노력을 바쳤던 재단법인 백병원도 그가 납북된 지 40여년을 지나면서 인제대학교와 세 개의 종합병원 (1999년 말 일산백병원이 세워지면 네 개) 등 국내의 유수한 종합대학교와 의료기관으로 양적 · 질적으로 성장 · 발전하였다. 일찍이 60여년 전부터 백인제가 꿈꾸었던 '한국의 메이요 클리닉'이 마침내 구현된 것이다.

張起呂 : 白麟濟 先生님의 學問的 葉統

PAIK INJE TREE

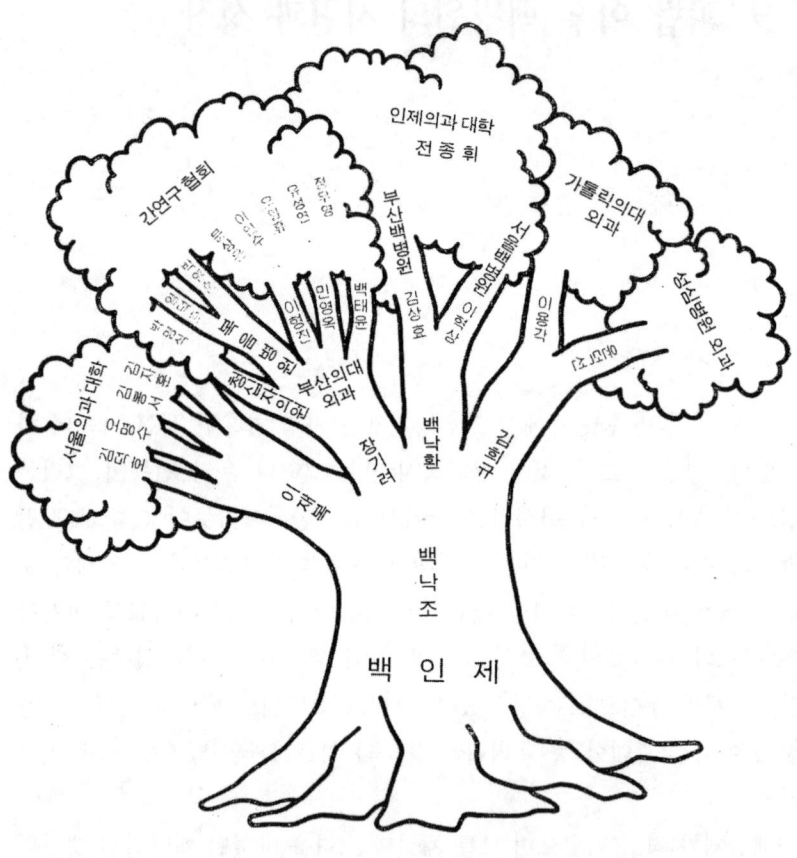

장기려 박사가 그린 '백인제 트리'

그러나 그러한 성장과 발전은 저절로 이루어진 것이 아니었다. 전쟁 기간과 전후 복구기에 백병원은 창립자 백인제의 개인사만큼이나 혹독한 시련을 겪었다. 서울이 공산군에게 점령된 석달 동안 백병원 역시 공산정권에 징발되었을 뿐만 아니라 9·28수복 이후에도 어려움이 계속되었다.

그러나 백인제의 제자이자 계승자들은 스승이 납치되고 국가 전체가 미증유의 고난을 겪는 가운데서도 결코 좌절하지 않았다. 아니 스승의 비극 앞에서 그대로 주저앉을 수는 없는 노릇이었다. 1951년 1월에 새로 취임한 원장 김희규를 중심으로 윤덕선, 전현오, 신현구, 백낙환 등이 힘을 합하여 파괴된 병원건물을 보수하고 의료기구를 하나씩 장만하여 진료를 개시하는 등 백병원의 재건에 온 정열을 기울였다.

그리하여 백병원은 제2대 김희규 원장 재임 10년 동안에 진료뿐만 아니라 젊은 의사의 교육과 연구 면에서 적지 않은 성과를 거두었다. 그 어려운 가운데에서도 윤덕선은 2년 동안 미국 유학을 다녀왔고 전현오, 신현구, 백낙환 등은 서울대학교 의과대학 생화학교실에서 연구하여 박사학위를 받기도 하였다. 그리고 백병원은 종합외과병원으로서의 특색을 살려 독일, 일본식으로 외과의사가 일반외과 분야뿐만 아니라 부인과, 비뇨기과, 흉부외과, 정형외과, 신경외과(단순개두술) 등에까지 영역을 넓혔다.

그러나 백병원 건물은 일제시대에 지어진 목조건물로서 그 수명이 한계에 이르게 된다. 1950년대 말은 서울의 많은 병원들이 현대식 건물을 짓고 새 출발을 하던 시기였다. 백병원도 결단을 내릴 때가 되었던 것이다. 사실 50년대 후반에 접어들면서는 내원 환자가 줄어드는 상황에 있었고, 건물이 낡아 여기저기에서 비가 새고 진찰실 천장에서 흙이 떨어지는 지경이었으므로, 그야말로 앉아서 망하느냐 아니면 새 건물을 짓기 위해 마지막 노력을 해보느냐 하는 고비에 접어들었던 것이다.

당시 윤덕선은 가톨릭성모병원으로 발탁되어 성모병원 신축과 가톨릭대학 육성을 위하여 백병원을 떠났고, 전현오는 경찰병원장으로 옮겼으며, 신현구도 강릉으로 옮겼으므로 백병원에는 김희규, 백낙환 등 몇 사람밖에 없었다. 백병원 중흥을 위해서는 약 200병상을 수용할 수 있는 최소한 연건평 5천평의 현대식 건물을 신축해야 하는데, 이는 당시의 상황으로서는 불가능에 가까운 일이었다. 김희규 원장은 백병원이 재정도 고갈되고 도저히 소생 가망이 없다고 판단하게 되었고, 재단법인을 해체하자는 의견을 내놓기에 이르렀다.

그러나 당시 서울대학교 의과대학을 졸업하고 백병원에서 근무하던 백인제의 조카 백낙환은 큰아버지가 애써 이루어놓은 백병원을 쉽게 문닫을 수 없다고 생각했다. 그래서 스승 김희규의 의견에 동의하지 않고 백병원 중흥이라는 실낱 같은 가능성에 도전을 하게 되었다. 의견을 달리한 김희규 원장은 가톨릭대학으로 옮겼고, 재단 이사회에서는 구체적인 희망은 보이지 않았지만 일단 새 병원을 짓기로 결의하였다.

당시 백병원의 재정 사정은 말이 아니었다. 현금 저축은 거의 없었고, 부동산은 있었으나 매각도 그리 쉬운 일은 아니었다. 백낙환은 1961년 3대 원장으로 취임하여 원장, 외과과장, 당직의사 등 1인 3역, 4역을 맡아 정신없이 뛰었다.

지성이면 감천이라는 말이 있듯이 신축개원은 아니더라도 병원 건물을 보수하고 단장한 1961년 이후 내원 환자가 늘기 시작하였고, 병원도 이에 따라 활발하게 움직였다. 긴축재정을 실시하여 새 병원을 짓기 위한 저축도 늘기 시작하였다. 각고의 노력 끝에 백낙환은 드디어 1969년 현대적인 서울백병원의 신축공사를 시작했다. 한창 공사가 진행중이던 1970년 독일 본 대학에서 의학공부를 하고 박사학위를 받은 백인제의 장남 백낙조가 귀국하여 힘이 되어주었다. 1972년 5월에 7층까지 150병상을 부분준공하여 가사용 허가를 받고, 당시까지 완불

하지 못했던 건축비는 개원 후 갚아나가는 조건으로 병원을 개원하게
되었다. 결국 1975년 3월에 이르러 장장 7년에 걸친 공사 끝에 서울백
병원의 13층 건물이 완성되었고, 이에 따라 병상 역시 3백, 4백, 5백 병
상으로 늘려나갈 수 있었다.

1979년은 백병원이 새로운 도약을 한 해였다. 백인제의 유지를 계
승, 발전시켜 백낙환·백낙조가 부산에 인제의과대학을 설립, 개교한
것이다. 백낙조가 이사장에 취임하였고 백인제의 애제자 가운데 한 사
람인 전종휘가 초대 학장으로 부임하였다. 인제대학이라는 교명은 백
병원 창립자 '백인제'의 이름의 음(音)을 딴 것일 뿐만 아니라 그의 정
신인 인술제세(仁術濟世)를 나타내는 것이기도 하다. 그리고 백인제의
좌우명인 '정직, 성실, 근면'이 학교의 교훈으로 채택되었다. 인제의과
대학 개교에 이어 6월에는 부산백병원을 개원하여 서울백병원과 함께
의료원체제를 구축하였으며 이때 백낙환이 초대 의료원장이 되었다.
그리고 연말에는 경상남도 김해에 현재의 인제대학교 부지를 확보하
였다.

1989년은 백병원 역사에 또 한번 발전의 획을 그은 해이다. 우선 인
제의과대학이 개교 10년 만에 종합대학교로 승격하였으며, 인제대학교
의 설립과 발전에 주도적 역할을 해온 백낙환이 초대 총장으로 취임하
였다. 인제대학의 건학(建學)이념은 백병원의 건립이념이자 백인제의
정신인 인술제세였지만 종합대학교로 승격하면서 그 이념을 발전적으
로 계승하는 인덕제세(仁德濟世)로 그 표현이 바뀌었다. 그리고 1년
전에 착공한 서울의 상계백병원(착공 당시에는 북서울백병원)이 이해에
개원하여 백병원(백중앙의료원)은 서울과 부산에 세 개의 병원을 품게
되었다. 그리고 1997년에 착공한 일산백병원이 1999년에 개원하면 백
중앙의료원은 네 개 병원에 총 병상 2,600여개를 거느리는 우리나라
굴지의 의료기관이 될 것이다.

이처럼 일찍이 백인제가 뿌려놓은 씨앗은 그의 부인 최경진, 장남
백낙조와 조카 백낙환 등 가문의 후예와 장기려, 김희규, 전종휘, 주영
재, 윤덕선 등의 애제자들, 그리고 새로이 백병원과 인제대학교의 가족
이 된 많은 사람들에 의해 싹이 트고 열매가 맺혀 오늘에 이르렀다. 애
석하게도 백인제의 몸은 함께하지 못하였지만 그의 뜻은 이들 속에서
승계되고 더욱 발전한 것이다.

10. 백인제의 가족과 후손

　역사상의 위인들 가운데는 찬란한 업적과는 달리 가정적으로는 불우한 경우도 적지 않다. 그러나 백인제는 가정생활에서도 매우 행복하였다.

　우선 당시로는 드물게 부모 모두 백인제가 장성하여 우리나라 제일의 외과의사로서 이름을 떨치는 모습을 볼 수 있었다. 그렇다고 백인제의 생애가 온통 장밋빛이었던 것은 아니다. 백인제는 일찍이 고향 정주에서 광주(廣州) 이(李)씨와 결혼하여 1915년에 딸 난영(蘭英, 이화여자전문학교 영문과 졸업, 재미)을 얻었지만 그 결혼은 오래 지속되지 못하였다. 첫번째 결혼은 실패로 돌아갔던 것이다. 그러나 1928년에 맺어진 부인 최경진(1908년생)과의 결혼생활은 누구나 부러워할 정도였다. 백인제와 최경진은 이름난 잉꼬부부 사이로 집안은 항상 사랑과 화목으로 가득 찼다. (가정생활의 생생한 모습은 책 뒤 있는 '백인제 박사 회고'를 참조하라.) 물론 집안의 중심인 백인제가 50대 초반이라는 한창의 나이에 납북되는 비운을 맞기는 하였지만 그러한 역경 속에서도 자녀 모두가 훌륭히 성장하였다. 그것은 전통가문의 자부심에 바탕을 둔 것이기도 하지만 백인제 부부의 사랑과 믿음에 기인한 것이었다.

최경진은 백인제가 세상에서 가장 아끼고 사랑하는 연인이었을 뿐만 아니라 그의 충실한 내조자이자 동지였다. 백인제가 아이를 안고 부인과 함께 집 뒷산의 송림 사이를 거니는 모습은 단란한 가정의 표상이기도 했다. 백인제가 경성의학전문학교 교수로 임명될 무렵에 결혼을 한 최경진은 배화여자고등보통학교의 교사로 활동하면서 백인제의 아내와 자녀들의 어머니 그리고 며느리로서 1인 4역을 넉넉히 감당하였다. 그리고 백인제가 백인제외과의원을 개원한 뒤로는 병원의 안살림을 도맡아하여 병원의 번성에 큰 몫을 하였다. 최경진이 백인제를 내조하던 모습의 일단을 우리는 제자 민영옥과 친우 주요한의 짤막한 묘사에서도 찾아볼 수 있다.

> 선생님은 조식 후 약 4시간 반 동안 조금도 쉬지 않고 강의와 수술을 계속하셨지만 전혀 피로한 기색을 찾아볼 수 없었다.
> 이것은 선생님의 천부의 초인적 체력에 의한 것이기도 하였겠지만 사모님이 손수 구워오신 빈대떡과 점심이 주효한 것이었다. 사모님은 대수술이 있을 때마다 열두시쯤 되어 선생님의 점심을 가져오시는 것이 관례이었는데 이날도 열두시 조금 지나서 사모님께서는 남색 치마에 흰 저고리 붉은 끝동을 대어 입으시고, 검은 테 안경 아래로 곱게 화장한 얼굴에 미소를 지으시며 빈대떡 한 보시기와 점심을 싸갖고 오셔서 선생님께 권하고 계신 것을 임상강의 논의차 선생님 방에 들어갔다가 보았던 것이다. (민영옥, 『백병원 원보』, 1976년 11월 20일)

> 최경진 여사의 음식 솜씨는 놀랄 만했다. 재단 이사회가 열릴 때마다 최여사는 손수 음식을 만들어 제공했다. 특히 냉면은 일미였고 그래서 이사회가 열리면 은근히 냉면 한 그릇의 맛을 기대하던 것도 생각난다. (「잊을 수 없는 사람─한국 외과학계의 태두 백인제」(5), 『신아일보』, 1975년 6월 20일)

특히 최경진은 백인제가 납북된 뒤로는 가문의 웃어른과 병원의 제2
대 이사장으로서 가문을 지키고 병원을 재건하는 데 커다란 기여를 하
였다.

백인제와 최경진은 슬하에 낙조, 낙훤의 두 아들과 향주, 남주, 향남,
금주의 네 딸 등 2남 4녀를 두었다.

장남 백낙조(1934년생)는 일본 토오꾜오국제대와 독일 본 대학교 의
과대학을 졸업하고 본 대학교에서 의학박사학위를 취득하였으며, 그뒤
계속 해외에서 임상연구생활을 하다 귀국하여 학교법인 인제학원의
이사장이 되어 오늘에 이르렀다. 독일인 부인 하네로레 이틱과의 사이
에 선우(善宇, 1970년생, 미국 콜롬비아 대학교 로스쿨 졸업)와 선재(善
在, 1972년생, 미국 코넬 대학교 호텔경영학 석사)의 두 아들이 있다.

차남 백낙훤(1945년생)은 미국 캘리포니아 주립대학을 졸업하고 인
제학원의 이사 및 원익양행의 회장으로 재임중이다. 부인 정연희(鄭蓮
姬)와의 사이에 아들 영익(暎翊, 1977년생, 미국 터프트 대학교 재학)과
딸 지원(智瑗, 1974년생, 미국 버클리 대학교 법학과 졸업)이 있다.

장녀 백향주(1931년생)는 미국 웨슬리 대학을 졸업하고 스탠퍼드 대
학교에서 식물학박사학위를 얻었다. 남편 전명제(全命濟)와의 사이에
아들 수익(秀翼, 미국 스탠퍼드 대학교 공학, 역사학 전공)과 딸 경화(敬
和, 프랑스 리용 대학원 재학)가 있다.

차녀 백남주(1936년생)는 이화여자대학교 영문과와 미국 싸우스캘리
포니아 대학원을 졸업하였다. 남편 신융선(辛隆善)과의 사이에 기영
(基榮, 미국 베일러 의과대학 졸업, 미국 미시간 대학교 부속병원 전공의
수료)과 기선(基善, 미국 텍사스 A&M 대학 졸업 후 CPA로 근무) 등 두
아들이 있다.

삼녀 백향남(1942년생)은 이화여자대학교 불문과를 졸업하고 프랑스
소르본 대학교에서 수학하였다. 남편 이규호(李揆皓)와의 사이에 아들
이종상(李宗相, 연세대학교 재학)과 딸 이혜정(李慧靜, 이화여자대학교

의과대학 재학)이 있다.

사녀 백금주(1948년생)는 서강대학교 영문과와 미국 일리노이 대학 원을 졸업하였다. 남편 오세혁(吳世赫)과의 사이에 영석(瑛錫, 미국 미 시간 대학교 공과대학 졸업)과 윤석(潤錫, 미국 하버드 대학교 재학) 등 두 아들이 있다.

백인제에게는 혈통상으로 낙조와 낙훤의 두 아들이 있지만 아들이 사실상 하나 더 있다고 해도 과언이 아니다. 그것은 바로 동생 백붕제 의 장남인 백낙환이다. 백낙환(1926년생)은 아버지가 근무지 관계로 지 방 여기저기를 전근 다니는 탓에 1939년 휘문고등보통학교 입학 무렵 부터 백인제가 납북될 때까지 11년 동안의 대부분을 백부 백인제와 함 께 생활을 하면서 백인제의 영향을 깊게 받았다. 백낙환이 경성제국대 학 의학부에 진학한 것이나 나중에 외과의사가 된 것도 거의 백인제의 영향 덕분이었다. 그리고 백낙환은 의과대학 재학시부터 따져 50년이 넘도록 백병원과 인연을 맺어왔으며, 자칫 사라질 뻔했던 백병원을 회 생시키고 인제대학교를 설립하는 데 주도적인 역할을 했으며, 지금도 인제대학교의 총장을 맡고 있다. 백낙환은 부인 박숙란(朴淑蘭)과의 사이에 장남 계형(桂衡, 1957년생, 서울대학교 의과대학 졸업, 인제대학교 의과대학 교수), 차남 도형(道衡, 1962년생, 서울대학교 철학과 졸업, 숭실 대학교 교수), 장녀 수경(秀瓊, 1956년생, 이화여자대학교 신문방송학과 졸업), 차녀 진경(眞瓊, 1959년생, 서울대학교 미술대학 졸업) 등 2남 2녀 가 있다.

백인제 박사 회고

귀중한 보배 같은 아버지의 기억 • 백향주
강제로라도 모시고 한강을 건넜더라면…… • 백낙조
인본주의자이셨던 아버님 • 백낙헌
초대 원장 백인제 박사 탄생 백주년에 즈음하여 • 김희규

귀중한 보배 같은 아버지의 기억

백향주(장녀)

아버지 탄생 백주년을 맞이하여 편집인으로부터 아버지에 대한 회고, 특히 그 교우관계에 관한 글을 요청받았다.

긴 세월이 흘렀지만 잠시도 내 머릿속에서 떠나지 않은 기억들은 거의 한이 없다. 내 깊은 혼 속에 간직하고 있는 이 기억들을 공개하는 것이 나에게는 참혹할 정도이며 동시에 무엇보다 귀중한 보배이기도 하다. 6·25 때 내 목전에서 아버지를 납치당한 이후의 나의 일생이란 아버지 생각과 나의 일상생활과를 양립시키려는 노력의 일생이라고 볼 수 있는 측면이 있다.

이번 기회에 내가 아버지 전기에 기여할 수 있는 길은 내가 본 아버지의 산 모습을 내 힘껏 생생하게 묘사하는 것이라고 생각한다. 따라서 나는 아버지와 가장 가까운 가족들, 동료들, 교우들과의 관계를 통하여 나타나는 아버지의 인간성을 그려보자고 생각했다. 따라서 나라는 1인칭이 많이 쓰이게 된 것도 추상적이고 객관적인 사실이 전할 수 없는 산 인간상을 그려보자는 나의 심정에서 나온 것이다.

가정에서의 아버지

부부관계

내 어린 시절의 기억은 가회동 1번지 집에 살고 있던 때부터 시작한다. 삼청(三淸)공원으로 올라가는 언덕길 끝에 현 중앙학교 뒷문 옆에 있는 대지에 아버지와 어머니께서 지으신 조그마한 문화 주택이었다. 이 집은 건축가 유상하(兪相夏)씨의 당시 최신의 역작이었다 한다. 잡지에 싣겠다고 사진사들이 와서 어머니와 나와 동생이 소파에 앉아 있는 응접실 사진을 찍던 생각이 난다. 응접실에는 아버지가 외국에 여행 가셨다가 어머니에게 독일서 사다 드린 아름다운 색채의 조그마한 화병들, 불란서 인형들이 진열되어 있는 장식 코너가 있었다. 사진사들이 우리 둘과 그 장식품들이 다 들어가는 사진을 찍으려고 동생과 나를 여러번 옮겨 앉히던 생각이 난다.

내 기억으로는 어린 우리들을 키우는 일은 거의 다 어머니가 맡아본 것 같다. 아버지는 밤에 들어왔다가 아침에 나가는 때가 대부분이었고 혹간 집에 계실 때에는 우리들하고 놀아주셨지만 아버지의 말씀이라는 것은 언제나 어머니가 전해주는 것으로 알고 컸다. 어머니는 우리들 앞에서 한번도 아버지의 의사에 반대하는 일이 없었고, 아버지는 예외없이 어머니의 의견을 뒷받침하셨다. 어린 마음에 부부라는 것은 그런 것인 줄만 알았다가 옆집 내 동무 아버지 어머니가 우리 집까지 소리가 나도록 다투는 것을 듣고 몹시 놀라고 당황했던 생각이 난다.

내가 크면서 아버지 어머니의 책장을 훑어서 독서를 시작하게 되어서는 가끔 예쁘게 포장된 자그마한 소설이나 시집 첫 장에 아버지가 어머니에게 드리는 글을 써놓은 것을 발견하기 시작했다. 열렬한 사랑의 표현이 짤막한 글로 적혀 있는 소오세끼의 『고꼬또(心)』 같은 책은 아버지께서 어머니와의 약혼 시절에 보낸 것 같았고 특히 내 기억에 남아 있는 책이다. 또 아버지 글씨로 시조나 자유시를 써놓은 종이가 가끔 책 틈에서 나왔다. 대개는 어머니에 대한 사랑을 표시한 글들이었다. 어린 나는 거의 무뚝뚝하고 별로 말씀도 많은 편이 아닌 아버지의 그런 면을 접하면서 놀라는 한편 아버지의 그런 인간미에 감동도 하였다.

어머니와 떨어져보지 못했던 우리 둘을 놓고 어머니께서 일주일 이상이나 여행을 한 일이 한 번 있었다. 아버지가 두번째 독일 유학을 가셨다가 돌아오는 길에 미대륙을 횡단하는 기차 속에서 호주머니에 들었던 여비를 몽땅 도둑 맞았던 때였다. 전보를 받은 어머니가 급히 여비를 마련해서 아버지가 탄 배가 도착하는 일본 요꼬하마까지 마중 나간 것이다. 길기도 한 나날이 지나고 어머니 아버지가 나란히 우리들의 장난감과 독일서 산 양복 등을 가지고 돌아오셨을 때의 기쁨과 안도감은 잊혀지지 않는다. 낯선 양장을 한 어머니가 보통때보다 훨씬 젊고 멋있게 보였고 서양에서 멋진 양복을 사 입은 큼직한 아버지와 어머니의 그때의 모습이 나의 소녀 시대를 통해 이상적인 부부의 이미지였다.

다음으로 네 동생들이 생기고 아버지 어머니가 백병원을 시작하게 된 다음에는 너무도 바쁘고 피곤하게 지나간 시절이라서 정서적인 면보다는 부부가 한 팀이 되어서 공동의 목표를 전심전력으로 추구하는 모습만이 기억에 남아 있다.

백병원 개업과 함께 우리 식구는 가회동 1번지 집에서 저동 백병원 구내에 있는 원장 주택으로 이사했다. 동시에 병원과 주택 사이에는 실내 전화가 설치되었고 거의 무시로 아버지와 어머니는 통화를 하셨다. 언제나 짧은 통화였다. 중태 환자의 어려운 수술이 있었던 날은 아버지의 연락을 받은 어머니가 수고한 직원들을 위한 특별한 반찬을 급히 추가 마련하는 일이 내가 본 것만 해도 한두 번이 아니었다. 개인개인의 환자들 식사에까지도 어머니는 마음을 쓰셨다. 이 시대에 관해서는 다음에 좀더 자세히 적어보겠다.

아버지 어머니의 부부생활은 길었다고 할 수는 없다. 그러나 내가

긴 인생을 살아온 오늘 생각해보아도 정말 아름답고 이상적인 부부관
계였다고 느낀다. 짧다면 짧은 시간 동안에 두 분의 완전한 협력으로
해놓은 일을 생각하면 '부부관계'라고 부르기도 너무 통속적인 것 같아
서 미안할 정도의 참다운 인간관계였다고 나는 생각한다.

자녀와의 관계

우리 형제들에게 공통된 한은 아버지와 같이 지낸 시간이 너무나 짧
았다는 것이다. 바쁜 아버지들을 둔 자녀들은 다 동감이겠지만 우리들
의 경우에는 더욱 안타까운 느낌이라 하겠다. 우리들은 간혹 아버지가
집에 계실 때나 여름방학에 며칠 같이 피서 갔을 때는 아버지 옆을 떠
나지 않고 졸졸 따라다녔다. 마치 아버지를 만끽하려고 하는 듯이……
아버지가 우리들과 지내실 수 있는 시간은 언제나 즐겁고 유쾌한 시간
이었다. 여기에는 어머니의 숨은 노력이 많았던 것이다.

지금 사는 가회동 집 넓은 안방 온돌에서 어린 동생들을 등에 태우
고 말같이 기어다니며 가끔 등을 기울여서 타고 있던 아이들이 미끄러
질 것같이 되어 환성을 올리게 하며 즐기던 한복 차림의 아버지 모습
이 눈에 선하다. 우리 집에서도 전통적으로 그때그때 제일 어린 아이
가 우선권이 있었다. 즉 아버지 말을 탄다든가 아버지 무릎에 올라앉
는다든가 하는 특권을 즐겼다. 따라서 나는 언제나 꼴찌였고 주로 심
부름하는 역할이었다. 지금 생각해도 이상할 정도로 그 역할을 감수했
고 또 당연하게 생각했다. 한편 모든 어렵고 싫은 일들은 아버지 안 계
신 동안에 어머니가 맡아보셨다.

우리들 교육에 관해서도 아버지가 직접 관여하신 일은 손꼽을 정도
밖에 없었다. 동생 낙조(백병원 현 이사장)와 나는 아버지가 아직 백병
원을 시작하기 전에 유년 시절을 가졌기 때문에 아버지와 가까이 지낸
시간이 다른 형제에 비하여 훨씬 길었다. 여동생 남주 백일에 아기 구
경시키려 어머니가 친정에 가셨을 때 아버지는 나와 낙조를 데리고 부

산 송도에 피서를 가셨다. 여관에서 해수욕장까지의 긴 해변 길을 검은 해수욕복을 입은 아버지 양손에 매달려서 매일 걸은 생각이 난다. 배가 고파서 들어온 우리 둘을 마주 앉혀놓고 저녁상을 받으시면 생선 졸인 것을 번갈아 우리 둘한테 한입씩 먹여주셨다. 생선을 별로 좋아하지 않던 우리에게 "이것은 너무 맛있는 생선이라 둘이 먹다 하나가 죽어도 모른다" 하셔서 우리들이 번갈아가며 생선을 입에 물고 죽는시늉을 하며 방석 위에 드러누웠다가 일어나서 셋이 깔깔 웃던 기억이 너무도 생생하다.

여학교에 들어가기 전후해서부터 나는 아버지 어머니의 장서를 모조리 탐독하기 시작했다. 특히 아버지의 모리 오오가이(森歐外) 전집을 읽으면서 독일 의학과 문학의 세례를 받은 오오가이의 글을 통해 아버지의 정신세계를 좀더 이해하는 실마리를 찾으려고 했다.

세계문학전집에 있는 똘스또이의 『부활』을 읽고 있었을 때이다. 마침 추운 겨울방학이라 지금의 가회동 집 안방에서(칸이 세 방으로 나누어져 있었으나) 온 식구가 다 모여서 자리를 가지런히 펴고 잤다. 아버지가 주무시던 조그만 방과 큰 방 제일 윗목에서 자던 나하고 사이에 전기 스탠드 하나가 켜 있어서 자리에 엎드려 밤늦게까지 독서를 할 수가 있었다. 아버지가 "무엇을 읽느냐?" 하시며 『부활』을 보시더니 내가 끝마친 다음에는 아버지가 읽겠다고 하셨다. 나는 너무도 신이 나서 거의 밤을 새워 끝마쳤다. 이튿날부터 아버지가 읽기 시작하셨다. 며칠 후에 그 책을 돌려주시면서 "소설은 오십이 넘어서 읽어야 정말 맛을 알 수가 있다" 하시던 말씀이 어린 여학생에게는 어찌나 뜻깊게 들리던지……

내가 6년제가 된 경기여고를 졸업하던 해부터 남자 대학이던 서울대학이 남녀공학제를 실시하게 되었다. 몇몇 급우들과 함께 나도 문리대 영문과를 지망하고 있었다. 어느날 아버지가 생전 처음으로 나의 영어 실력을 평가하시려는 듯 나에게 질문을 하기 시작했다. 그렇게 솔직한 아버지도 차마 직접 말씀은 못하셨지만 나는 아버지가 나의 영어 실력이 형편없다고 판단하신 것을 직감했다. 그때 종로 YMCA회관에서 최재서 교수가 주최하는 『타임』(Time)지의 강독회가 일주일에 두 번씩 새벽에 있었다. 때마침 아버지가 몇몇 사회인들과 함께 그 강독회에 나가고 계셨는데 나를 데리고 다니겠다고 하셨다. 물론 실력은 모자라는데다가 『타임』지의 독특한 영문체가 그때의 나에게 큰 도움이 되었을 리가 없었다. 그러나 나는 아버지의 마음이 무척이나 고마웠고 또 자랑스러워서 아침 일찍 일어나 열심히 따라다녔다.

그뿐 아니라 아버지는 친구 춘원 선생이 불문과 지망인 따님 정란씨에게 영어를 매일 지도해주고 계신 것을 아시고 여름방학 동안 나도 매일 아침 그 댁에 가서 영어 공부를 하게 주선해주셨다. 그때 교재로 하아디(Thomas Hardy)의 『테스』(Tess of E'Urbeilles)가 선택되었다. 오래 전부터 조직적으로 영어를 공부해온 이름난 재원 정란씨와 단 셋이 마주앉아서 한 자의 틀림도 거저 넘길 수 없이 매일 두시간씩 그 지루한 『테스』를 읽어보려던 그 여름은 내 긴 학창생활에서 아마 가장 진땀을 뺀 2개월이었을 것이다.

아버지가 내 교육문제에 직접 개입한 것은 이때뿐인가 한다. 여러가지 노력의 덕택으로 서울대학 문리대 영문과에 입학하게 되었을 때는 아버지가 정말 기뻐하시던 것이 가슴 아프게 잊혀지지 않는다.

문리대 입학에 관련해서 내가 아버지를 잊을 수 없는 에피쏘드가 또 하나 있다. 나하고 친했던 경기여고 급우 중에 같은 해에 문리대 국문과에 입학한 Y양이 있었다. 등록 마감이 임박한 어느날 나는 다른 급우로부터 집안 사정으로 Y양이 등록금을 마련하기가 어려워져서 입학을 포기할지도 모른다는 소식을 들었다. 몹시 마음이 아파서 생각다 못해 저녁상에서 아버지께 그 이야기를 드렸다. 아버지는 잠시 말씀이 없으시더니 어머니에게 "우리가 현금이 얼마나 남아 있느냐"고 물으셨다. 어머니 표정으로 나는 당장 그때 현금이 많지 않은 것을 알았다.

그러나 아버지는 "내일 아침에 주어보내지"라고 한마디만 하셨다. 나는 이튿날 신문지에 싼 그 돈을 안고 등교하면서 고마운 아버지 생각이 떠나지 않았다.

이 무렵 내가 아직도 잊을 수 없는 아버지와의 대화가 있다. 나는 전공을 선택하는 데 많은 고민을 하고 있었다. 그 시절의 나는 아직도 문과나 이과를 자유롭게 선택할 수 있는 때였다. 나로서는 결심을 하고 아버지 어머니께 의논을 했다. "의사만 안 되면 무엇이든지 하고 싶은 것을 해도 좋다"라고 아버지는 즉석에서 대답하셨다. 나는 혹시 아버지가 농담을 하는 것이 아닌가 하고 아버지의 눈을 똑바로 쳐다보았다. 아버지는 의외일 정도로 엄숙한 표정이셨다. 그후 내가 6·25동란을 겪고 학문의 여러 분야를 모색하다가 스탠포드 대학에서 생물학으로 박사학위를 받을 때까지 아버지와의 이 대화는 내 머릿속에서 떠난 일이 없다. 나는 여기에서 의학, 특히 외과의 기초와 임상 분야를 속속들이 아시고 경험하신 아버지의 딸에 대한 애정을 보려고 한다.

아버지와 같이 간 마지막이 된 모임이 있었다. 6·25 직전에 미 국무장관 덜레스(John Foster Dulles)가 서울 영락교회에 와서 하는 강연을 들으러 나는 아버지를 따라갔었다. 연단에서 무슨 폭발 소리까지 나서 온 청중을 긴장시켰던 강연이었다. 강연이 끝나고 돌아오는 길에 나는 아버지께 여쭈었다. 중국까지도 공산화했는데 세계가 모두 공산화할 수도 있을까라는 순진한 질문이었다. 아버지는 오랫동안 생각하다가 천천히 말씀하셨다. "결국은 구미식 민주주의 세상이 되고 말 것"이라고…… 나는 생전 처음으로 아버지의 말씀에 반신반의였던 것이다. 근 50년 전의 이야기이다.

조부모와의 관계

지금 생각해도 아버지는 효자였다. 내가 어렸을 때 할아버지 할머니는 매년 여름이 되면 정주에서 서울로 올라오셨다. 반신불수이셨던 할머니와 갓을 쓴 할아버지가 몇달 지내시기 위해 큰댁과 우리에게 나누어주실 떡, 과실까지 다 싸가지고 기차로 올라오시는 일은 여행이 보편화된 오늘 생각하기도 어려운 큰 일이었다. 우리는 일찍부터 서울역에 나가서 기다렸다. 휠체어 같은 것은 상상도 못하던 그때 아버지는 미리 역원에게 이야기해서 짐차를 빌려놓으셨다. 기차가 도착하면 아버지가 기차에 뛰어올라가서 할머니를 안고 내려오셨다. 커다란 아버지가 흰옷을 입은 자그마한 할머니를 마치 아기같이 안고 오시던 모습이 눈에 선하다. 준비했던 짐차에 할머니를 모시고 우리 일행과 짐이 화물 전용의 엘리베이터로 내려오는 것이었다.

우리가 아직 가회동 문화 주택에 살았을 때의 이야기이다. 할머니 할아버지가 계시는 동안 우리 집은 만사가 두 분 중심으로 움직였다. 어린 우리들 중심으로 조용히 지나가던 하루하루의 일과가 송두리째 뒤집혔다. 아버지는 물론 할머니 할아버지와 함께 식사를 하셨다. 아침에 출근할 때는 할머니를 안아서 응접실 유리창 앞 베란다에 올려 앉혀놓으셨다. 그 베란다에서 삼청 공원에 산책하러 올라가고 내려오는 사람들을 구경하는 것이 할머니의 아침 일과였다.

할머니 할아버지가 특히 귀여워하시던 사촌 낙환(인제대학교 현 총장) 오빠가 중학교에 다니러 서울에 올라왔을 때 할머니의 명령으로 우리 집에 있게 된 것으로 알고 있다. 이렇게 시작한 오빠의 학창 생활 기간 오랜 동안 우리와 한집 생활을 하게 되었다. 2차대전 동안에 식량이 매우 귀할 때 늑막염을 앓게 된 낙환 오빠에게 아버지가 자기 몫으로 받으신 고기 반찬을 집어주시던 장면이 생각난다.

할머니가 돌아가신 후 해방이 되자 우리 집에 계시게 된 할아버지는 매우 온화하고 은근한 분이셨다. 나는 아버지와 할아버지가 상을 받고 마주앉으신 것을 볼 때마다 아버지의 용모가 할아버지와 매우 닮으신데 다시 놀라곤 했다. 여학교에 다니고 있던 나는 이 시절에 할아버지에게서 아버지의 어렸을 때 이야기를 듣는 것을 즐겼다. 그렇게 온화

한 할아버지가 "인제가 기미년 3·1운동 때 감옥에 갇혔다 나오니까
그놈들(경성의전)이 장학금을 다시 주지 않았다"고 하시면서 분노를
감추지 못하시던 것이 이상하게도 내 머리에서 떠나지 않는다.

인간으로서, 의사로서의 아버지

아버지는 지금 생각해도 정말 남자다운 분이었다. 큼직한 체구에 또
음성이 크셔서 어디를 가도 곧 눈에 띄었다. 세상에 잘 알려져 있지는
않으나 아버지는 만사에 판단이 빨랐던 한편 놀랄 만큼 관찰력이 날카
로우셨다. 아버지는 또 민망할 정도로 솔직한 분이셨다. 즉 정치적으로
나 사교적으로나 몹시 능란하지 못한 분이셨다. 과학자인 내가 아버지
를 한 인간으로서 또 의사로서 평가해보려고 할 때 가장 뚜렷하게 나
타나는 특징은 그의 두뇌가 명석했다는 사실이다. 작은 일에서 큰 일
까지 그는 놀라운 속도로 분석을 했으나 언제나 그것은 종합적인 판단
을 하기 위한 분석임을 아버지같이 실천하는 분을 나는 아직 보지 못
했다. 자칫하면 분석에 치우치기 쉬운 의학자들 속에서 아버지가 임상
의로서 성공하신 한 설명이 되지 않을까 한다. 외과의사였던 아버지가
누차 우리들에게 "명의라는 것은 수술을 잘하는 의사가 아니고, 진단
을 옳게 하는 것이 명의다"라고 하시던 생각이 난다. 그 시대의 한 외
과의의 소신이라고 생각하면 컴퓨터가 보편화한 오늘날 생각하는 것
보다 훨씬 더 깊은 뜻을 가졌다고 생각한다. 종합적인 판단력의 결핍
이 야속하게 드러나는 오늘 아버지가 계셨더라면 하는 마음은 참으로
간절하다.
한편 외과의사로서의 아버지는 어린 우리들 머릿속에 지워지지 않는
이미지를 남겼다. 그것은 여의사 허영숙 여사의 생생한 묘사의 덕택이
다. "수술하실 때 백박사 손을 보고 있으면 바느질 잘하는 일침(一針)

을 보는 것 같아요. 그 얇고 긴 장(腸)을 한 손으로 살살 펴가면서 또 한 손으로 꿰매시는데 어찌도 수술을 빨리 하시는지……" 하시며 놀란 어머니와 우리들에게 눈에 보이듯이 이야기해주시던 생각이 난다.

아버지는 또 용모로는 짐작하기 어려울 만큼 섬세한 감정의 세계를 가지셨던 분이다. 어머니 말씀에 의하면 춘원 선생님이 "백박사는 시인이 되었어도 성공했을 것"이라고 하셨다는데 적어도 나는 이해할 수 있는 평이라고 생각했다. 젊어서 어머니에게 쓰신 시조나 자유시 이야기는 앞에서도 했으나 그후에도 가끔 곁에서 보기에는 큰 노력 없이 시의 형식으로 표현을 하시는 것을 보았다. 물론 아버지는 내가 아는 사람들 중에서 드물게 독서에 열중하실 수 있는 분이셨다.

이런 아버지는 그를 사랑하고 받아들일 수 있는 사람들에게는 한없이 사람을 끌 수 있는 힘을 가진 인간이었다. 한편 너무도 솔직하고 사교에 능란하지 못하셨던 성격 때문에 적도 많이 만드셨던 것 같다. 인간의 선의라는 것을 전제로 하고 거짓 없이 살 수 있었던 그 시대이기는 했으나 생각하면 아버지의 성격 중에서 큰 약점의 하나는 사람을 너무 쉽게 믿는 것이라고 생각한다. 그럼에도 불구하고 아버지의 의사로서의 능력과 적극적인 성격 그리고 그의 열정은 그를 사랑하고 아끼고 뜻을 같이하는 사람들의 헌신적인 공헌을 동원할 수 있었다. 조그마한 백병원을 창설하실 때부터 재단법인 백병원으로 만들어놓으실 때까지 10년이 못 되는 기간이었다. 이것은 내가 소학교 3학년 때부터 고등여학교를 다닌 시절이어서 아버지를 회고하는 내 기억의 중심이 되지 않을 수 없다.

백병원 시대

앞에서도 말했지만 조그마한 가회동 1번지 집에서 오붓하게 살고 있던 우리 식구들──아버지, 어머니, 우리 3남매, 중학생이었던 낙환 오빠, 일하는 아주머니와 우리를 돌보아주던 색시──은 저동 백병원 구내에 있는 2층 양옥 원장 주택으로 이사를 갔다. 우리가 아버지 직장 옆에서 살게 되었다는 사실과 병원의 직원들이 모두 우리 살고 있는 주택에서 식사를 했다는 사실 그리고 우리 부엌에서 환자들 식사까지 해내었다는 사실 등은 우리들 가족의 생활을 일변시켜버렸다.

아버지는 새벽에 눈을 뜨면 어머니가 해드리는 커피 한 잔을 마시고 는 곧 병원을 한바퀴 돌아보러 나가셨다. 겨울에는 제일 먼저 보일러 실부터 들어가보셨다. 안방 옆에 있는 부엌에서는 아침식사를 준비하 는 소리가 시끄럽게 났고, 아버지가 나가서 지시하고 오신 일들을 이 행하는 움직임으로 병원 구내가 한꺼번에 활기를 띠게 된다. 동생 낙 조와 나는 할 수 없이 모든 일을 제 힘으로 다 처리하게 되었다. 필요 한 것을 다 챙겨가지고 늦지 않게 등교하는 것도 이 시절에야 배운 것 이다. 지금도 나는 아래 네 동생들에게 미안한 마음을 금할 수 없다. 아버지 어머니(특히 어머니)의 온 정성과 시간을 독차지하면서 유년 시 대를 보낼 수 있었던 나와 동생 낙조에 비해서 그 아래 동생들은 물질 적으로 더 풍족했을지 모르나, 아버지 어머니가 너무도 병원 경영에 바쁘시던 시절에 태어나서 부모와 같이 지낸 시간이 짧게 어린 시절을 보내야 했기 때문이다. 6·25 이후에 어린 동생들이 그렇게 훌륭하고 좋은 아버지 슬하에서 크지 못한 것이 아버지를 그렇게 참혹하게 빼앗 긴 사실 다음으로 가슴 아픈 일이다.

2차대전이 진행되면서 닥친 식량 부족은 우리의 일상생활에도 점점 더 영향을 주게 되었다. 어머니의 노력이 매일 각각 필요가 다른 수십 명의 식사에 필요한 재료를 구해오는 데 집중되기 시작했다. 마침내 직원들에게까지도 한 끼씩은 죽을 내게 해야 했다. 아버지가 의사들 (주영재 박사와 윤덕선 박사가 생각난다), 간호원들과 함께 안방 옆에 있 는 식당에서 점심에 죽을 드시면서 그날 아침에 일어난 일들에 대해

보고를 받는 것을 가끔 들었다. 어떤 기관을 그렇게 유기적으로 운영할 수 있었다는 것은 놀랄 만한 사실이다.

예상했던 것보다 더 급속히 환자가 늘어갔다. 수술실과 진찰실 등을 확장해야 할 필요를 점점 더 절실히 느끼게 되었다. 그때 우리 가족들 생활이 크게 뒤집히는 일이 생겼다. 그것은 수술실과 진찰실을 확장하는 공사를 하는 동안 임시 수술실, 외래환자 진찰실 등을 바로 우리가 살고 있는 주택 안방과 식당, 응접실 등을 개조해서 쓰겠다는 아버지의 결정이었다. 그렇지 않아도 가정생활의 희생을 많이 강요받은 우리들은 이제 임시로나마 어머니가 계신, 즉 우리들 생활의 본가인 안방마저 빼앗기게 된 것이다. 물론 이층으로 쫓겨 올라간 우리들이 방이 모자랐던 것은 아니었으나 어린 동생들이 이렇게도 '다른' 집에서 커야 하는 것이 그때의 나에게는 몹시 불쌍하게 느껴졌다.

이 시절에 있었던 일인데, 어느날 병원에서 복막염이 악화되어 다 죽게 되어서 찾아온 환자가 아버지의 수술로 살아났다는 소식이 우리한테까지 들려왔다. 대단히 큰 수술이었다고 직원들의 수고를 어머니에게 알려드리는 전화가 와서 알 수 있었다. 그날 점심 회식은 종시 흥분된 분위기에서 그 이야기를 화제로 끝났던 것 같다. 그 환자는 병의 상태가 상태이니만치 매우 오랫동안 입원해 있었다. 들리는 바에 의하면 그 사람은 여동생 하나밖에 없는 천하에 외로운 사람이었다. 그 여동생은 울면서 오빠를 간호하면서 병실에서 살았다 한다. 물론 그 환자는 시료환자로 내내 치료를 받았다. 우리들까지 그 여동생의 존재를 알게 된 이유는 아버지가 어머니에게 그 여동생 식사도 내어주라고 하는 것을 들었기 때문이다. 긴 입원 치료가 끝나고 완치되어서 퇴원할 때 그 남매는 어머니한테 울며 인사하러 왔다. 그후에도 오랜 세월 동안 그 여동생은 우리 어머니에게 인사하러 찾아왔다.

식민지 시대에 이어 전쟁까지 겹쳤던 시절이었다. 물질문명과 경제 발전이 우리나라와 국민의 모습까지 바꾸어버린 오늘날 상상조차 하기 어려운 검소한 환경에서 나는 부부의 이런 헌신적 노력의 생활을 목격하면서 성장했다. 인간의 능력과 의지력 그리고 에너지가 합해져서 그 어려운 자본과 기술의 축적이 이루어지는 과정을 젊어서 목격했다는 것은 아버지 어머니가 남겨준 가장 큰 교훈이고 재산이라고 나는 생각한다. 이리하여 축적한 재산의 대부분을 재단법인 백병원에 기증한 아버지의 결단을 나는 자랑스럽게 생각한다. 가끔 우리 형제들의 검소한 생활을 보고 놀라움을 표하시는 분들이 계시다. 물질과 금전만으로 얻을 수 없는 긍지를 가지고 살 수 있었다는 것은 아버지가 우리들에게 원하신 생활 태도가 아니었을까?

나는 가끔 아버지가 시대라는 제약을 받지 않았더라면 과연 의사가 되셨을까 하는 생각을 해본다. 아버지의 공적으로는 어디까지나 의학과 의술을 통해서 공헌한 것만이 남아 있지만 적어도 내 마음에는 인간으로서의 아버지를 일개 의사로만 평가하기에는 너무도 큰그릇이었다고 생각한다.

교우관계

아버지의 교우관계에 대해서는 주로 우리 집에 찾아오신 분들 또 가족들끼리 왕래가 있었던 분들 중에 내 기억에 남은 분들에 관하여 적어보기로 하겠다.

먼저 의사 분들이 여러 분 계셨다. 지금 생각하면 의학계의 원로들이 많이 계시다. 심호섭 박사, 박병래 박사, 신용균 박사, 김명학 박사 등은 특히 우리 집에 자주 다니시던 분들이었다. 일찍이 고향 평양으로 돌아가신 장기려 박사는 내가 아직 어렸을 때 살고 계시던, 명륜동에 있는 장미꽃들이 핀 자그마한 양옥집에 우리 식구들이 놀러갔던 때 이래로 아버지가 납치된 후까지 뵙지를 못했다. 아버지의 수제자이셨던 장박사가 서울에 안 계신 것을 아버지가 몇번이나 애석해하시던 생각이 난다.

저명한 내과의 박병래 박사는 아버지와 공통으로 골동품에 취미를 가지셨다. 박박사는 아버지께서 골동품을 수집하는 데 고문 격이셨다. 성모병원에서 퇴근하시는 길에 골동품이 든 나무상자 한두 개를 들고 좋은 것을 발견하였다고 좋아하며 현관으로 뛰어들어오곤 하던 생각이 난다. 두 분이 새로 '발견'된 골동품 도자기 한두 점을 상 위에 놓고 이 각도 저 각도로 감상하면서 즐기던 장면이 눈에 선하다. 덕택으로 아버지가 수집하셨던 골동품 도자기는 점수로나 가치로나 상당한 것이었다고 생각한다. 특히 이조자기들은 그후 내가 박물관이나 한국 도자기 전문 서적들을 통해 본 일품들에 비해도 손색이 없는 것이 많았다. 나는 아버지의 골동품을 나르는 심부름을 혼자 맡아본 '영광'을 가졌다. 사랑방 부실에 붙은 광에 있는 수많은 나무상자들 중에서 아버지가 원하는 골동품을 찾아내서 날아오는 속도도 매우 빨라지도록 '훈련'이 되었다. 이렇게 일찍부터 골동 도자기를 접했던 덕택으로 나는 그 감상을 매우 즐기게 되었다. 6·25 때 다 없어져버린 아버지의 골동품 중에서 기구하게도 남은 이조 필통 하나를 어머니께서 아버지 기념으로 나에게 주셨다.

공병우 박사는 아버지가 즐기신 사냥 동무이기도 했다. 공박사의 자녀분들 중 우리와 동갑인 영일, 영길씨와 우리 남매가 아직도 어린 소학생 때 아버지들과 함께 사냥을 갔던 생각이 난다. 넓은 시골 평야를 걷다 못해 다리가 아파서 갓길에 주저앉아 있는 네 어린아이들의 사진 한 장이 아직도 남아 있다. 사냥하다가 농가에 들르면 아버지는 언제나 그 사람들하고 오래 사귄 사람들처럼 쉽게 이야기를 나누어 우리들을 놀라게 하셨다.

앞에서 아버지가 사교에 능란하지 못하셨다고 했으나 사람을 싫어하셨다는 뜻은 아니다. 오히려 사람을 좋아하셨고 특히 젊은이들을 좋아

하셨다. 아버지가 경성의학전문학교에서 유일한 젊은 한국인 교수로
명강의를 하셔서 학생들의 인기를 독점했다는 기사를 어떤 제자 분이
어머니께 보내주신 것을 읽은 것이 생각나지만 아직 어렸던 나 자신의
기억은 아버지가 경성의전에서 축구부장을 하셨던 일이다. 축구시합이
있을 때는 나와 동생도 경성운동장에 응원하러 데리고 가셨다. 선수마
다 이름을 부르시며 마치 시합을 함께 하는 것같이 흥분하는 아버지를
따라 어린 우리들까지도 키가 구척같이 큰 골키퍼 '춘익' 아저씨를 영
웅같이 여겼던 생각이 난다. 시합이 끝나면 그 왁자지껄하고 땀 밴 선
수들을 우리 집에 다 몰고 오기도 하셔서 어머니의 고충은 한두 가지가
아니었다. 우리는 축구부를 따라 뚝섬까지 소풍도 갔던 생각이 난다.
　아버지와 흥사단의 관계는 오랜 역사가 있다. 일찍 세상을 떠난 아
버지의 큰형님 백용제씨와 아버지의 절친한 친구였던 어머니의 사촌
오빠 유상규 박사는 도산 안창호 선생의 가장 신뢰를 받은 측근이었다
는 것은 아버지와 흥사단의 관계가 그 초창기부터 시작됐던 것을 말해
준다. 6·25 때 우리 사진첩은 모두 없어졌지만, 그후 친지 여러분이
우리 식구가 들어 있는 사진들을 가져다 주셔서 모인 사진들 중에는
흥사단 야유회에서 유치원 입학도 하지 못할 정도의 어린 내가 도산
선생님 옆에 앉아 있는 단체 사진이 들어 있다. 8·15 해방 이후에 흥
사단의 활동이 활발해졌고 아버지는 흥사단 관계로 더 시간을 쓰게 되
었다. 오랫동안 단장으로 계시던 장이욱 박사와 따님이 오셨을 때는
지금 가회동 우리 집에서 흥사단 분들이 많이 뭉치셨고 우리 정원에서
흥사단원들을 위한 대규모 가든 파티도 했던 생각이 난다. 그때 오셨
던 분들 가운데 기억에 남는 분들은 주요한 선생, 이용설 박사 등이다.
　넓은 의미로는 교우관계라고 할 수 있겠으나 별로 알려지지 않은 아
버지의 일면을 나타내는 한 일화가 있다. 아버지가 사냥 갔다가 멧돼
지 한 마리를 쏘아오셨을 때 이야기이다. 대문 밖에 돌계단이 많은 가
회동 집에 커다란 멧돼지를 끌어올려서 앞마당에 갖다 놓게 하였을 때

의 어머니의 놀람과 당황하신 표정이 아직도 생각난다. 며칠 후 아버지는 회람판에 시조를 써서 돌리셨다. 자신이 잡은 멧돼지를 요리해서 이웃 친지들을 모시고 술을 나누시겠다는 뜻이었던 것 같다. 그때 가회동, 계동(桂洞)의 모모한 분들이 거의 참석하시겠다고 그 회람판에 서명을 해 보내오셨다. 어머니는 모든 재주를 다 부려서 놀랄 만큼 다양한 요리를 멧돼지 고기로만 차리셨다. 자주 오시는 분들도 아니었는데 매우 유쾌한 분위기의 연회였던 것이 생각난다.

아버지의 사고의 범위가 넓었던 것은 비교적 보기가 쉬웠다. 반면에 쉽사리 눈에 띄지는 않는 차원에서 아버지는 깊은 인간관계를 맺는 분이었던 것 같다. 이것은 가족과의 관계에서 특히 잘 나타나지만 소수의 친구 분들과의 관계에서도 볼 수 있었다. 그런 한 예로 생각나는 것은 갑부 조병갑(趙丙甲)씨와의 관계이다. 겉으로 보기에는 별로 공통점을 보기가 어렵게 다른 두 분이었으나 그 절친한 우호관계는 우리들이 어렸을 때부터 그분이 별세할 때까지 또 그후에도 계속되었다. 두 가족의 특별한 우정은 아버지들을 잃은 다음까지도 계속 이어졌다. 그분의 넓은 성북동 별장에 가서 뛰어놀던 생각, 같이 원산에 해수욕 갔던 생각 등이 기억에 남아 있다. 우리 집에 무슨 어려운 일이 있을 때는 언제나 소리 없이 그분네 위로와 도움을 받았다. 제일 잊을 수 없는 일은 6·25 때 우리 가족이 살던 집에서 추방당해 소위 친지들이 모두 우리를 피했을 때 그의 부인만이 우리 어머니와 육남매를 달게 혜화동 댁으로 받아들여주셨다. 우리 때문에 조씨 댁까지 주목을 받기 시작한 것을 느끼고 다시 그곳을 떠나기는 했으나 아버지의 친구였다는 인연으로 우리 가족이 가장 고통스러웠을 수난기에 그런 친절을 당연한 듯이 베풀어주신 것은 잊을 수 없는 일이다.

상기한 아버지의 교우관계보다 훨씬 더 깊은 교우관계를 맺었던 분들도 계실 텐데, 내가 어렸을 때 직접 볼 수 있고 알 수 있는 측면이란 매우 한정되어 있을 것은 더 말할 필요도 없다.

끝으로 나는 아버지가 의술을 통해서 사회에 크게 공헌한 것을 자랑스럽게 생각한다. 외과의로서 한창 일을 하실 50대에 그렇게도 무참하게 그 천직이 단절된 아버지의 생애를 생각하면 아무리 노력해도 참을 수 없는 한에 사로잡힌다. 그러나 나는 아버지의 관심이 의학에만 한정되었다고는 생각하지 않는다. 아버지의 인간에 대한 관심, 흥사단을 통한 인격수양을 삶의 중요한 과제로 실천한 일, 또 나라와 민족을 위해 한 일, 이는 다 아버지께서 의술을 통해서 찾아보려고 모색한 전인적인 아버지 자신의 측면을 나타내고 있다고 생각한다.

후 기

6·25 때 아버지를 빼앗기고 생이별을 하게 되었을 때 18세였던 나는 그후 오랜 시절을 거의 외국에서 살아왔다. 위에 쓴 글은 대부분 나의 어렸을 때의 기억과 추억에서 나온 것이며, 따라서 나의 소녀 시대에 돌아가서 쓰지 않을 수 없었다. 특히 우리말로는 글다운 글을 거의 써보지 못한 내가 이 글을 쓰고 보니 유치스러운 구절이 여기저기 눈에 띈다. 다만 그중에서도 아버지의 생생한 모습과 인품이 나타났을 수도 있지 않나 생각하며 그대로 남겨두었다. 독자의 특별한 양해를 구할 뿐이다.

이번 아버지의 탄생 100주년에 딸들을 대표해서 쓴 것으로는 빈약한 글이 되고 말았다. 좀더 시간과 노력을 들여 아버지의 전인적인 산 모습을 글로 남겨 아버지 앞에 부끄럽지 않게 바치고 싶다.

강제로라도 모시고 한강을 건넜더라면……

백낙조(학교법인 인제학원 이사장, 장남)

아버님을 생각할 때마다 항상 뉘우쳐지는 것은 왜 그때 강제로라도 모시고 한강을 건너지 못했나 하는 아쉬움이다. 지프차도 있었고, 그렇게 귀하던 휘발유도 다 있었는데 말이다. 물론 6·25전쟁 때 나는 고등학교 2학년이었으니, 강제로 이런 일을 진행하기에는 너무 어렸을 것이다. 또한 아버님으로서도 할아버지를 비롯한 가족, 병원 직원, 1백여 명으로 늘어난 환자들을 모두 뿌리치고 홀로 피난한다는 것은 무리였으리라.

나의 아버님에 대한 기억은 열여섯살 이상을 넘지 못한다. 아버님은 그렇게 엄하고 무섭다고 제자들간에 소문났지만, 나는 아버님의 다른 면들을 알고 있다. 아버님의 숨겨진 일면을 알고 계신 분들이 점점 적어지니 여기 몇가지 어렸을 때 기억나는 에피쏘드를 적어볼까 한다.

아버님은 사냥을 좋아하셔서 공병우 박사, 박병래 박사 등과 다니셨다. 나는 어렸지만 기회만 있으면 따라다녔다. 한번은 8·15해방 직후에 미군 장교들과 꿩 사냥을 하게 되었는데, 지프차를 얻어 타고 같이 간 적이 있다. 아버님이 독일어를 하시는 건 알았지만 영어는 어떤가 하고 있었는데 아버님은 "앗소……"만 연발하고 계셔서 나는 왜 이 양반이 일본말인 "아, 소"를 미국사람들에게 하실까 하고 창피하게 생각했다. 그런데 나중에 알고 보니 독일어에서 "Ach so"는 꽤 자주 쓰이는 말이라는 것을 알고 이해가 간 적이 있다. 그날 말은 잘 안 통했지만 지프차 엔진 위에 천으로 된 덮개까지 하고 전쟁중에는 구하기 어려웠던 맥주와 치즈까지 즐기시며 그렇게 행복해하시던 얼굴이 잊혀지지 않는다.

한번은 충남 서산에 꿩이 많다고 하여 인천항에서 배로 서산에 간 적이 있었다. 공교롭게도 그날따라 바다에 파도가 워낙 험해서 나는 뱃멀미로 갑판에서 시종 노란물도 안 나올 만치 토하고 있었는데, 아버님은 내가 혹시 배에서 떨어질까봐 7,8시간을 시종 옆에서 붙잡아주신 적도 있다. 나 같으면 아주 안 데리고 다니든지 배 안으로 잡아넣든지 했을지도 모를 일이다. 이날 내가 처음으로 노루를 쏘아서 그때 홍성에 계시던 윤덕선 박사님(전 한림대 이사장) 댁에서 여러분이 잡던 생각도 난다. 지금은 고인이 되셨지만 그때는 모두 젊으셨고, 해방 직후라서 희망에 부풀어 있을 때였다.

사냥은 보통 일요일에 당일로 다니셨지만 때로는 1박 2일로 갈 때도 있었다. 꿩을 따라다니는 것이라 잠은 형편없이 불편한 오막살이 방에서 자야 했다. 여기서 추위를 피해 사람과 개가 다같이 뒹굴며 잤다.

밤이면 등잔불을 끈 깜깜한 어둠속에서 아버님이 친구분들과 오손도손 이야기하시는 것을 나는 구석에서 개들과 같이 자며 엿듣곤 했다. 한번은 아버님이 여러 말씀 중에 "김선생! 나는 그때 일본사람 시대가 아니었으면 아마도 의사가 되지는 않았을 것이외다. 변호사나 문필가가 되고 싶었어요. 하하하……"라고 하시는 것을 들었다. 의사로서도 그만하면 성공하셨고, 만족하고 계시리라 생각했던 나는 어린 맘에나마 의외라고 생각했다. 그러고 보면 아버님이 유난히 담소를 좋아하셨고, 책읽기를 즐겨하셨던 것이 납득이 간다.

우리 육남매 모두 아버님의 사랑을 평등하게 받았지만 매를 맞은 사람은 나밖에 없다. 내가 중학교 2학년 때였다. 공부 외에는 모든 것을 다 좋아했던 나는 사진찍는 데 빠져서 그만 아버님이 아끼시는 사진기를 몰래 35㎜ 필름을 쓸 수 있는 모델로 바꿔버렸다. 그 일이 발각되었을 때 그렇게 대노하신 아버님을 본 적이 없었고, 집안이 들썩하리만치 매를 맞았다. 아마도 미국에서 그런 일이 있었다면 아동학대로 옆집에서 경찰을 부를 정도가 아니었겠는가 싶다. 그러나 지금 생각하면 아주 귀중한 기억으로 남고, 그 매운맛이 그립기까지 하다. 불명예스럽게도 당시 네살 되던 동생도 이것은 기억한다고 해서 내 위신이 아주 말이 아니다. 그러나 지금에 와서는 이 '명예'를 동생과 나누어 갖지 못하는 게 아쉽고 가엾다.

아버님은 의외로 세심하신 분이었다. 한번은 내가 학교 숙제로 작문을 하게 되었는데, 제목은 '삼권분립'이었다. 아버님께서 옆으로 들여다보시더니 "이럴 때는 '삼권분립에 대한 나의 관견(管見: 좁은 소견이라는 뜻으로 자신의 의견을 겸손하게 일컫는 표현)'이라고 해라" 하셔서 나는 몸집도 크신 분이 조그만 데까지 세심하시구나 하는 것을 느낀 적이 있다.

아버님을 못 뵌 지도 어느새 50년이 다 되어간다. 시간이 지날수록 아버님에 대한 기억은 그리움과 아쉬움으로 진하게 남는다. 이번에 아버님 탄생 100주년이 되어 전기를 발간하게 되어 다행스럽게 생각하며, 아버님에 대한 기억을 이렇게나마 나누게 된 것을 기쁘게 생각한다. 이 책이 나오기까지 애쓰신 분들께 가족을 대표하여 감사드린다.

인본주의자이셨던 아버님

백낙헌(학교법인 인제학원 이사, 차남)

　아버님을 생각할 때면 여러가지 감정들이 마음을 스친다. 아쉬움, 그리움 등등. 그러면서도 무엇인지 모르게 섭섭함이 앞선다.

　어머님 말씀에 의하면 형님(백낙조 이사장) 태몽으로는 흰 백조를 보셨고, 나를 낳으실 때는 가회동 집 대청마루에 놓인 큰 구두 한 켤레를 보셨단다. 꿈속에서 아버님이 '동서양을 다니셔도 이렇게 꼭 맞고 맘에 드는 구두는 없었다'고 하셨다는 태몽이었다.

　6·25 때 내 나이 만 5세였으니 아버님에 대한 나의 기억은 매우 단편적일 수밖에 없고, 대부분은 어머님에게서 들은 이야기들이다. 그러나 다행히도 아버님의 수제자이셨던 장기려, 전종휘, 주영재 박사님들로부터도 아버님에 대한 이야기를 들을 수 있었다. 특히 장기려 박사님께서는 내가 5,6년 동안 부산을 다니게 되면서 가끔 점심을 사드릴 때면 내 손을 꼭 잡으시고 아버님 얘기를 들려주곤 하셨다. 그분을 통해 의사로서의 아버님보다 인간 백인제에 대한 얘기들을 들을 수 있었던 것을 소중하게 생각한다. 우리들 대부분은 장기려 박사의 예수님에

대한 사랑, 인자하심, 희생 정신 등을 잘 알고 있다. 장박사님 말씀을 듣노라면, 아버님과 장기려 박사 두 분이 살아가는 모습은 사뭇 달랐지만 서로 많이 통하고 사랑하셨다는 것을 느낄 수 있었다. 또한 그런 이야기를 듣다 보면 아버님에 대한 존경심과 그리움이 더해지곤 했다. 아버님이 가지고 계셨던 우리 민족에 대한 사랑, 또 일본인들에게, 아니 누구에게나 굴하지 않고 사셨던 두둑한 배짱은 이 시대 우리 모두가 배울 점이라 하겠다.

장박사님이 말씀 중에 나에게 몇번씩 되풀이하신 말씀이 있다. 아버님은 기독교 신자가 아니었는데(우리가 잘 알 듯이 장박사님은 누구보다도 진실한 기독교인이셨다) 한번도 남의 종교에 대해 싫은 소리를 한 적이 없으셨다 한다. 그저 한번 무슨 소설을 읽었느냐고 물으시기에 못 읽었다 하니 "기려는 그 성경책 보느라 다른 책을 읽을 시간이 없어" 이렇게 너그럽게 말씀하셨단다.

또한 아버님께서는 시골에 사냥 가시면 시골 노인이든 누구든 가리지 않고 대좌하고 같이 마시고 잡수셨다 한다. 이런 점들로 보면 장박사님과 마찬가지로 아버님도 인간에 대한 평등 정신과 인도주의 정신이 뿌리 깊으셨던 것 같다.

어머님께서는 늘 나에게 과일을 싫어한다거나, 방공호에 술(아버님은 약주, 나는 포도주)을 저장하는 점이 아버지를 많이 닮았다고 하신다. 나로서는 아버님이 지니셨던 훌륭한 점들을 닮지 못한 걸 늘 아쉽게 생각한다. 그러나 나 스스로 평가할 때 내가 남에게 정을 잘 주고 또 모든 사람과 친해질 수 있고 대화를 나누며 살아갈 수 있는 성격을 가지고 있다고 생각하는데, 이것이 아버님을 닮은 제일 좋은 점이라 느끼며 자랑스럽게 생각한다.

아버님이 청요리 먹으러 가자며 까불이 운전수가 모는 윌리스 지프 차를 타고 낙원동 골목에 가던 일, 또 가회동 안방에서 아버지 무릎에 앉아 게장이나 커피를 얻어먹던 일, 아버님께서 사냥 갔다 오시면 시

커먼 멧돼지가 가회동 안채 계단 옆 시멘트 바닥에 누워 있던 기억들은 다른 사람이 볼 때는 아무것도 아닐지 모르지만 여섯살 난 소년의 아버님에 대한 기억으로 나는 소중히 간직하고 있다.

2년 전 아버님 탄생 100주년에 맞추어 아버님 전기를 쓰자고 두 형님들(백낙조 이사장, 백낙환 총장)이 결정하셨을 때, 우리 식구들을 대표해서 내가 황상익 교수, 서홍관 교수께 부탁드린 말이 기억난다. 보통 아시는 분들은 백인제 박사 하면 떠올리는 것이 '우리나라 현대 외과학의 태두'이지만 나로서는 백인제의 인간적인 모습, 특히 우리 민족을 지극히 사랑했던 면을 보여주기를 바란다고 부탁했으며, 또 정직한, 있는 그대로의 백인제 전기였으면 한다고 했다. 이 책이 나오기까지 애써주신 두 교수께 심심한 감사를 드린다.

또한 아버님께서 납치되신 후 백병원을 지키고 발전시켜 오늘이 있기까지 헌신적 노력을 하신 모든 분들과 교직원 여러분께 고개 숙여 감사드린다. 특히 백낙조 이사장의 슬기로움과 인내심, 백낙환 총장의 아버님에 대한 존경심과 사랑으로 일선에서 일해온 한결같은 의지는 존경스럽다.

마지막으로 40대 초반에 홀로 되셔서 육남매를 키워주신 어머님께는 어떠한 말과 글로도 그 감사함을 다 표현할 수 없다. 말씀은 하지 않으셨지만, 어머님은 아버님에 대한 사랑과 존경심으로 우리 형제에게 긍지를 넣어 키우셨으리라. 내가 아버님 없이 자라서 더 완성된 인간으로 성장하지 못했다고 느끼지만, 어머님의 사랑은 문자 그대로 하늘보다 더 높다. 아흔이 넘으신 어머님 옆에서 여생을 지킬 수 있는 나의 복을 하나님께 감사드리며, 이만 줄인다.

초대 원장 백인제 박사 탄생 백주년에 즈음하여

김희규(전 가톨릭의대 교수, 동서)

필자는 의사면허를 얻은 1936년부터 외과를 실머리에서부터 선생님한테 배웠고, 1943년부터 백병원 운영을 도와드리다 해방 후에는 백병원을 재단법인화하면서 동란 때까지 15년간을 모셨다. 선생께서 납북당하시고 동란이 휩쓸고 간 뒤, 직격포탄으로 잿더미는 안 되었어도 기둥만 남은 병원 건물을 껴안고 재건을 꾀하면서 선생께서 돌아오시기를 기다리며 1960년대까지 병원을 지켰다.

선생께서는 1930년경에 경성의학전문학교 외과교수로 자리를 굳히고 계셨다. 총독부 산하의 관립 전문학교에, 그것도 임상 과목에서 한국인으로는 엄두도 못 낼 자리였지만, 전화위복이 된 사건도 있었고 또 그분의 능력을 인정하고 추천하는 분도 많았기 때문이었다. 전화위복이라 한 것은, 선생께서 3·1운동에 가담한 관계로 집행유예형을 받았으니 졸업은 하였으나 의사면허장을 못 받았다. 수석 졸업이어서 외과 의국(醫局)에 들어가게는 되었지만 환자 진료는 무면허라 담당하지 못하게 되었다. 이 억울한 칩거기간을 교과서·수술서의 탐독과 마춰,

석고붕대 실기에 전력하셨다. 집행유예 기간이 끝난 후의 조수활동은 곧 교수들의 눈에 들었고 이때의 교수가 우에무라, 키리하라 선생 등이었다. 이분들과 경성의학전문학교 교장 사또오 선생이 극구 추천하여 한국인인 백선생께서 외과 교수직을 받았다. 사또오 교장은 백선생의 학위논문 「구루병(rickets)의 실험적 연구」에 대해 그분의 학구력을 높이 평가하였고, 키리하라 선생은 백선생과 같이 혈액형의 유전계통에 관해 발표하면서 백선생의 필재(筆才)와 고찰력(考察力)에 감탄하고 추천하였다.

선생께서는 교수 재직중 두 차례의 행운을 차지하셨다. 물론 공(功) 없이 찾아든 행운은 아니지만, 총독부 관비로 독일 유학 기회를 얻게 된 것이다. 이때 면학한 분의 수는 20명 이내였고, 이들이 졸업하게 되면 어느 과 지망을 막론하고 선생한테 취직과 개업을 의논드리고 지도를 받았다.

그런가 하면 한국인 학생만이 참가하는 축구 시합장에 가서 응원을 하는데 상대방을 조롱하다가 심판의 제지를 받을 정도로 천진난만한 면도 있었고, 주석에서는 두주불사(斗酒不辭)에 춤도 추실 줄 알았다. 노래는 못하셨다. 취미로는 꿩, 노루 등의 사냥을 즐기셨다.

백선생께서는 자기의 스승을 모시는 데 극진하였다. 2차 양행(洋行: 구미 유학)에서 돌아오실 때 자동차를 사가지고 오셔서 키리하라 교수한테 증정하셨는데, 그냥 드리면 안 받을 것 같아 자동차와 키리하라 선생의 카메라와 바꾸자고 제안하여 은근하게 수락시킨 적이 있다. 스승에 대한 고마움을 표현하려는 마음도 있었겠지만, 키리하라 선생의 도움으로 우리 교실원들의 학위논문을 수월히 통과받으려는 생각도 있었던 것 같다.

또 백선생을 교수로 추천하였던 우에무라 선생은 서울에서 개업하고 있었는데, 그만두고 귀국하면서 자기 병원이 번창하는 병원으로 존속되기를 바라는 심정에서 백선생한테 맡으라는 것이었다. 이것이

1932년의 일로 백선생이 교수 취임한 지 10년도 못 된 때였다. 선생은 한국인 의학도들의 전도(前途)에 대한 지도 의무와 학구를 더 계속하고 싶은 생각 등으로 난처해하시다가 병원은 매수하되 당장은 유상규 선생에게 운영을 일임하기로 계획을 세웠다. 이것이 지금의 백병원이다. 유상규 선생은 본래 백선생과 동기이며 막역한 친구였는데, 3·1운동 때 중국 상해로 건너가 도산 안창호 선생을 모시다가 다시 귀국 복교하여 백선생의 후배가 되었고, 당시 외과 강사로 계셨다. 취임 직전에 대수롭지 않은 상처에 감염되어 패혈증으로 급서하셨다. 이에 병원을 후배 모씨한테 맡겼는데 운영이 여의치 못해 선생께서는 마침내 1941년 교직을 사임하고 개업하시게 되었다.

병원은 처음부터 번창했다. 위치가 당시 일본 동네라는 점도 있겠지만 한국인과 일본인 환자가 반반이었고, 일본인 환자가 많이 찾은 것은 이분의 실력 때문이었다.

창씨(創氏) 문제가 나왔을 때 유명인이 솔선 창씨하여 시범해달라는 부탁을 받았으나 선생은 백인제라는 이름으로 외과의사 명성을 쌓아왔는데 개명이라니 자기를 매장하라느냐고 항변, 거부하셨다. 2차대전 중에 한국인 대학생들에게 학병 출정 권유문제가 유명인사들에게 위촉되었으나 선생께서는 의연하게 그 강연 권고를 피하였다.

도산 선생이 서대문 형무소에서 복역중 간 질환이 악화되어 경성제대 병원에 입원 치료하시다 돌아가셨다. 애국인사와 신문사 등에서 거국적으로 인파가 운집할 것을 예상하여 영결식장을 돌아가신 장소에서 멀지 않은 곳으로 찾다 보니 연건동의 경성의학전문학교 교정이 적합하다는 중론이었다. 그런데 이 허가는 총독부 경무국에서 최종 결정하는데, 백선생께서는 총독부 관리와의 대단히 어려운 교섭을 성취시켰다.

선생께서는 철저한 자유주의자이셨다. 두번째 독일 유학에서 미국을 돌아서 귀국하셨는데, 첫 말씀부터 히틀러의 욕으로 시작하였다. 히틀러 일당은 깡패들의 도당이며 독일인의 대부분이 그를 싫어한다고 하셨다. 그때 국내에서는 『나의 투쟁』(Mein Kampf)이 우리들의 열을 올려주는 책이었고, 일본의 군국주의는 팽창일로이던 때였는데 일본 군벌의 득세와 말로를 바라보며 용하게도 참으셨다.

해방과 더불어 미국의 메이요 클리닉(Mayo Clinic)을 본받아 비영리성 재단병원을 설립하셨고, 동향 문인(文人)들과 손잡고 수선사(首善社)라는 출판사도 설립하셨다. 조선일보사를 설립한 방응모 사장과는 해방 전부터 가까우셨다.

국대통합안(國大統合案)에 즈음하여 국립대학 내의 공산주의자들을 축출하는 데 힘쓰셨다. 후에 왜 기성학교를 없앴느냐는 비판도 나오기는 했지만 당시로서는 잘한 일이었다. 주동적 역할을 하셨지만 선배인 심호섭 선생을 앞에 내세우고 뒤에서 일하셨으며 일을 마치고는 물러나셨다. 진퇴가 깨끗한 분이었다.

정치에 뜻을 두기 시작했으나 이승만계열 인사들과는 접촉이 없었고 한민당(韓民黨) 간부와도 접촉이 적었다. 상해임시정부 요인들과는 자동차를 빌려달라는 청이 와서 몇번 빌려주었을 정도였다. 정치인 중에는 장덕수(張德秀)씨와는 자주 만나셨다.

필자가 1947년 말 미국 유학을 떠날 때까지 정식으로 정계에 참여할 것이라는 말씀은 없었는데, 제헌국회의원 선거에 무소속으로 출마하시면서 필자한테 조기 귀국 명령이 왔다.

선거 후 열중하실 일을 찾지 못하고 지내시던 중 6·25동란이 났다. 국방부가 중견의사 수십명을 군사훈련시키고 예비역 군의관 계급을 부여했었는데, 선생은 육군 군의관 대령의 계급을 받으셨다. 몇차례 국방부에도 드나드셨다. 제자들은 모두가 남하 피신할 것을 권하였는데 선생님은 공산당을 경시하고 병원에서 멀지도 않은 수표동에 있는 홍사단 간부 댁에 몸을 숨기셨다. 정판사 위폐 사건의 법정 증언에서 피고가 고문받은 흔적이 없다는 공산당에게는 불리한 증언, 또 선거 때

공산당 타도를 표어로 삼은 것 등 공산당에게는 미운 존재였으니 결국
발각, 납치되고 마셨다.

　이렇게 되어 우리는 이분을 뵙지 못하게 되었으니, 그 당시 이분의
연세가 쉰을 좀 넘은 때였는데, 벌써 탄신 100주년을 맞게 되었다. 기
구한 운명이다. 가족이나 가까웠던 사람들이 선생의 임종도 보지 못했
으니 그저 우리들 목전에서 사라졌다고 할 뿐 돌아가셨다고도 말못하
겠다. 다만 선생의 뜻하셨던 바가, 목적하셨던 바가 100주년, 200주년
생동함을 바랄 뿐이다.

인도양(印度洋)을 건너며

─구주(歐洲) 가는 길에

백 인 제

백인제는 2차 양행 길에서 훌륭한 선상(船上) 기행문을 남겼다. 당시 장안의 지가를 올렸다는 이 기행문은 1937년 1월 13일부터 1월 27일까지 『조선일보』에 11차례에 걸쳐 연재되었다.

우리는 이 글을 통해 백인제의 교우관계, 특히 후배이자 제자이며 동료인 유상규에 대한 애틋한 사랑을 느낄 수 있으며, 그밖에도 그의 박학다식함과 예리한 관찰력, 세계관, 인생관 등을 파악할 수 있다. 또한 이 글에서 이광수도 인정했다는 백인제의 문재(文才)도 십분 감상할 수 있을 뿐만 아니라, 1930년대 당시 배를 이용한 장기 여행의 모습도 엿볼 수 있다.

논문에서는 잘 드러나지 않는 백인제의 인간됨이 잘 나타나 있는 그 기행문을 전재한다.

서주필(徐主筆) 선생!

제가 고국을 떠난 지가 벌써 이순(二旬)이 넘었습니다. 한번도 편지도 못 드린 것이 죄송스럽사오나 이 글을 쓰는 것으로 용서하시옵고, 또 선생만이 아니라 다른 여러 친구들한테도 전하여주시기 바라나이다.

지난 14일에 모지(門司)를 떠나 상해로 향하는 항해 이틀 동안은 배에 서툴러 변변히 붓을 잡지 못하였고 상해를 떠나 홍콩으로 가는 이틀 동안에는 다른 여러 선객이 하는 모양으로 나도 부지런히 라이팅 룸에 들어앉아 집과 친족들과 긴교(緊交) 있는 친구들에게, 그리고 얼른 생각나는 이들에게 인사편지를 썼습니다. 그러나 홍콩을 떠나 싱가포르로 향하는 남지나해(南支那海) 나흘 동안 항해중에 점점 글쓰기가 싫어지고 무엇을 생각하기가 싫어지더니 인도양을 건너고 있는 작금(昨今)에는 정말 뇌세포를 작용시킬 모든 일이 싫어지고 말아서 도무지 내가 계획하는 40일 항해생활중에 평소에 막역했던 친구들, 재경시(在京時)에 마음 써주시던 여러 어른들한테 될수록 골고루 엽서나마 드리겠다 하던 일은 전연 소망이 없게 되고 말았습니다. 이는 물론 본래부터 붓잡기를 싫어하는 상습(常習)이 있는 내 버릇 탓도 있는 줄 아오나 그보다도 선중생활(船中生活)이란 특수한 분위기가 주는 영향이 더 큰 까닭이라고 생각합니다. 그 증거로 방금 이 배에 타고 있는 40여명의 각 방면의 명사들이 거의 모두다가 나와 같은 상태에 빠진 것을 서로 한탄하고 있는 것을 보아도 알 것입니다.

누구나 항해 초에는 독서실, 담화실, 끽연실 할 것 없이 서탁(書卓)의 설비가 있는 데면 반드시 만족상태를 계속함으로 50명 내외에 불과하는 1등 손님도 마음대로 한개 서탁을 얻어 안기가 곤란하더니 한 항(港) 두 항을 지나는 동안에 점점 쓸쓸하여지더니 이즘에는 하루 온종일에 한 사람 두 사람 혹간 잠시 동안 잡지장이나 뒤지다가 가버리는 것을 볼 따름인 상태가 되고 말았습니다. 갑자기 온도가 높아져서 더위에 못 이긴 탓인가 하고 생각도 하였으나 선원들 말이 다른 덥지 않

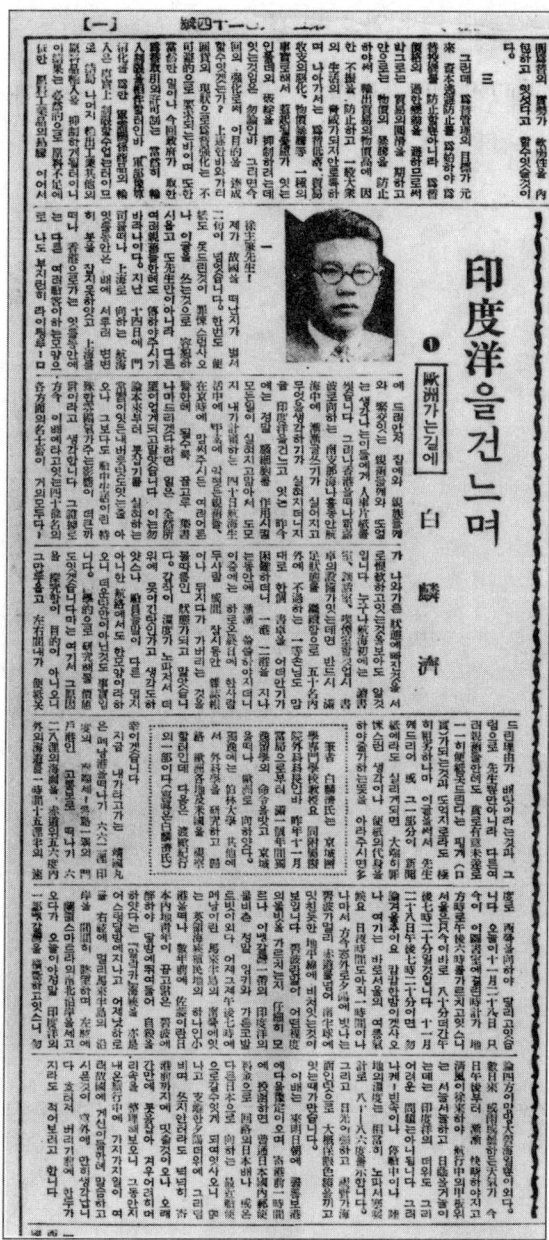

백인제 박사가 조선일보에 연재한 기행문 「인도양을 건너며」 첫회분. 『조선일보』 1937년 1월 13일

은 항로에서도 한 모양이라 하오니 더운 탓만이 아닌 것도 사실입니다. 의학적으로 연구해볼 가치도 있겠습니다마는 여기서 그 원인을 탐구함이 목적이 아니오니 그만두고, 좌우간 내가 편지 못 드린 이유가 배 탓이라는 것과 그럼으로 선생뿐 아니라 다른 여러 친구들한테도 실로 유의미수(有意未遂)로 일일이 편지 못 드린다는 핑계(口實)가 되는 것과 또 억지로라도 극히 조열(粗劣)하나마 이 글을 써서 선생께 드리어 혹 그 일부분이 신문지에라도 실리게 되면 대단히 죄송스런 생각이나 편지의 대신을 하여줄까 하는 뜻을 알아주시면 다행이겠습니다.

지금 내가 타고 가는 정국환(靖國丸)은 페낭항(港)을 떠난 지 662리(浬), 인도의 남단 실론도(島) 일우(一隅)의 문호항(門戶港)인 콜롬보로 떠나기 628리의 해면(海面)을 적도(赤道) 위 5,6도 내외의 해도(海道)를 1시간 15리 반의 속도로 서쪽을 향하여 달리고 있습니다. 오늘이 11월 28일, 지금 이 도서실에 걸린 시계가 지방시(地方時)로 오후 6시를 가리키고 있으니 서울은 지금이 바로 80분 더 간 오후 7시 20분일 것입니다. 11월 28일 오후 7시 20분이면 물론 겨울 추위요 캄캄한 밤이겠사오나 여기는 바로 서울의 여름 기후요 일몰(日沒) 시간도 아직 1시간이나 남아서 방금 창 밖으로 석양에 빛나는 벽파(碧波)가 멀리 적도를 넘어 남반구에 미친 듯한 지평선에 비춰 있는 것이 보입니다. 벽파란 말이 어떤 정도의 물빛을 가리키는지 자세히 모르나 이 벵갈만(灣) 일대의 인도양의 물빛은 정말 잉크와 같은 코발트빛이외다. 어제 그제 오후 7시에 페낭이란 말레이반도의 남쪽에 있는 영령(英領) 해협식민지(海峽植民地)의 하나인 소항(小港)을 떠나 수년 전에 사또오(佐藤)라는 일본 내지(內地) 청년이 곱고 맑은 벽파에 취하여 달밤에 뛰어들어 자살을 하였다는 말라카 해협을 역시 으스름 달밤에 지나고, 어제 낮 하루를 우현(右絃)에 멀리 말레이반도의 연안을 간간이 조망하며 좌현(左絃)에 난령(蘭領, 네덜란드령) 수마트라의 남북연안을 끼고 오다가 오늘이야 정말 인도양의 일부 벵갈만을 횡단하고 있으니

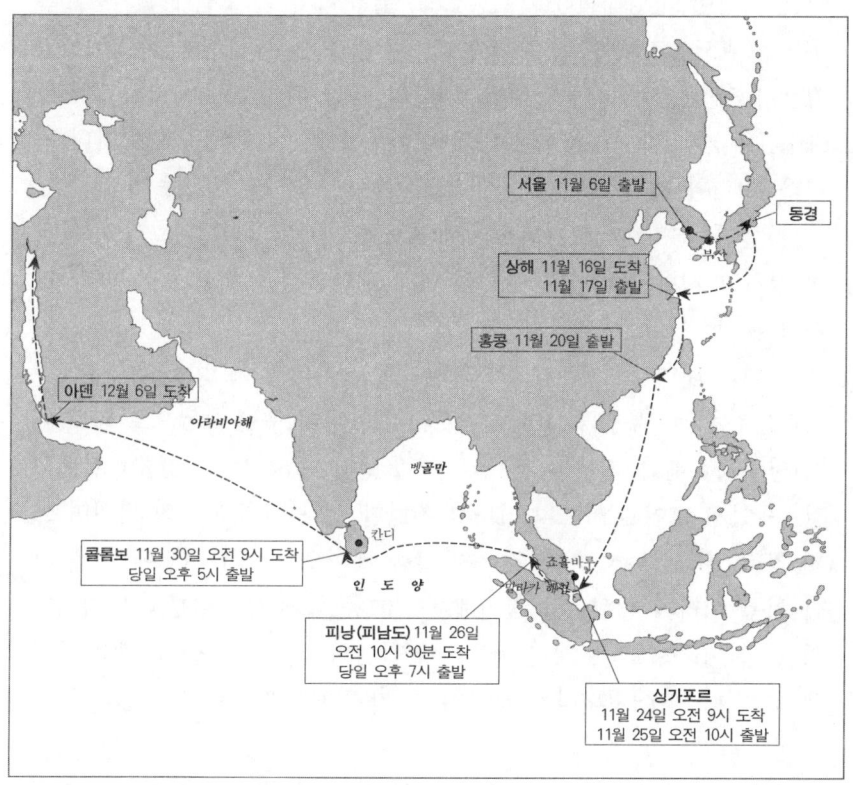

1936년 당시의 유럽 여행은 지금과는 사뭇 달랐다. 지금이야 비행기로 열몇 시간이면 도착하지만 당시에는 뱃길로 40일 동안을 중국해를 지나 벵골만, 아라비아해, 홍해를 거쳐 수에즈운하를 통과해서 지중해를 거쳐 유럽으로 가야 했다.

백인제는 11월 6일 서울역을 출발해서 부산까지는 열차로 내려갔고, 부산에서 배를 타고 동경으로 가서 며칠 머무른 뒤, 11월 14일 모지항에서 장도에 올랐다.

이 글을 통해 우리는 백인제가 상해, 홍콩, 싱가포르, 피낭, 콜롬보, 아덴을 거치는 동안 배가 기항할 때마다 시간을 아껴 자동차로 현지의 정치군사적인 사정을 돌아보고, 그 지역의 역사와 풍물을 열심히 관찰하는 모습을 볼 수 있다.

물론 사방이 망망대벽해(茫茫大碧海)일 뿐이외다. 수일래(數日來) 혹
우혹운(或雨或雲)하던 천기(天氣)가 금일 오후부터 점점 쾌청해지고
청풍이 서래(徐來)하여 항행(航行)중의 갑판 위는 서늘서늘하고 일음
(日蔭)을 거느리는 데는 인도양의 더위도 그리 어려운 문제는 아니 됩
니다. 그러나 캐빈 속이나 정선(停船)중이나 육지의 온도는 상당히 높
아서 한난계(寒暖計)로 [화씨]80~86도를 시(示)합니다. 그리고 일광
이 강하고 시야가 해면인 탓으로 대개 보안색경을 끼고 있는 때가 많
습니다.

이 배는 내명일조(來明日朝)에 콜롬보항에 닿을 예정이오며 기항(寄
港) 전 1시간에 투함(投函)하면 보통 일본 국내 우편 요금으로 회로(回
路)의 일본 배나 혹은 다른 일본으로 향하는 최근선(最近船) 편으로
갈 수 있게 되어 있사오니 땀나고 지난한 석양 더위에 그리 덤비며 쓰
지 않더라도 넉넉히 기항 전까지 맞출 것이오나, 오래간만에 붓을 잡
아 겨우 어려이 머릿속을 정리해보니 그동안 지내온 여행중에 가지가
지 일이 여러 고국에 계신 이들한테 말씀하고 싶은 것이 의외로 많이
생각납니다. 흩어져버리기 전에 한두 가지라도 적어보려고 합니다.

지난 6일 제가 경성을 출발하는 날 죄송스럽게도 여러 어른들이 역
두(驛頭)에 나오셔서 저를 성대히 보내주시던 광경이 제 일생에 잊지
못할 광영(光榮)이었으며, 먼 길을 떠나오는 제가 도리어 일일이 찾아
뵙고 석별의 인사를 드렸어야 할 어른들이 많았는데 하고 어심(於心)
에 미안함이 지금도 사라지지를 못합니다.

아시는 바와 같이 저의 이번 길이 무슨 큰 영광의 길도 아니요 남다
른 희한(稀罕)한 길도 못 되고, 또 전일(前日)과 같이 수만리 이역에
험로촉정(險路蜀程)을 국가의 중임을 띠고 떠남도 아닙니다. 교통이나
통신이 지편(至便)한 오늘, 주는 돈 가지고 성한 몸으로 구주(歐洲)나
미주여행이나 하고 오는 길이면 가볍게 보면 한 호사거리에 불과하다

하겠습니다. 그도 큰 책임을 지고 득명(得命)의 재료를 모으러 가는 것
도 아니고 오직 자기 전문에 속하는 외과학을 자유로운 입장에서 맘대
로 보고 배울 것이 있으면 배우고 참고할 것이 있으면 참고하라는 의
미에 지나지 못하는, 관명(官命) 중에는 가장 헐하고 자유스러운 책임
뿐이고 그외에는 전문 이외의 각반(各般, 여러가지) 서구문물에 접할
기회를 받은 데 불과합니다.

그러하온데 동포 여러 어른들이 이렇게 성대히 저를 보내주시니 죄
송스러우며 제가 가볍게 생각한 이외의 무슨 좀 심중(深重)한 책임이
있지 않은가 생각됩니다. 물론 관비로써 구미재류(歐美在留)를 하는
이로는 조선사람으론 처음인가 합니다.

첫째, 같은 돈이라도 사재를 끄집어내어 구미행을 하는 것과 여행자
의 심리상 부담이 대단히 다른 바 있다고 생각됩니다. 배를 타고 호화
로운 생활을 하며 외국 항구의 이경(異景)을 날로 보고 돌아다니는 동
안에 이 심리가 한층 분명히 알아집니다. 일정한 기한 내에 상당히 거
액(관리나 봉급생활자로는 여비 말고 다른 수당 기타도 바랄 수 없는 외국
여비 규정에 의한 학비와 여비이니까)을 맘대로 다 써야 한다는 일종 금
전 애착심을 강제적으로 떼어버린 돈을 쓰게 됨으로 마음 가볍게 날마
다 상당한 소비생활을 하게 됩니다.

둘째로, 보통 3,40세 유식신사(有識紳士)로서는 쉽게 얻지 못할 1년
이상의 시간, 더구나 직(職)을 떠남과 일을 쉼에 아무 거리낌이 없고
마음 끌리는 데가 없는 1년의 장시간을 가지게 됨이 무엇보다도 관비
양행(洋行)의 최대 은전인가 합니다.

이런 의미에서 제 이번 길이 얻기 쉽지 못한 기회로, 따라서 가장 추
상적이나마 무슨 기대를 가지고 떠나야 하겠고 또 어떤 기대를 바라는
이가 계실 것으로 생각되나이다.

다시금 역두에서 뵈옵던 호의로 가득 찬 표정으로 저를 보내주시던
여러 어른들의 얼굴을 회상하옵고 심심심사(深深心謝)하오며 힘써 기

대하심을 저버리지 않으려고 심서(心誓)하나이다.

먼 길을 떠난 제 심두(心頭)에 한시라도 떠나지 않는 큰 슬픔을 다시금 아파하나이다. 제가 양행하기로 작정된 후 얼마 아니 하여 지난 여름에 고(故) 유상규(劉相奎)군이 졸서(卒逝)하였습니다. 실로 제 일생에 이보다 더 큰 슬픔이 없으리만치 놀라고 실망하였고 어찌 할 바를 모르게 통곡을 하였습니다. 이제 제 사교(私交)의 친신(親信)을 부질없이 중언(重言)한대야 무슨 소용이 있겠습니까마는 하도 미쁘고 힘이 되고 고락을 같이 하던 친구요, 또 여러분도 저를 생각하실 때 반드시 그를 연상하시리라고 믿으리만치 이인동심(二人同心)으로의 존재였던 사이오니 제가 이제 인도양 흐르는 물결에 멀리 지평선상에 떨어져가는 석양을 바라보며 평생의 신우(信友), 유군의 일사(一死)를 회상하고 여수(旅愁)에 피곤한 두 눈에 새 눈물을 자아내고 있는 심정을 토로함을 과히 책망 마시기 바라나이다.

이번 길에 동경을 들러 지금 동경적십자산원(東京赤十字産院)에서 요직을 맡고 계시는 허영숙(許英肅) 여사를 찾아뵈었더니 인사 말씀도 마치지 못하고 통곡에 가까운 설움을 금하지 못하고 두 사람이 한참이나 느껴 울었습니다. 허여사가 저를 보고 고(故) 유군을 슬퍼하심이 어찌 보통의 고우(故友)를 곡(哭)하는 관례에 따랐음이리까. 실로 믿고 알아주는 신우로서의 유군의 존재는 허여사에게 있어서 저보다도 중하고 귀하였던 것임을 제가 가장 잘 알았기 때문에 저는 그 아프고 애달파하시는 심리를 충심동정(衷心同情)하였습니다.

허여사로 말하면 제가 가장 경애하는 선생이요, 고향 선배 어른의 부인이신 동시에 그 스스로가 제가 가장 믿고 기대하는 친구요, 의사로의 동업자외다. 그가 재작년에 가업을 정지하시고 결연히 도동(渡東)하여 곧 동도(東都)의 권위(權威)요 제 구사(舊師)이신 일적산원장(日赤産院長)인 쿠지(久慈) 박사를 찾아 일개 학도로의 입원을 간청하여 그 허락을 얻은 후로는 실로 입지전 중의 학도생활을 계속하신 결과, 지금 원내의 신임을 일신(一身)에 집중하고 요직에 계시게 됨을 보니 제 맘이 쾌심(快心)함을 금하지 못하겠으며, 특히 제가 산원을 찾아가 쿠지 박사를 만났을 때 쿠지 박사는 물론 부원장, 의국장, 이하 여러 직원이 저를 조선의 중진(重鎭)으로 환대함을 볼 때 저는 간접으로 허여사가 본원에서 어떻게 대접을 받고 계시며 중요한 존재로 되어 있는 것을 짐작하였습니다. 실로 쾌심불금(快心不禁)의 심경을 맛보았사오며, 더욱이 허여사의 희망에 가득 찬 진지한 매일의 공생활(公生活)을 보고 또 그의 용기에 찬 결심을 들을 때에 신우에 대한 경모(敬慕)를 더하고 타면(他面)으로 조선의 숙녀를 위하여 축복함을 금치 못하였나이다. 동경에서는 또 장기식(張驥植), 장병량(張秉良) 양우(兩友)에게 많은 신세를 졌습니다. 병량군은 전부터 친한 터이라 가지가지 호의를 마음으로 기뻐하고 고맙게 생각하오며, 기식형으로 말하면 실은 동경에서 우연히 만난 초면친구이나 1,2일의 심교(心交)가 양편이 다 같이 구우(舊友)와 같은 신허(信許)를 하게 되었습니다. 동향의 관계가 시간과 거리를 생략하고 접근하기 쉬움이 크다고 생각합니다. …

이 동고향(同故鄕)의 친근성같이 누구나 가질 수 있는 행복된 찬스를 선용(善用)할 줄을 모르고 도리어 지방열(地方熱)이니 편파(便派)니 하고 가장 열등한 개념을 붙여가지고 악용하고 있는 일부 우리의 동족들이 있음을 생각하면 남들 보기가 부끄럽습니다. 일본 내지 사람을 무조건으로 칭찬하려는 것이 아니라 지금 이 배에 같이 타고 가는 40명 내외의 인사들을 동선상교(同船相交)하여 보고 일본문화도 어지간히 향상 정돈되었음을 부러워합니다. 물론 일등 손님들이라 비교적 상층문화를 대표하는 편이겠지만 여러 날 동선(同船) 생활이면 대개 낱낱이 그 교화정도를 나타내고야 마는 법에 비추어보아도 그 세련되고 교양된 상식화한 신사도가 제법 볼 만하다고 생각합니다. 영(英), 미(米), 오(墺), 불(佛), 독(獨), 아르헨티나 등의 서양 사람이 남녀아

(男女兒) 합하여 17,8명, 일본 내지사람이 각계 인사 합하여 남녀아(男女兒) 22,3명, 중국인 1인, 섬라(暹羅) 해군대좌(海軍大佐) 2인, 조선사람은 나 1인의 멤버인데 일본 내지사람이 가장 교화가 높아 보입니다. 그이들은 싱가포르 도착 전후에 싱가포르에 하선하는 선우인(船友人) 9명을 위하여 송별회를 열었고 콜롬보에 하선하는 청년회 대표 사이또오(齋藤)씨 등을 송별하는 의미로 전날 밤에 학사회(學士會)를 열었었는데 두 회합이 다 훌륭한 신사적이요 세련된 최고문화인의 회합이었다고 나는 생각하였습니다.

상해에서는 상상하던 바보다는 복잡만 하고 정돈되지 못하고 색채나 구조가 헐가저급(歇價低級)한 편이고 세련고상(洗練高尙)하고 고가영구적(高價永久的)이 못 된다고 인상받은, 역시 다른 데 유례가 없을 듯한 일대(一大) 국제도시를 보았습니다. 유한양행(柳韓洋行) 지점의 유명한(柳明韓)씨와 김씨가 선두(船頭)에서 맞아주심이 대단히 반가웠으며, 곧 자동차로 사무소로 가서 제 외척이 되는 이정근(李貞根)군의 집을 여러 곳으로 알아보아 찾아주신 것도 고마웠습니다. 종일 이군과 한씨가 연합하여 상해 일별(一瞥)을 골고루 시켜준 것과 밤에 이군의 자택에서 여러 친구들과 같이 이군과 그 처아(妻兒)가 미리부터 단념(丹念) 준비한 명월관 요리보다도 훌륭한 조선요리를 여러 날 만에 맛나게 반갑게 기쁘게 대접받은 것이 잊혀지지 않게 고맙습니다. 상해를 떠나 홍콩, 싱가포르 등을 지나면서 더 깊이 이 상해에서 받은 인상이 반갑게 생각되었습니다. 가장 놀라운 것은 일본사람의 지나, 남지나 더 내려가 싱가포르를 입구로 하고 활동하는 말레이(馬來), 섬라(暹羅), 남양군도(南洋群島)에 대한 무역, 광산, 기타 경제적 활동이 상상외로 활발하고 본격적인 것입니다. 상해에서는 시가(市街)에 육전대(陸戰隊)가 있고 황포강(黃浦江)의 처처에 대소군함(大小軍艦)이 있고 오송(吳淞) 아래 바다같이 넓은 양자강 입구에는 비행기를 실은 거함이 두 척이나 대기를 하고 있는 등 외면에 나타난 세력만 하여도 굉장하지만 홍콩에서부터는 전연 일본의 군함은 물론 다른 아무 정치적 군사적 세력이 없는데요, 반대로 처처에 영국 배가 배치되고 포대(砲臺)가 봉마다 보이고 비행기가 부절(不絶)히 다수히 떠도는 등 영령(英領)의 어마어마한 군사적 방비를 우리 같은 문외한이라도 용이(容易)하게 짐작할 수 있습니다. 얼른 보기에 홍콩과 싱가포르는 실로 만군난공(萬軍難攻)의 장비가 있는 것 같았습니다.

홍콩은 실로 아편전쟁 이래의 장시(長時)의 영인(英人)의 시설이라 천연양항(天然良港)인데다가 국력을 경도(傾到)하였다고 볼 수 있는 영구적 백년(百年)의 계(計)를 세운 흔적이 역연(歷然)하오며, 인공적으로 건설한 항구, 시가, 산도(山道), 기타 대륙교통의 시설이며 군사적 시설 등 견실하고 화려하고 웅대함이 영국의 국력을 시(示)하는 듯이 완비(完備)하였다고 생각되었습니다. 극동의 보고(寶庫) 대지나(大支那)를 요리하는 족착장(足着場)으로의 면목(面目)이 역연히 보이오나 전체로 규모가 크지 못한 것이 한일 것입니다. 좀 과히 떨어져 있다면 그런 결점은 있을지 모르나 싱가포르를 중심으로 한 영령 해협식민지의 더 크고 더 완비(完備)한 후진(後陣)이 뒤에 있음을 보고야 지나가는 영국인이 겨우 안심을 할 것이라고 생각하였습니다.

지금 디너를 알리는 음악이 들립니다. 오후 7시, 오늘이 11월 29일인데 아마 음력 망일(望日)인가 이튿날인가 봅니다. 선미(船尾)의 지평선 위에 둥근달이 솟았사오며 아마 서울에서는 중천에 떠오른 저 달을 지금 보실 것입니다. 인도양의 월야(月夜)는 참말 상상 이상으로 곱고 장(壯)합니다. 금야(今夜) 오전 2시에 좌현(左舷) 지평선상 가까이 남극성(南極星: 서전크로스, 남십자성)이 한 수십분 동안 나타난다 하여 그것을 보겠다고들 야단이외다. 명조(明朝) 6시 반에 콜롬보에 입항될 예정이오니 이 변변치 못한 기록이나마 끝을 못 맺고 금야(今夜)에 투함(投函)하여야 되겠기에 우선 여기서 각필(擱筆)합니다. 여행기행도 아니요 무슨 수필도 아니요, 이름지을 수 없는 나와 같은 문외한이요 경험과 준비가 없는 유람자의 처녀안(處女眼)에 비추인 선중(船中) 인 상기를 미리 짐작하시고 보신다면 도리어 홍미있게 여기실 이도 있을 지 모르겠사오니 선생이 적당히 첨삭(添削)하여서라도 어데다 게재해 주시면 고맙겠나이다.

싱가포르와 피남(彼南)

지난달 20일 홍콩을 떠난 우리 배는 다행히 파도 심하기로 유명한 대만 해협, 남지나해를 비교적 안온(安穩)하게 항행(航行)을 계속하였 습니다. 때마침 남양(南洋) 일대의 일년 중의 다우기(多雨期)에 상당 (相當)하였음으로 거의 매일 운우상교(雲雨相交)하는 천기였으나 도리 어 갑자기 열대권(熱帶圈)을 들어가는 이들에게는 혹서(酷暑)의 졸습 (猝襲)을 면하게 된 것이 불기(不期)의 소득이었습니다. 항행 2주야(二 晝夜)에 우현(右舷)에 독산중첩(禿山重疊)한 육지가 나타났으니 곧 불 령(佛領) 인도의 일각(一角)이었고 수시간을 지나 일로(日露) 전쟁시 에 발틱 함대가 기항(寄航)하였던 곳으로 일본사람들 가운데 유명해진 캄라만을 지나니 배는 다시 육지를 떠나 창창무애(蒼蒼無涯)한 대양으 로 들어갔고 서기(暑氣)는 점점 더하여 싱가포르 기선(寄船) 전야(前 夜)쯤은 나같이 더위 타는 군으론 여간 캐빈 속에 들어가서 잠잘 생각 이 못 나리 만하였습니다. 홍콩을 떠난 지 닷새 만에 아침 안개 자욱한 가운데 상록수에 무르녹은 대소무수(大小無數)한 봉래산(蓬萊山)이 점 재(點在)한 항구를 서행(徐行)하기 수시간, 오전 8시 반의 조반을 마치 고 갑판에 나오니 배는 어느새 낯모를 빛다른 곤 안벽(岸壁)에 닿으려 고 복잡한 공작을 시작하였더이다. 독목주(獨木舟)를 교묘하게 저어가 지고 배를 따라와 소란을 떠는 흑색 토인들의 백동화 은화를 던지라는 말레이어(馬來語)와 영어가 섞인 소란한 외침을 시끄럽게 간과(看過) 하면서(상해와 홍콩에서 입항과 출항 두 때씩 실컷 경험한 바라 아무리 초 심 初心한 선객이라도 벌써 역정이 났습니다) 여권 검사니 싱가포르 통화

환전이니 하선 전의 분주잡답(奔走雜踏)한 광경 속에서 미리 약속하였던 우리 테이블 멤버 3인과 다른 3인의 1조는 대기자세를 취하고 우현(右舷) 낭하(廊下)에서 승강기 열리기를 기다렸습니다. 오래간만에 육지에 내리기를 마치 원족(遠足) 떠나려는 애들 모양으로 얼마나 기뻐하는지를 알 수 있겠습니다.

일행 6인이 7인승 자동차를 타고 부두를 떠나기는 오전 9시. 운간(雲間)으로 내려쪼이는 일광이 하도 강하여 모두 보안색경을 끼기로 하고 곧 시 중앙인 라푸레스 프레스에 이르러 3원을 주고 안경을 사겼습니다. 홍콩에서 대략 영국식 식민지의 건설양식과 운전되는 기분을 맛보고 온 눈에도 방금 안전(眼前)에 전개되는 선명하고 강조(强調)로운 싱가포르 시가의 풍경을 일별(一瞥)할 때에 이것이 과연 열대지방 도시, 더구나 영국식으로 건설운전되고 있는 이 싱가포르를 중심으로 한 소위 영국왕령 해협식민지의 가장 특색있는 인상인가 하는 감이 곧 일어나더이다. 건물의 높고 넓고 반드시 지계(地階)의 도로가 일면을 넓고 높게 인도로 제공케 된 것과 가도(街道)가 어디까지든지 정돈선미(整頓鮮美)하게 포장되고 교통이 엄연(儼然)하게 정리되는 점 등이 모두 홍콩에서 보던 것과 방불(彷佛)한 바였으나 싱가포르에서의 특색은 건물의 색채가 한층 더 선명하고 이에 대상(對象)되는 가로수, 정목(庭木) 등 남양색(南洋色)이 후한, 실로 짜릿짜릿하고 농염(濃艶)한 그린이 강한 직사광선을 받아 빛나고 있는 참말 녹음(綠陰)에 무르녹았다고 할 풍광이 가장 깊이 인상되는 것이 달랐습니다. 자동차 옆으로 얼른얼른 지나가는 소공원 같은 책(柵) 안의 그린 필드가 어찌도 곱고도 짜릿짜릿한지 이따금 이런 그린 위에서 흑인아동들이 하키시합을 하는 것이 보였습니다. 물론 소학교 같은 소규모의 학교운동장이었습니다. 자동차, 무궤도전차가 베 짜듯이 번화한 가도(街道)에 놀고 밋밋한 야자수가 열립(列立)하여 가로수의 가장 특색있는 광경을 이루고 있는 것이 처처에 보이는 것도 아마 싱가포르 가로의 한가지 가관

(佳觀)이라 하겠더이다. 우리 자동차는 싱가포르 시가를 벗어나 17리 상거(相距) 되는 죠홀 왕국의 수도인 죠홀 바루(Johore Bharu)를 향하였습니다. 죠홀은 싱가포르섬의 북단과 일위대수(一葦帶水)를 끼고 상대(相對)한 말레이반도의 남단의 일구(一區)를 점한 소왕국인데 영(英) 보호하에 있는 말레이연방의 일부라 하오며 죠홀 바루에 왕궁이 있고 왕이 있는 것으로 보아 우리들의 상식으로 생각하는 소위 일소국가(一小國家)가 되어 있는 것은 사실인 듯하오나 인구 30만, 그중 6,7할이 중국인이고 근래 일본인의 고무원(園) 경영이 성행되는 것 등으로 보아 국왕이라든가 왕국이라 칭하고 있는 것은 한 우스운 영인(英人)들의 장난삼아 남겨둔 박물관적 명칭이고 존재임을 얼른 각득(覺得)하겠습니다. 연도(沿道)는 최신식 완비한 자동차 도로로 홍콩, 피남, 기타 석란도(錫蘭島) 등에서도 보는 바와 같은 영령 해협식민지 공통의 훌륭한 신식 도로이오며 경사 커브의 학리적(學理的) 음미(吟味), 표지의 완전함, 포장, 병목(並木), 그린대의 설치 등 실로 놀랄 만한 우미(優美)한 외관과 안전율 100%의 감이 있사오며, 연도 일대는 야자수, 빈랑수(檳榔樹), 광막한 고무원, 파인애플, 파초(芭蕉) 밭과 기타 이름 모를 열대식물이 무진장이라 하게 무성한 풍광과 연도를 끼고 알맞은 거리에 무르녹은 녹음 속에 혹 띄엄띄엄 혹 연린(連隣)하여 광활한 정원과 흔히는 비단결같이 고운 그린이 덮인 테니스 코트를 가진 열대식 썸머 하우스식 별장들이 있는 것이 40리의 쾌속으로 닫는 자동차 속의 초래지객(初來之客)을 부럽게 하였습니다. 이러한 양식별장식(洋式別莊式) 건물들은 모두 영인의 주택임은 물론이오며 대개 선미(鮮美)한 크림빛이나 또는 유사한 잘 조화된 색조를 가짐에 반하여 가두에 연립한 원시색 농후하고 복잡한 조화되지 못한 잡연(雜然)한 단조색으로 칠한 점포 겸 주택식으로 된 건물은 불문(不問) 거의 모두 중국인 거리임이 홍콩 웨스트포인트 중국가에서 보던 것과 방불(彷彿)함도 이 길가에서 얼른 대조할 수 있는 풍경이오며, 또 좀 오지대(奧地

帶)로 눈을 들어 살피면 고무원, 야자림 혹 바나나 밭 가운데 빈약하고
엉성하게 얼른 생각나는 우리나라 원두막식으로 보이는 남양(南洋)서
상용하는 넓은 활엽(闊葉)으로써 지붕을 덮은 초옥(草屋)들이 있으니
이것이 대개 토인인 말레이인 노동자의 주택임이 얼른 알아집니다. 자
동차가 싱가포르섬을 종단(縱斷)하여 대안(對岸) 죠홀왕국으로 건너가
려면 월미도 건너는 제방도로와 같은 약 1리의 제로(堤路)를 건너게
됩니다. 소위 세관이 양안(兩岸)에 설치되어 자동차를 멈추고 뻘건 수
건 동인 말레이인 노동자와 별로 다름없는 죠홀국 세관리가 차속을 점
검하고 미소거수(微笑擧手)하여 통관을 허락하는 광경도 생각하면 하
나의 이관(異觀)이었습니다. 영인의 유희적 골계(滑稽: 익살)로 잔존되
어 있는 죠홀왕 주단(朱丹: 살단) 일족의 생계에 충당함이 관세의 주목
적이라 하오며, 주로 중국인 행상들에게서 분분(分分)의 성냥, 담배,
술, 소금 등의 세수입(稅收入)을 거두는 것이 이 세관리의 직무요, 일
본인이나 서양인들의 신상(紳商)들께는 참말 형식적 정차(停車)에 불
과함을 알아보겠더이다. 제로를 건너 통관(通關)이 끝나자 곧 수도 '바
루'의 가도에 들어가게 되었는데, 역시 영인의 영작(營作)인 공원같이
곱게 정돈된 도로며 영국, 중국, 말레이, 인도 각 인종의 특색있는 건물
이 뭉키뭉키 성가(成街)해 있는 광경이 소규모이나 싱가포르시와 흡사
하오며 남안위수(南岸葦水)를 일묘(一眇)에 바라볼 수 있는 소구(小
丘) 위에 광대하다고 할 수는 없으나 선미한 구축(構築)으로 된 양관
(洋館)이 올립(兀立)하여 있으니 이것이 이 지방에 세력 가진 종교인
회회교 사원이외다. 양관으로 된 점으로 보아 오랜 고적(古蹟)이 아님
을 알겠고 역시 영인의 조작(助作)인가 십더이다. 누상(樓上)에 올라
해상도서(海上島嶼)의 꿈에 보는 듯한 상록수 무르녹은 해협 일대의
조망을 시(試)한 것이 가장 아름다운 기억으로 남아 있습니다.
　이 소구의 동쪽 월편(越便)에 상당히 광활한 지구를 점령한 고대(高
臺)가 있으니 곧 왕궁 있는 지역이온데 우리도 자유로 출입참관할 수

있으며, 북쪽 일대엔 왕궁 직영의 동물원이 있는데 규모며 정비가 유치하고 아희(兒戲)로운 점으로 보아 죠홀왕 자신의 독상(獨賞)을 위한 사물(私物)인 듯 하오며 원숭이, 뱀, 각색 조금류 등이 있더이다. 가장 우리들의 눈을 끈 것은 이두(二頭)의 대성성(大猩猩)이 맹험(猛險)한 표정과 음장(陰壯)한 함성을 연발하면서 행인을 노려보는 것이었습니다. 토인이 킹콩을 보라고 열심으로 안내하는 양(樣)이 이 지방에서도 보기 드문 것인 듯하며 왕궁 동물원의 자랑거리인 모양입니다.

고대(高臺)의 동남쪽이 광활한 그린 롱으로 된 일대인데 도로와 화초와 정원을 입념(入念)히 장식한 것과 서양식 거관(巨館)이 뚜렷이 선 것이 곧 왕궁이었다. 문전(門前)에 최신식 소형 드라이브용 자동차가 한대 놓여 있더니 이윽고 3,40세 되어 보이는 양복 입고 나폴레옹 모자 쓴 흑색에 가까운 청년 한 분이 관내로부터 나와 자동차를 운전하여가지고 우리 일행이 서 있는 길로 몰아옴을 보았다. 토인 안내자가 '프린스, 프린스' 하기에 일례(一禮)로써 경의를 표하였더니 탈모(脫帽) 미소(微笑)로 통과함을 보니 아마 정말 왕자였던 모양이다. 살단왕은 방금 영국에 놀러가고 안 계시다 하오며 왕자씨가 혼자 하이칼라를 매일 하는 모양 같더이다. 분주히 자동차를 돌려 다시 싱가포르 섬으로 건너와 도내(島內) 토인의 생활상태며 자연색대로 있는 녹림과원(綠林果園)을 구경키 위하여 섬의 북동남반주(北東南半周)의 호화(豪華)한 드라이브를 약 1시간 반을 계속하다가 야자림을 등지고 호수 같은 해협을 앞에 놓은 풍경절가(風景絕佳)한 일본 요정 청량관에서 오찬 겸하여 일유(一遊)를 시(試)하였습니다. 정(亭)은 목교(木橋) 수백척 거리로 연락(連絡)된 해중(海中)에 남양식 일본식 겸작(兼作)이라고 생각되는 형식으로 구축된 2층루(樓)인데 남풍이 훈래(薰來)하고 쉬엄한 스콜이 때때로 지나가 그 100% 서늘서늘한 맛과 꿈결 같은 녹도벽파(綠島碧波)를 조망하는 풍미가 가상(佳賞)한 중 조어(釣魚)를 농(弄)할 수 있게 되어 일미(一尾) 5원의 금동색 찬연(燦然)한 대조(大

鯛) 일미식(一尾式)을 각각 낚어내어 즉석에서 회치고 프라이하여 조진(調進)하는 극히 호사(豪奢)한 일음일식(一飮一食)을 맛보던 기억이 잊혀지지 않습니다. 일본식 광활한 다다미 오자시끼에 증유(曾遊) 제명사(諸名士)의 사진, 휘호(揮毫)의 액면(額面)이 많이 걸린 것을 보고 일본인 과객(過客)들이 감흥을 느끼는 양이 무리가 아닌 줄 알았소이다. 점심을 마치니 때는 오후 2시. 분주히 차를 몰아 난과(蘭科) 식물이 정비되기로 유명한 식물원을 보고 이어 라프레스 박물관을 참관하였습니다. 이 라프레스의 명칭은 실로 1819년 영국 동인도회사에서 파유(派遣)되었던 지사(知事: Sir Thomas Stanfort Raffles)가 장래 차지(此地)가 반드시 추요(樞要)한 지점이 될 것을 간파하고 싱가포르섬을 조홀왕 주단을 설득하여 일시금 60만불로 매득(買得)하여 뒤에 영령(英領)으로 만든 싱가포르 건설의 공로자(功勞者)의 이름을 빌린 것이외다. 라프레스의 동상이 관전(館前)에 서 있음을 보았소이다. 그리 대규모라 할 수는 없으나 계하(階下)는 도서관으로 말레이에 관한 신고(新古) 다수의 진적(珍籍)이 소장되어 있고 계상(階上)에는 상하 2층으로 나뉘어 말레이반도와 남양군도 산(産)의 각종 동식광물의 진표본(珍標本)이 다수 종렬되어 있는데 특히 남양산 각종 극락조의 빛 고운 박제품(剝製品)이 가장 진귀하다 하며, 1층 입구를 중심으로 나열되어 있는 말레이인의 고대로부터 현대에 이르는 각색 풍속, 생활의 모형과 특히 토인의 여러가지 악기가 수집되어 있음이 진기하여 보였소이다. 이로써 예정한 프로그램의 싱가포르 관광을 마치고 동양 호텔이란 차지 일본인 경영인 최대 호텔에 들어 오래간만에 일본식 담수욕(淡水浴)을 하고 유까다를 걸치고 다다미방에 드러누워 종일 땀흘린 열대식 피로를 잊으니 열대권 내에서 일본식 거처를 하는 맛이 또한 일흥(一興)이 됨을 깨달았습니다. 저녁엔 차지 일본 상관(商館) 지점주 모모씨들이 선중(船中)에서 상교(相交)되었던 우의(友誼)로 송별회를 호텔에서 성설(盛設)함을 받아 순 일본식 주찬(酒饌)을 맛보았을 뿐

아니라 각종 열대지방 특산인 진과(珍果)를 만끽할 기회를 얻어 맛나
고 진미한 기억이 상금(尙今)껏 새롭소이다. 열대지방에 친히 내방함
이 아니면 평생에 보지 못할 진과라 하면 이번 여행에 이 싱가포르에
서 비롯하여 선중(船中)과 각 기항지에서 날마다 번갈아 가지가지 진
과를 먹는 것이 참말 값비싼 기억일 것입니다. 먹지도 못하고 듣기만
하는 여러분에겐 화중(畵中)의 병(餠)보다도 무관언(無關焉)하시겠지
만 자랑 겸 과명(果名)을 소개하렵니다. 모과나 바나나, 파인애플 같은
것은 맛이 신선하고 감훈(甘薰)한 법이 비교할 바 못 되나 우리나라에
도 흔히 수입되는 것이니 말할 것도 없거니와 생파인애플의 감향(甘
香)한 맛과 소위 몽키바나나라 하는 적은 파초(芭蕉)열매의 감미(甘
味)한 것은 일미이망(一味離忘)할 만하였고 망고, 망구스틴, 이 양종
(兩種)의 과미(果味)란 도저히 온대지방 인사의 미각으론 너무 과분한
고급미라고 하리만치 혀를 놀라게 한 진미라 하겠소이다.

  망구스틴은 적은 감알만한 섬유(纖維)와 갈적색 색소로 된 두터운
과피(果皮) 속에 귤쪽처럼 들러붙은 5~7쪽의 마늘쪽 같은 희고 연한
과육이 내장되어 있는 것인데, 그 과육을 꼬치로 꺼내어 입에 넣으면
그 연(軟)삽하고 녹아오는 촉감과 향미순유(香味順柔)한 맛이 무엇에
비길는지, 취흥(醉興)에 나오는 칭언(稱言)이라 과히 시미(詩味)가 나
타났지만, 갑왈(甲曰) 처녀의 살에 닿는 맛이라 하고 을왈(乙曰) 처녀
의 입술을 빠는 맛이라 하여 이 지방에 속칭(俗稱)하는 과(果)의 여왕,
혹자는 여왕의 과라는 것과 우연히 일맥의 상통이 있었음이 가흥(佳
興)이었습니다. 과의 여왕이란 뜻은 망고를 과의 왕이라 함에 대칭하
는 것이요, 여왕의 과라 함은 토인운전수의 영어로 하는 설명에 의하
여 영국 빅토리아 여왕이 망구스틴을 극히 애상(愛賞)하여 매양껏 냉
장선(冷藏船)으로 수입하였다 해서 나온 말이라 하는가 보더이다. 정
말 순조(順條)하고 우아한 풍미가 여성적이면서 품(品)이 있는 과실이
라 하겠사오며, 수분이 풍부하되 맛이 없지 않고 아무리 많이 먹어도

실증이 아니 나는 법이 처녀다운 아름다운 맛이라 할 수밖에 없다고
생각하였습니다. 망고라는 것은 속에 납작한 수단형(隨丹形)의 복숭아
씨 같은 씨를 둘러싸고 황적색 유연한 맛이 참외살 같은 과육이 풍후
(豐厚)하게 붙어 있고 참외껍질 같은 연록황색 과피로 덮인 편평류타
원형(扁平類楕圓形)으로 된 큰 배알만한 육과(肉果)인데, 거피할육(去
皮割肉)하여 먹습니다. 좀 강한 듯한 송진 냄새에 흡사한 자극성이 있
는 향취와 심감초산(甚甘稍酸)한 한 과미(果味)가 남성적이면서 특색
있는 점으로 만인을 다 기쁘게 함에는 망구스틴만 못하나 좋아하는 이
를 혹하게 하는 데는 훨씬 망구스틴을 능가하는 과연 과왕(果王)이라
할 만한 진품이외다. 그외에 몹시 고린내 나는, 일부 기호가(嗜好家)에
겐 미칠 듯이 환영을 받는다는 도리앙이란 실과가 있다 하나 마침 철
이 아니라 호품(好品)을 구할 수 없어 불능미(不能味)하였음이 유감이
었습니다. 야심(夜甚)하여 부두에 매인 본선(本船)으로 돌아오니 정들
인 여왕이 반갑게 맘 편하게 안아주는 듯한 호감을 느끼겠더이다. 캐
빈 속에 신근(愼謹)스럽게 지어놓은 침상에 드러누우니 노곤한 객자
(客子)의 뇌 속에 오늘 본 봉래향(蓬萊鄕)의 진풍경이 부질없이 오락
가락하여 얼른 잠을 이루지 못하였소이다.

　25일 오전 10시, 예(例)에 의하여 폭염이 내리쪼이는 싱가포르 부두
에 전송 나온 각색각양의 세계인종 박람회 같은 흑, 백, 황 수백 군중
이 땀을 흘려가며 제가끔 자기네 풍습대로 작별의 인사를 하며 떠드는
광경을 외로이 바라보면서 우리 배는 풍악을 잡히고 만국기를 날리며
피남(彼南: 피낭)을 향하여 출항하였습니다. 때때로 소낙비가 지나가고
흐렸다 밝았다 하는 이 지방 우기에 당한 천후(天候)는 도리어 더위를
잊게 해준 점에서 대단히 고마웠습니다.
　종일종야(終日終夜)의 항행을 마치고 익(翌) 26일 조(朝) 10시 반에
피남에 닿으니 피남은 말라카(馬拉加) 해협의 북단, 말레이반도 케다

주 해안에 있는 일(一) 소도(小島)인데 싱가포르를 떠나기 해로(海路) 385리, 위도로 5도 24분, 싱가포르보다도 적이 북쪽에 치우친 위치나 기후는 도리어 일층 더운 듯하며, 부두에 모여드는 주민의 인종별로 본 인상은 싱가포르와 다름이 없고, 역시 주인격의 오래고 수많음이 지나인이요, 다음이 말레이인, 인도인, 소수의 남양인, 아프리카인 등이다. 피남도(彼南島)는 본래 섬라(暹羅)의 속방(屬邦) 케다국 영토의 일부였던 것을 영국 동인도회사가 난령(蘭領) 말라카에 대항하여 말레이반도에 무역항을 얻고자 1786년에 선장 프란시스 라이트의 헌책(獻策)에 의하여 연(年) 금 6천원을 납(納)하고 케다국에서 매수(買收)한 것이라 하며, 후 1826년에 싱가포르, 말라카, 기타 소도서 등과 합하여 해협식민지를 조직하고 그 정청(政廳)을 피남에 두어 일시(一時) 말라카, 말레이 무역의 탄토항(呑吐港)으로 단성(段盛)을 극하더니 1837년에 정청이 싱가포르로 옮김에 따라 지금엔 군사, 무역에 모두 싱가포르의 중요하고 번영함을 따를 수 없이 되었다 한다. 시가에서 보는 풍경은 거리도 멀지 않고 인종도 다름이 없는데다가 영령 해협식민지로의 공통한 지배와 시설을 받았으니 싱가포르와 다를 리가 없었다. 다만 식민지 풍광으로는 좀 진부한 맛이 있는 대신에 신시(新市)보다는 활기가 덜한 듯하고 시가에서 멀지 않은 곳에 허다히 고봉(高峰)과 구릉을 볼 수 있음이 다른 점이라 하겠다.

정박시간이 짧으니 빨리 필견명소(必見名所)만을 순례하기로 하자. 시 서북으로 잠주(暫走)하면 곧 교외의 풍경이 전개되는데, 빈랑수, 야자수가 성림무제(成林無際)한 속을 지나노라면 어느새 청초(靑草)가 척여(尺餘)에 달한 낯익은 우리나라식 도전(稻田)이 전개되고 도전 노변(路邊)에는 파초나 야자가 간간이 박힌 것이 이상한 대조를 이루었다. 이윽고 차가 어떤 산하에 멎으니 곧 기괴하기로 여객(旅客)의 발을 끄는 소위 뱀절(蛇寺)의 문전이다. 소규모의 고실(古室)인데 법당 내 처처에 청반미려(靑班美麗)한 생사(生蛇)가 다수히 반거(蟠居)하여 있

는 것이 그로테스크하다는 것이 가관이유(可觀理由)라 하며 그외에 별
유서 깊은 의미가 없는 듯하니 대개 취전술(取饌術)에 결함(缺陷)이
없는 지나인의 악취미에 불과하다고 생각되었다. 차를 돌려 평탄 광막
한 야자림 속을 닫기 수십분에 계곡 깊숙하고 청류로변(淸流路邊)에
굽이도는 선기창일(仙氣漲溢)한 산협(山峽)에 정차하니 일망산복(一望
山腹)에 고루거각(高樓巨閣)이 즐비함을 보니 곧 증문극락사(曾聞極樂
寺)라. 회교국인 차도(此島)에서 불교 지나인의 건설에 속한 유일한 거
찰(巨刹)이므로 유명하다. 지나승의 불청자래(不請自來)하는 안내로
구내 십수처 사각(寺閣)을 순람(巡覽)하고 내종(乃終)에 신구(新構)인
듯한 양지절충식(洋支折衝式)으로 된 5층 고루(高樓)에 올라 도항(島
港)을 일망(一望)하는 경치가 과연 가상(可賞)하였다. 만일 무운(無韻)
시조가 무식한 과학(科學) 선비에게 허락됨이 가능하다면 아래의 두
수를 생각하였다.

　　극락사 고루 위에 홀로 서 바라보니
　　야자림이 무제(無際)한데 봉래산이 이 아닌가
　　어이타 인간고해를 낱낱이 드러내인 세계 인종 박람회를 이곳에
　　두었던고
　　두어라 부질없는 유자(遊子)의 한몽(閑夢)일랑 잊고자 하노라

　산수초목이 명랑풍요함이 꿈에 보던 봉래산 선경(仙境) 같은 분위기
인데 각색 만인(蠻人)들 노동자가 양인(洋人)이 짜놓은 과학의 쇠그물
에 어찌할 도리도 없는 듯이 생을 위한 악착한 고투를 하고 있는 것이
부처님이 활안(活眼)으로 본다 하면 긴 한숨을 불금(不禁)할 풍자(諷
刺) 100%의 대조이었다.

　　억연만우(檍煙彎雨)와 악오사맹(鰐鰲蛇虻)이 이곳인가 하였더니

넴꽃 빨간 그늘에 극락조 지저귀네.
벌거숭이 흑아(黑兒)들이 꽃 사라고(팔러) 따르더라.

남양이라면 만사(蠻士) 식인(食人)이나 살고 악어와 대사(大蛇)가
들어찬 무서운 곳을 연상하기 쉬운 우리 북쪽 손님들 보기에 야자나무
새에 틈틈이 박혀 있는 염(艶)엽한 색채 가진 열대 지방 특유의 각색
이름 모를 꽃나무가 있고 숲속엔 역시 공작털처럼 고운 빛을 가진 소
금(小禽)이 있으니 모두 극락조의 일종이라 하기에 이렇게 써보았다.
이 절엔 증유(曾遊)지나(支那) 고관 명사들의 사진 휘호(揮毫)가 많이
걸려 있으며 일본인 서양인들도 서명부에 필적을 남겨둔 이가 많다.
도고(東鄕) 노기(乃木) 양대장(兩大將)이 일로전첩(日露戰捷) 직후 영
제 대관식(英帝戴冠式)에 참열(參列)하러 가는 길에 들러 참관기념으
로 남겨둔 휘호가 걸려 있다. 번승(番僧)이 우리 일행에게 서명을 권근
(勸勤)하는 법이 상당히 고가(高價)를 징취(徵取)하는 모양이기에 유
의하여 불참하였다.
귀로(歸路)에 무수한 야원(野猿)이 방목되어 있는 식물원에 잠기(暫
寄)하여 비단같이 고운 그린 위에서 야원의 무리로 더불어 한참 노닐
다가 귀선하였다.
1936년 11월 27일, 콜롬보로 가는 인도양 해상에서.

칸디행(行)

피남을 떠나 말라카 해협을 지나는 동안 좌우현(左右舷)에 육지를
바라보면서 항행일야(航行一夜)를 지나면 배는 벵갈만에 다다라 일망
무제(一望無際)한 대양에 나서 비어(飛魚)의 무리 때때로 날음을 볼
뿐이요, 새 한 마리 볼 수 없는 속항(續航) 만사주야(滿四晝夜)에 궁
(亘)하는 서항(西航)을 끝내고야 인도 남단의 일대도(一大島) 석란(錫
蘭, 실론)에 다다라 오래간만에 육지를 바라보게 된다.

지난 26일 오후에 피남을 출범한 지 5일째 되는 30일 아침, 천기는 청명하고 조일(朝日)이 선양(鮮陽)한데 어느덧 우현(右舷) 선두(船頭)에 녹음에 싸인 거악(巨嶽)이 나타났으니 이것이 석란도이다. 선원이 지칭하는 고산(高山)으로 해발 7,300척(呎)에 급(及)하는 유명한 불족산(佛足山)이라 하며 산정(山頂)에 일거암(一巨岩)이 있어서 큰 족형(足形)의 요처(凹處)가 생긴 것을 불교도가 석가(釋迦)의 족적(足跡)이라 하여 매일 순례의 도(徒)가 끊일 사이 없다 함에서 생긴 이름이라 합니다. 배는 점점 육안(陸岸)으로 가까이 들어가 이 대륙을 우현(右舷)에 끼고 항행 약 2시간여에 석란도의 남단인 콜롬보항에 닿았다. 때는 오전 8시. 오후 5시 출범까지의 7,8시간을 이용하여 명소관광을 할 수 있으되 콜롬보시 및(及) 부근의 수개소(數個所)를 유유히 순유(巡遊)할 수 있는 일안(一案)과 분주히 덤벼 이까지 왔던 기회에 도내(島內) 오지(奧地)요 도(島)의 구도(舊都)인 칸디행을 단행하여서 인도의 진면목을 일별(一瞥)이라도 하고 가자는 이에게는 좀 원행(遠行)이나 자동차를 이용하여 왕복할 수 있는 양안(兩案) 중의 하나를 취하지 않으면 안 되는 형세다. 우리 멤버 일행 6인은 전야(前夜)부터 누누(累累) 조사한 결과 제2안에 의하여 칸디행을 감행하기로 하였다.

이제 칸디행 기행을 쓰기 전에 먼저 석란에 대한 지리적 준비 지식을 간단히 만들어둘 필요가 있을 줄 안다. 우리가 세계지리 배우던 기억으로 머리에 남아 있는 인식은 석란도란 일소도(一小島)가 인도 남단에 있었다. 물론 인도의 광대한 옆에 석란 같은 일소도가 있거나 말거나 별로 중요한 의미가 있을 것 같지도 않다. 그럼으로 그 기억도 아주 어슴푸레한 잊어버리다 남은 그림자 같은 것에 불과함이 보통인 듯하다. 그러나 콜롬보 기항(寄港) 전일부터 식당 앞에 걸어놓은 석란 대지도를 보고 또 그 옆에 붙여놓은 명소 안내서를 뜯어보고 나서야 이 섬에 대한 인식이 일신(一新)하여졌다. 석란도는 파라문(波羅門) 교도가 범어(梵語)로 Lanka(란카)라 불렀으니 '광휘(光輝)의 지(地)'란 뜻이요, 불교도는 '인도 미간(眉間)에 빛나는 진주'란 미사(美辭)로써 불렀고, 또 왕고(往古) 마케도니아 인간에는 따부로-엔, 즉 '홍련화(紅蓮華)의 성지(聖地)'로 알려져 있었고, 아라비아인은 Serendib(세렌디브)라 불렀으니, 인도 대륙으로부터 침입 이동한 아리안종의 일족(一族) 신하리-쓰가(Sinhald) 신할라, 즉 '맹사자(猛獅子)의 안식소(安息所)'라 부른 이름을 와전(訛傳)함이었고, 그후 포도아인(葡萄牙人: 포르투갈인)이 내점(來占)한 뒤론 세렌디브를 세이란(Jeilan)이라 부르더니 다음 화란의 수중에 들자 세일란(Jeylan)이 되고 그뒤 영인의 세력이 급(及)함에 이르러 Ceylon(실론)이란 지금 부르는 이름이 되었다 하니 이 명칭의 변천만 보아도 그 역사적 운명을 짐작하겠고, 또 자고로 여러 민족의 문화가 흥체(興替)되어온 불녹녹(不碌碌)한 존재임을 알아보겠다. 면적으로 말해도 2만4천7백평방리이니 일본 큐우슈우(九州)보다도 큰 대륙이다. 그 전형(全形)이 망고나무잎같이 된 데다 주위에 평원 저지(低地)가 상당히 있고 중앙 대부(大部)가 산지고원대로 되어 기후도 저지대는 열대적 고온이나 고지대는 훨씬 양기(凉氣)가 많아 주거에 적(適)하고, 산물로 말해도 흑연, 은 등의 광산(鑛産)도 상당하려니와 세계적으로 유명한 본도(本島) 홍차는 수출품의 조종(祖宗)이요, 그외에 야자유(椰子油), 코푸라, 호모(護謨: 고무) 등이 주산물이다. 본도의 주민은 실로 다종다양이 되었나니 토번(土蕃)인 Vidah가 산림중에 있어 가장 미개한 야번(野蕃)이고 Sinbales란 대륙으로부터 정복 침입한 아리안종이니 실로 당지(當地) 최초의 식민으로 지금에도 가장 다(多)하여 전인구의 대부(大部)를 점하였고, 그외 남인도에서 이주한 Gamul인, 아라비아에서 이주한 Moor인, 남양에서 건너온 말레이인이 있고, 또 화란인의 자손인 혼혈자도 상당히 많다. 지금 이들을 지배하고 있는 영국인은 전도(全島)를 통하여 1만을 불출(不出)하는 소수에 불과하다 하며, 언어는 영어가 보급되었고 종교는 불교가 최성(最盛)함은 물론이며, 정치조직은 홍콩과 같이 인도 정부와는 하등의 관련이 없는 일개 독립한 영국 직할식민지(直轄植民地)이다. 콜롬보항은 정청(政廳) 소재지일 뿐 아니라 인도양 무역의 요충인 지점이며, 천연양항(天然良港)이 없어서 영인이 차지(此地)에 거억(巨億)의 재화와 십수년의 시일을 비(費)하여 대규모의 방파제를 축조하여 만든 인위적 요항(要港)임을 알게 한다.

이제 우리가 가려는 칸디는 콜롬보에서 상거(相距) 72리, 본도의 대략 중앙고지에 주(住)한 1815년 영군(英軍)에게 정복되기까지 약 2백년간 도(島)추장(酋長)의 거성(居城)이었던 구도(舊都)인데, 수유산간(邃幽山間), 해발 2천척의 고지라 기온도 훨씬 낮고 경치도 본도 제1의 선경이라 일컫는 곳이니 자동차로 속주(速走) 3시간 반을 요한다.

연로(沿路) 영국식 신식도로는 약 1시간 반여를 야자와 빈랑 등의 노목 가로수로 작음(作蔭)된 평원저지를 뚫고 가는데, 노상에 번왕빈래(繁往瀕來)하는 인도인의 특유한 반월형(半月形) 초개(草蓋)로 덮여 그늘을 만든 우차(牛車)와 노변에 모옥토굴(茅屋土窟)에 흑나체(黑裸體) 토인들의 기력없이 만동(慢動)하고 있는 이풍경(異風景)이 눈을 끌었으며, 청초도전(靑草稻田)이 염양(炎陽)에 빛나고 있는 것과 다원(茶園), 호모포(護模圃)가 도처에 무성하였음이 풍경으로도 절가(絶佳)하련만 기온, 다우토미비옥(多雨土味肥沃)한 천혜 풍요한 정도가 난가측(難可測)함을 알겠다.

계주(繼走) 약 2시간에 차는 점점 산지로 들기 시작하여 굽이마다 봉곡(峰谷)마다 초래객(初來客)의 이목을 새롭게 하는 새로운 풍치를 전개하며 운전수의 기전(氣轉)으로 시시로 서행 혹 잠정차(暫停車)를 하여가며 설명을 시(試)하는 것도 그럴듯하였다. 그중에도 거상(巨象)이 목재 석재를 이빨에 달아매고 서보(徐步)로 운반하는 것이 인도다운 기관(奇觀)이었다. 칸디에 달하기 4리 전에 열대지 식물을 구존(具存)한 것과 대규모로 정돈되기로 유명한 페라데니야(Peradeinya) 식물원이 있으니 원내에 차를 몰아 7,8장(丈)이 넘는 파이통같이 밋밋한 종려나무 병목(並木)이 이목을 놀라게 하는 정연한 도로를 돌아 상군(象群)이 잠수오수(潛水午睡)하고 있는 냇가에 이르러 하차, 잠관(暫觀)하며 장로(長路)의 피로를 쉬게 하고 오후 1시에 칸디 시내에 도착하였다.

시는 예상에 반하여 고색창연한 고건축은 별로 볼 수가 없었고 역시 신설 양식(洋式)이나 양식 영향을 받은 인도인 건물이 대부분인데, 아마 불과 수천으로 보이는 영인과 도민(島民) 호자(豪者)의 피서도시(避暑都市)가 본 산간(山間) 소도(小都)이다. 시 일우(市一隅)에 열대지방으론 난구(難求)할 일대청지(一大淸池)가 있고 호변 산간(湖邊山間)에 불타(佛陀) 치아를 안치하였기로 유명한 고찰(古刹)이 있다. 가람(伽藍)의 규모는 지나인의 손에 된 피남의 극락사에 멀리 미치지 못할 것이요, 건축의 기공(技工)으로도 인도의 고도 고대문명의 편린도 나타내지 못한 일속찰(一俗刹)에 불과함을 얼른 알 수 있다. 토인 승려의 돈 받기 위한 안내 설명에 의하면 4백년 전의 건축이라 하나 기구(機構)의 빈약과 벽화의 유치함이 만인(蠻人)의 소작(所作)임은 불면(不免)하게 보인다.

누걸(襤乞) 같은 흑인 참선자(參禪者)들이 이름 모를 초화(草花)를 단으로 불상 앞에 바치고 복좌이배(伏坐而拜)하는 양과 작야(昨夜)가 만월(滿月)이어서 수백 촉화(燭火)로 철야 개문(開門)하고 지성을 하였노라 하며 촉대(燭臺)의 다수함을 지시 자긍(自矜)하는 양이 가련해 보이었다. 요컨대 불타가 유안이시(有眼而視)하면 한심막급(寒心莫及)할 상태이더라.

호반양관(湖畔洋館)에서 영식(英式) 오찬을 먹고 일로 질주 귀로(疾走歸路)에 올라 차중(車中) 3시간여를 혹수혹성간(或睡或醒間)에 이러한 시를 생각하다가 오후 4시 지나 귀선하니 겨우 출범 30분 전에 미쳤더라.

야자나무 가로수 그늘진 곳에
코끼리 잠자고 누웠으니
양복 입은 외국 손님이 탔던 차 멈추고 보더라

1936년 12월 1일, 어인도양선중(於印度洋船中).

아라비아해 일주 속항기(續航記)

콜롬보를 떠나 아덴에 이르는 아라비아해 횡단항정(橫斷航程)이 날수로 일주일 만육주야속항(滿六晝夜續航)을 요하는 구주항로(歐洲航路) 중 가장 긴 속항 구역이요, 또 소위 인도양 도항(渡航)의 가장 특색있는 선중생활이 전개되는 기간인 듯하외다. 선원이나 승객이 모두 무애대양(無涯大洋)에 나침반 위에 놓은 큰 호텔 같은 배를 띄워놓고는 당분간 육지, 인간, 문물과는 상관이 없다는 심리가 되어 유유자적하는 태도로 선중생활 자체를 즐거이 하려 듭니다. 그럼으로 선객의 무료를 위로하려는 여러가지 특별봉사의 의미로 주최되는 흥행이 이 엿새 동안에 있게 되었습니다. 육지에 계신 이들에겐 아희(兒戲)와 같이 우습고 부질없는 것이 선객 된 이들에겐 유별히 기쁨이 되고 위로가 됨이 특색인가 함으로 이 엿새 동안의 간단한 기행을 써서 선객생활의 진면목을 알고 싶어하시는 형제에게 전하려 하나이다.

11월 30일 오후 5시 천기청랑(天氣晴朗) 서풍이 초강(稍强)한데 칸디 원행(遠行)을 급급히 마치고 땀을 흘리며 귀선하자 이어 출범 전 30분을 알리는 쟁 소리가 난다. 동선이순(同船二旬)에 상당히 친분이 두터워진 오오사까(大阪) 모상회(某商會) 청년주인 일행 이인(二人)이 콜롬보서 하선함을 작별하느라고 란치와 본선 사이에서 항가치(손수건)를 두른다, 손을 흔든다, 한참 센치멘탈한 씬이 있었을 뿐이오. 싱가포르까지의 여러 항구에서 항상 보던 테이프를 던지고 확성기로 높이 날리는 각색 주악을 하고 기를 달고 하는 출범시의 광경을 볼 수 없는 적적한 출항이었다.

난공(難工)과 거액의 비용과 규모의 굉대(宏大)함으로 축항사(築港史)들 가운데선 상당히 유명하다는 대방파제의 좁은 항문(港門)을 서서히 빠져나와 두선(頭船)은 멀리 낙양(落陽)을 바라며 일로서항(一路西航)을 시작하였습니다. 바스(목욕탕) 보이의 안내로 매일 오후 6시의 일과인 조탕목욕(朝湯沐浴)을 하고 나니 오늘 종일 약 270리 왕복의 칸디행 장거리 드라이브에 노곤하였던 심신이 상쾌하여진다. 발가벗은 채로 선실에서 선풍기 바람에 맘껏 시원한 납량(納凉)을 맛보노라니 어느새 식당에 갈 준비를 알리는 주악이 들린다. 이 무더운데 다시 정장을 차리기가 끔찍이 싫었으나 적어도 저녁밥만은 정장에 가까운 복장으로 임함이 관례임에 어찌하랴.

오후 7시에 상당히 정중한 선장의 초대장으로 된 디너를 마치고 유보(遊步) 갑판에 나가 지명나열(指名羅列)해놓은 안락의자에 몸을 던지니 선미동천(船尾東天)에 은광이 찬연한 월색이 천애상접(天涯相接)하였는데, 훈풍이 서래(徐來)하고 운월(雲月)이 명랑한 경치가 과연 장미(壯美)한 감흥을 난금(難禁)할 지경이다. 이윽고 동감(同感) 4,5인이 산데키에 올라 냉맥주를 마시며 이 인도양의 월야를 아끼려 하는 듯이 밤 깊도록 거닐었다. 만약 일찍이 시를 쓰는 공부가 있었던들 금야(今夜)의 감흥을 몇분지 일이라도 전하여 드릴 수가 있었을 것을. 조조(早朝)에 보이가 전보 한 장을 전한다. 눈을 비비며 바라보니 춘원(春園)이 어제 치신 의미 깊은 고맙고 반가운 전보다. 내가 어제 콜롬보에 닿아 칸디 구경을 갔을 것을 상상하고 친 것이 분명하며 더구나 떠난 후 첨으로 받는 고국기별이니 공연히 기쁘고 정다워서 재삼 뜯어 읽었다. 배 타고 멀리 가는 이에게 전보를 주는 것이 무엇보다도 고마운 생각이 났다. 12월 1일 오늘도 천고풍순(天高風順)한 하루를 예(例)와 같이 조조(早朝) 6시경에 선실에 가져오는 티-토스트를 먹고 침의(寢衣)대로 유유히 토이렛트를 실내에서 필(畢)하자 8시 반의 조반을 미소시루

오사시미의 일본식으로 마치고 이어 4인 작반(作伴)하여 데크 골프를 연(連) 두 차례를 하면서 보이가 정중히 찾아다니며 갖다 주는 한 컵의 맑은 육즙을 마시고 오전 11시에 멤버 3인이 끽연실에서 영인(英人) 선객 미스터 녹쓰씨에게 영어회화를 한 시간 동안 배우고 12시 반에 오찬을 마치고는 오후 3시까지 선중 관습에 의하여 데크췌어나 캐빈이나 기타 어디나 서늘하고 그늘지고 조용하고 안락의자의 설비가 있는 곳을 찾아 오수를 취하였다. 잠이 깨자 보이가 가져다 놓은 온탕으로 재도(再度)의 간단한 토이렛트를 한 뒤에 오후 4시의 티를 알리는 주악에 식당에 모여 다과를 먹으며 담화를 하거나 또 식당에 가기가 옷이나 무엇으로 성가신 탓으로 가는 손이 적음으로 근일(近日)은 식당 보이가 다과를 소차(小車)에 실어 가지고 일일이 찾아다니며 권하는 것을 거닐던 자리에서 받아먹는다. 그러고는 또 체조나 유희나 풀 스위밍(수영)이나 맘대로 끼리끼리들 찾아서 놀다가 오후 6시에 목욕을 하고 나서 이어 석반 준비를 하고 갑판에 거닐면서 매일 한번씩 들려주는 라디오 뉴스를 청취하다가 끝나면 대개는 댄싱 데크(무도장)에 모여 주악을 듣거나 댄스를 하거나 구경을 하거나 밤이 깊도록 냉음료와 샌드위치의 공대(供待)를 받아가며 점잖고 상쾌한 사교적 유흥을 하는 이가 많고 그렇지 않으면 끼리끼리 사교실에 모여 피아노를 치고 레코드를 들으며 담화를 하여 심야에 이르는(及) 이도 있고, 또 어떤 패는 빠(bar)나 끽연실에 진좌(陣坐)하여 밤 깊도록 마작, 카드놀이로 시간을 보내는 이도 있다. 나는 테이블 멤버 M씨와 같이 동경서 오는 H, S, M 삼부인(三夫人)네를 중심으로 한 일단(一團)을 상대로 처음 배운 탱고를 추어보았다. 선중에서 댄스 공부하기가 비교적 손쉬운 것이 이러한 가볍고 흠 없는 분위기 가운데 있는 탓인가 보다.

익(翌) 2일도 해면은 평온하였고 미풍에 불과하나 맞바람인바 선실 외에선 별로 더운 줄을 모르게 상쾌하였다. 오늘은 오후 3시 반에 선장이 자실(自室)에서 우리 테이블 멤버 3인과 다른 두 의사 손님과를 다과회(茶菓會)로 초대함을 받았다. 바로 선교(船橋) 옆에 상당히 광활하고 입념(入念)히 장식된 응접실이 선장실인데, 이 초대는 선장의 공사(公私) 겸의(兼意)로 나온 사교(社交)인가 보다. 이 배의 선장 아키요시(秋吉)씨는 거구반백(巨軀半白)이요, 검게 타고 주름 잡힌 얼굴이 다년(多年)의 해상생활을 말하는 듯한 호로(好老)라 하겠다. 게다가 좌담을 잘하고 좋아할 뿐 아니라 상식이 풍부하여 항상 일가견을 토(吐)하는 일언공자(一言公子)란 말을 사무장한테서 들었더니 과연이었다.

손님보다도 더 많이라기보다도 거반 자기 혼자 이야기를 독점하고 말았다. 구주선로(歐洲船路) 초창시대의 서양인 선원을 고급(高給)으로 고빙하여 가지고 외국 고선(古船)을 사다가 항행하던 이야기로서 구주대전시(歐洲大戰時: 제1차 세계대전)에 비로소 일본사람 선장을 쓰게 된 이야기, 최후의 서양인 선장 영인(英人) 모로(某老)가 우선(郵船)회사 배를 타고 가다가 비스케만에서 독일 잠항정(潛航艇)에게 조난파선(遭難破船)하여 승객 대부분과 같이 익사한 이야기, 대전 당시에 자기가 일등 운전사로 우선(郵船)에 탑승하고 지브랄타르충(冲)을 지나다가 독정(獨艇)의 페레스코프를 선두좌현(船頭左舷)측 수십 미터 앞에서 발견하여 전광적(電光的) 방향전환으로 수뢰(水雷)가 현측(舷側)을 절선적(切線的)으로 실중(失中)되어 실로 위기일발에서 생도(生道)를 구득(求得)하던 이야기, 대전 말기에는 구주항로(歐洲航路)를 지중해로 취하지 못하고 수개월 걸리는 희망봉을 도는 항로로 하던 이야기, 각국 상선이 도중에서 6,7척씩 모여 편대(編隊)를 하고 군함의 호위하에 도영(渡英)하던 이야기, 대서양 항로의 퀸 메리, 노르만디 양 거선의 호화굉대(豪華宏大)함에 비하여 우선(郵船)의 빈약이 어불성설이란 수자적·내용적 설명, 채플린을 태우고 가면서 선중(船中)에서 동씨(同氏)와 사귀던 이야기, 기타 시사 정담(政談), 외국 비화 등 모두 내용있고 조리있는 좌담이었다. 지면이 허락하면 일일이 소개하여 드려도 좋을 만한 유식군(有識君)의 온축(蘊蓄)이었소이다.

저녁엔 A데크에서 토키 활사(活寫: 영화 상영)가 있었으나 영어를
알아듣지 못하는 데다가 자막도 없어 서양 선객 독무대임을 면치 못하
였소이다. 대개 2,3일 만에 한번씩은 영화를 상영하는데 언제나 서양
인 본위의 토키뿐임이 일인 선객들의 불평이외다.

12월 3일 오늘도 천청풍량(天晴風凉)한 호항해(好航海)다. 배는 바
로 인도양 한가운데 아리비아해를 횡단하고 있는데 어제 저녁 자기 전
에 보이가 일부러 일일이 선객을 찾아다니면서 오늘 아침 8시에 자매
선 조국환(照國丸)의 회항을 만나게 될 터이니 일찍 일어나시라고 이
르던 생각이 나서 세수를 덤벼하고 갑판에 나서니 보이와 선객들이 총
동원이 되어 좌왕우래하고 깃발과 테이프와 풍선옥(風船玉) 등을 내다
가 나누어주며 야단들이다. 8시 20분에 우현(右舷)을 통과한다는 무전
연락으로 각각(刻刻) 보지(報知)하면서 서쪽 지평선상을 바라보며 시
간 오기를 기다렸다. 이윽고 8시 10분쯤 하여 멀리 지평선에 돛대가
나타나더니 차차 조광(朝光)에 돋나는 은백색 선체가 뚜렷이 나타나
불과 십수분에 역시 같은 차림을 한 거선이 기(旗)를 두르고 테이프를
띄우고 얼른얼른 본선과 약 백미(百米)를 거(距)하여 병행하여 지나간
다. 각각 삼발(三發)의 기적을 교환하고 서로 외치는 선객들을 점점 멀
리로 떨치고 가버리고 마는 모양이 일종의 센티멘탈한 씬을 맛보게 하
였소이다. 선원의 말이 이것이 해상 ○선을 상별(相別)하는 관례라 하
며 태평양 항로에서 더 성대히 한다고 한다. 선중생활의 무료를 위로
하려는 아희(兒戲)다운 놀이에 불과함은 물론이다. 이것도 긴 항해에
역증난 이에게는 일흥(一興)이 될는지?

점심때에 식당 게시판을 보니 서소회(鋤燒會)의 예고가 붙었다. 그
옆에 사진과 함께 스끼야끼 파티에 관한 상세한 설명서를 영어로 인쇄
한 것이 있다. 대단히 서두른다 하였더니 과연 다른 날보다 30분 이르
게 오후 6시 반에 댄싱 데크에 차려놓은 단념(丹念)스런 회장(會場)을

들어가 보고 서두를 만한 본격적 개최임을 알았다.

천정에 등(藤) 다나를 만들고 조화나마 등꽃을 빽빽이 달고 오색전등을 일부러 일본식 등롱(燈籠)으로 싸달고 사위(四圍)엔 백홍장(白紅帳)을 두르고 다다미를 깔고 원탁을 돌려놓고 선객들은 모-디합피나 유까나 등의 일본 옷으로 가장을 시키고 일본 노래(동경음두 등속)를 틀어놓고 월계관을 데워 마셔가며 순일본식 화견(花見)이나 피크닉 기분을 내자는 취향이다. 이윽고 취기가 점롱(漸濃)하더니 서양인 일본인 남자 여자 할 것 없이 모두 동경음두를 난무하고 나중에는 가장한 채로 댄스가 시작되어 월야부성(月夜浮城)의 일장쾌흥(一場快興)을 만끽하고 산회(散會)하였소이다.

12월 4일 청(晴) 미풍. 오늘도 종일 안온한 항해였다.

망망창파에 서항우서항(西航又西航)하여 매일 25분씩 시계를 퇴보시키며 일일우일일(一日又一日)을 지나보냄이 오늘째 닷새이니 육지 연연(戀戀)한 정회(情懷)에 못 이겨 비어(飛魚)의 무리 날아 뛰는 것과 때때로 상어떼가 쫓겨 닫는 것을 무상한 낙(樂)으로 관상하면서 아덴에 닿기를 고대하면서 하루를 보냈다. 그러나 오늘 낮에는 불기(不期)의 최(催)로 일등 손님을 위한 소위 낙소회(樂燒會)가 있었음이 역난망(亦難忘)할 일흥(一興)이었다. 각각 2,3매의 소소(素燒) 대접에다가 도항기념(渡航記念)이 될 만한 그림이나 글자나를 써가지고 전열(電熱) 도가니에 넣어 구워내면 손쉽게 볼 만한 사기 그림이 되어 나온다. 나는 실론도(島)에서 본 인상을 기념할까 하여 야자나무 그늘 아래 코끼리 누운 것을 그렸더니 구워내어 보니 너무나 유치하여 내 머리에 기억되어 있는 시취은연(詩趣隱然)한 표현이 도무지 아니 나온 것이 유감이다. 버리기는 아까워 가지고 가려 하니 도중에 깨어지지나 않을지.

12월 5일 청(晴) 미풍. 아침 세수를 마치고 갑판에 나서 전(前) 모양

으로 무심히 산책을 하다가 문득 바라보니 어느새에 좌현(左舷) 머지
아니 한 곳에 난데없는 독산(禿山)으로 된 회갈색 섬이 뚜렷이 나타나
있다. 여러 날 만에 육지를 보니까 반가운 맘에 이것이 어느 지점인가
를 알고 싶어 곧 지도와 선위(船位)를 조사하여 보니 바로 이곳이 나
서 처음 보는 아프리카(亞弗利加)의 동북단인 이령(伊領) 소마릴란드
의 일각임을 알았다. 자세히 쌍안경으로 건너다보니 멀리 큰 묘구(妙
丘)로 된 해안선 지대를 격(隔)하여 회황색의 불모한 문들문들한 모양
없는 굴곡을 시(時)한 연산(連山)이 계속되어 있는 것을 발견하였다.
과연 형모(形貌)와 색채가 아프리카다운 특색이 있음을 보았다. 배는
지금 홍해(紅海) 입구로 점점 접근하면서 아덴을 거(距)하기 약 2백여
리. 여기서 소마릴란드의 유별히 돌출한 동북 일각의 갑충(岬冲)을 지
나고 있는 것이었다. 내일은 아덴에 기항(寄港)을 한다. 그리고 홍해를
사흘에만 항행(航行)하면 기다리고 기대하고 기대 많은 애급(埃及: 이
집트)을 보게 된다. 나일강, 사막, 낙타, 피라미드, 스핑크스 그 얼마나
동래(東來)의 객(客)을 놀라게 할고? 오늘은 토요일이라 예(例)에 의
하여 오전 10시 반에 구명보트 급(及) 구명동의 사용연습이 있었다.

일주일에 한번씩 하는 것이 오늘이 세번째니 벌써 3주가 지난 셈이
다. 기적 연발(連發)로 경보(警報)를 한 다음 경종(警鐘) 난타(亂打)로
써 정말 모험 피란(避亂)의 필요함을 고하면 각자 캐빈에 비치한 구명
동의(救命胴衣)를 착용하고 자기소속된 구명 보트가 내려오다가 자리
에 모여서 기대(機待)에 선원이 내려주며 타라고 할 때를 기다려 순서
있게 보트에 옮겨 타는 것인데 보트는 실상 반만 내리다가 중지하고
연습을 끝내곤 하였다. 이 연습은 선객을 위함보다도 선원의 연습을 위
함이요, 항해 법규에 의하여 책임도 취하는 형식에 불과함은 물론이다.

12월 6일 청(晴) 미풍. 아침 7시에 잠을 깨니 어느새 배는 머무르고
오감(五感)에 배었던 엔진의 진동이 중지되었다. 바빠 선창(船窓)으로
바라보니 모양 서툴고 빛깔 다른 암갈색 산 뭉텅이가 안전(眼前)에 가

로막혔음에 놀랐다. 아아 아덴이다. 아라비아의 산이다. 지금껏 보던 너무나 농후하게 녹음이 울창하던 봉래향(蓬萊鄉)과는 상상할 수도 없이 다른 불모만악(不毛巒岳)임에 기이하고 놀라움을 불금(不禁)하였다. 악하(岳下) 해변에 이 바위랄지 흙뭉텅이랄지 형용 못할 자연에 조화하기 위함이었는지 역시 컴컴한 오예색(汚穢色)으로 보이는 양식(洋式) 건물이 점재(點在)하여 수십으로 산(算)할 듯한 도시가 보이니 이것이 아덴항 부두이다. 반대쪽 서안(西岸)은 일위(一葦) 해협을 건너 망망한 황갈색 연구(研丘)로 된 평야를 격(隔)하여 멀리 불모 차아(嵯峨)한 외악석봉(巍嶽石峰)이 연요(連繞)됨을 바랄 수 있으니 이것이 아라비아 대륙이다. 일견에 불모 사원(砂原)과 독악석봉(禿岳石峰)으로 된 이 대륙의 특성을 짐작할 수 있는 듯하였다. 아침을 재촉하여 먹고 예(例)에 의하여 자동차 순람(巡覽)을 시(試)하였다. 아덴은 부족가관(不足可觀)의 소항(小港)임을 들었고 아라비아해 도항(渡港)도 이에서 끝났으니 땀 나고 머리 아픈데 이 붓도 여기서 그칠 예정이었더니 이 기향이도(奇鄉異都)에서 본 몇가지 인상이 도리어 고국 형제에게 전하여 드릴 만함이 있어서 따로이 간단히 첨필(添筆)하기로 한다.

첫째 기이하게 보임이 아라비아 토인들이 무수히 낙타를 사용하여 등에 실리고 차를 끌리는 것이다.

아라비아인은 암갈색이라 할 흑인인데 거구장신이요 용모도 고비형면(高鼻炯眼)에 일종 품격과 표용(慓勇)을 나타낸 것이 많이 보임이 어찌 남양(南洋)이나 인도서 보던 말레이인(馬來人), 인도인 등의 토인보다 나아 보이며 회회교 전성시대의 애급(埃及), 나마(羅馬: 로마)에까지 미치던 고도 문화의 여광(餘光)이 역연(歷然)히 남아 있는 듯하였다. 영령(英領)의 공통점이라 비록 사막과 험악(險岳)에라도 자동차도로는 완비되었다. 노변가두(路邊街頭)에 일초일목(一草一木)이 없으나 재열(災熱)과 기갈(飢渴)에 능내(能耐)하는 낙타와 야채청과를 공급하는 대신에 가솔린 탱크의 설비만 있으면 토인의 생명과 영인(英

人)의 환락이 어떤 정도까지 향유될 수 있다는 것을 이 염양(炎陽)에 폭사(暴射)되고 있는 탄탄한 최신식 아스팔트 길을 드라이브하면서 절실히 느꼈다.

사원(砂原)을 질주하기 약 10분. 노변에 점재(點在)한 흙덩어리로 토굴같이 지은 소마리인의 주거와 생애를 지시하면서 해안 사구(砂丘) 일대(一帶)의 광막무제(廣漠無際)한 염전과 수백으로 산(算)할 은백색 염구(鹽丘)가 소(小)피라미드형으로 군열(群列)됨을 보았고 역로처처(歷路處處)에 무선전신설비, 비행장, 사원(砂原) 위에 만든 골프링크 등을 지나 계주(繼走) 약 십수분에 열사락분외(熱砂駱糞外)에 일적수 일모초(一滴水一毛草)도 없는 토탄(土坦)으로 쌓거나 환목(丸木)으로 결구(結構)된 소마리인, 아비시니아인 등의 토인 촌락에 이르러 사장(砂場)에 펴놓고 다수 흑인 부녀들이 필포(匹布)에 염색 가공하는 것과 토인시장이랄지 토막(土幕)이 연가(連街)한 일대(一帶)에 음식과 잡화 등을 걸어놓고 토인 남녀가 잡연훤소(雜然喧騷)하는 광경을 구경하고 회로(回路)에 소위 공원이랄지 식물원이랄지 풍요무번(豊饒茂繁)한 남양식(南洋式) 식물원을 보던 눈에는 소규모이고 빈약하기 짝이 없으나 이 불우열사(不雨熱砂)에 그래도 녹엽창창(綠葉蒼蒼)한 열대식물과 색채 농염한 홍황초화(紅黃草花)를 물 주어 북돋아놓은 것이 기적같이 보이며 이런 데서도 영인(英人)의 불발(不拔)의 노력과 불절(不絶)의 집착력이 인류에 대(對)함을 탄복(嘆服)하였다.

어찌 이뿐이랴. 다시 차를 돌려 산로(山路)를 취하여 부두 뒷산을 산복(山腹)까지 올라 다시 절벽수백장(絶壁數百丈)의 유협(幽峽)으로 뚫린 포장한 산로를 넘으니 사방이 예(例)의 석회석고암(石灰石膏岩)으로 된 독악(禿嶽)으로 둘러싸인 사원(砂原)이 안하(眼下)에 전개되는데 일람소감(一覽所感)이 서울서 보던 디트리히가 나오는 모나코 영화에서 보던 장면과 흡사한 일동학(一洞壑)이다. 동심(洞心)에 약 천으로 산(算)할 염탕(炎湯)에 빛나는 비교적 정연(整然)히 배열(配列)된 색채

명랑(色彩明朗)한 건축으로 성가(成街)한 일대도시(一大都市)가 있으니 이것이 아덴 구시(舊市)이다. 여기 행정청, 재판소, 감옥, 학교, 교회 기타 주택가 등 영인(英人)의 건물도 있고 지나가(支那街)에 흡사한 아리비아인 점포도 있다. 아인(亞人)의 부녀가 오색찬란한 직포(織布)로 얼굴을 싸고 왕래하는 것이 이풍(異風)으로 눈에 뜨인다. 이곳을 서행 관통하여 시일우(市一隅)인 협곡에 도달하니 유명한 저수지와 박물관이 있다. 비싼 입장료를 별납(別納)하고 참관할 수가 있었다. 안내 흑인을 따라 책내(柵內)로 들어가 층암(層岩) 협곡으로 들어서니 암벽으로 둘러싸인 협곡을 콘크리트로 가로막고 콘크리트로써 물 샐 틈 없이 둘러막고 길이 수십장(丈) 내용 수천평방척(尺)에 이름직한 굉대(宏大)한 저수조(貯水槽)를 산곡(山谷)을 따라 올라가며 층층이 만들어놓은 대소 5개소의 공학(空壑)으로 되었는데 놀라지 마라. 일적수(一滴水)도 볼 수가 없다. 흑인의 서투른 영어로 반복 설명하는 말이 지금 4년째 한번도 비가 아니 와서 물이 아니 고였다 하며 비만 오면 근산곡곡(近山谷谷)에 떨어지는 물방울이 모두 이 탱크에 모인다 한다. 지금 시내와 항구에서는 아라비아 오지에서 물을 철관으로 끌어대고 있는 중이라고 한다. 저수조 도중에 일고정(一古井)이 있어 토인(土人)이 돌을 들어 떨어뜨리니 수삼초 후에 낙수 되는 소리가 들리는 것을 의미있는 태도로 하여 보이더니 돈을 달라고 손을 내어민다. 음수(飮水), 우물, 이 얼마나 귀하고 드문 것임은 심각히 알 바이며 이 영인(英人)의 만역촉토(蠻域蜀土)에 처음으로 와서 불요불굴(不撓不屈)의 천성을 발휘하여 대자연에까지 항거하려고 애쓴 형적(形跡)을 볼 때 실로 단기불용(短氣不勇)하고 선감난내(善感難耐)하는 습성이 없지 아니 한 우리네로 배울 바 크고 깊음을 절감하였다. 귀로에 험악절정(險嶽絶頂)에 처처(處處)에 연와축성(煉瓦築城)이 있음을 보고 운전수에게 무엇인가를 물으니 증왕(曾往) 영인(英人)이 방위(防圍) 목적으로 쌓은 성채(城寨)인 것을 대답하며 지금엔 사람이 없는 공가(空家)라

하더라. 귀선(歸船)하여 오후 3시 출범까지의 시간을 선측(船側)에 성군집래(成群集來)하는 어군(魚群)을 구경하며 오래간만에 조어(釣魚)를 시(試)하며 만내(灣內)에 성비(盛飛)하는 갈매기를 바라보니 의외에 이역기해(異域奇海)에서 태공망(太公望)을 맛보는 형태를 이루었으나 오늘 본 아덴에서의 인상이 너무나 인류의 각육파골적(刻肉破骨的) 생존의식이 심각하였던 탓인지 도무지 동양적 태공망 시흥(詩興)이 감불생념(敢不生念)이었다.

이로써 이 기행을 마치자 일본 우선(郵船)회사의 구주항로(歐洲航路) 승객의 선중생활도 이어서 대강을 말한 셈이다. 그러나 처음으로 호화한 거선원항(巨船遠航)을 하는 시골뜨기 눈에 비친 것을 그대로 쓴 것이니 덮어놓고 만사가 잘만 보이고 좋게만 알았다고 읽어짐을 면치 못할 줄만 안다. 그러나 선장의 담화에 의하면 근자에 독일 침수선(侵秀船) 3척이 거용(巨容) 쾌속(快速)으로 이 항로에 돌현(突現)하여 우선(郵船)의 용이(容易)치 않은 경쟁 항로가 되었다 하며 이번 본선행(本船行)을 바로 고베(神戶)서 하루 떨어져 출범한 21노트의 쾌속(快速)과 2만톤에 가까운 거선(巨船)인 그나우제나우란 독선(獨船) 때문에 승객과 화물을 많이 빼앗겼다 하며 과연 지금 아덴을 떠난 본선(本船) 일등객이 불과 내외인(內外人) 합하여 십수인에 불과하는 한적한 상태이다. 다행히 우리 승객은 거선(巨船)을 대절한 모양으로 갖은 접대를 받아가며 넓으나 넓은 공실(公室)과 설비를 맘대로 써가며 지나게 되었으니 회사엔 아픈 일이나 우리에겐 요행이다. 수웨즈 운하 일 왕복 통과요금만이 이 배의 톤수로 십만원이라니 손님 적은 행부를 계속함이 영리회사로 아픔은 당연할 일이며 친절하고 과도한 써비스 제일주의가 어디서 나오는지도 짐작함직하다.

1936년 12월 6일 야(夜), 홍해(紅海) 입구(속칭 눈물고지) 바벨만텝 해협을 지나면서.

□ 연 표

1899년 1월 28일(음력 1898년 무술년 戊戌年 12월 17일) 평안북도 정주
　　　　군 남서면 남양리 424번지에서 아버지 백희행(白禧行, 1869~
　　　　1954)과 어머니 청주(淸州) 한(韓)씨(1866~1941) 사이의 4남 3
　　　　녀 중 셋째아들로 출생

1906년경 몇해 동안의 한문 수업을 거친 후 당숙 백이행(白彛行, 1845~
　　　　1935)이 세운 부호육영학교(鳧湖毓英學校)에 입학

1907년 12월 24일 이승훈(李昇薰, 1864~1930), 백이행 등이 오산학교(五
　　　　山學校) 설립

1910년 8월 29일 경술국치(庚戌國恥, 일본제국주의에 의한 국권 상실)

1912년경 오산학교 입학

1914년경 광주(廣州) 이(李)씨와 결혼

1915년 딸 난영(蘭英) 출생

1916년 4월 1일 경성의학전문학교(京城醫學專門學校) 설립
　　　　백인제, 경성의학전문학교 제1기생으로 입학

1919년 3월 1일 기미년 삼일만세운동 시작
　　　　　백인제, 만세시위에 적극 참여하여 체포되어 옥고를 치르는 한
　　　　편 퇴학당함

1919년 말 또는 1920년 초 석방

1920년 4월 경성의학전문학교에 복교

1921년 3월 전학년 수석의 성적으로 경성의학전문학교 졸업(3·1운동
　　　　참여 건으로 의사면허는 취득하지 못함)
　　　　　4월 총독부의원 외과학교실 부수(副手)로 임명됨
　　　　　5~6월 '구보(久保武) 망언 사건'

1922년 12월 경성의학전문학교 키리하라(桐原眞) 교수와 공저(共著)로
　　　　논문 「일·선인(日鮮人) 간에 있어서 혈액속별(血液屬別) 백분율
　　　　의 차이 및 혈액속별 특유성의 유전에 대하여」를 『조선의학회

지(朝鮮醫學會誌)』제40호, 273~95면에 발표

1923년 5월 8일 의사면허증(조선총독부 제537호) 취득

    6월 30일 총독부의원 외과 의원(醫員)으로 임명됨

1924년 6월 논문「수혈혈구의 운명」을『조선의학회지』제46호, 67~73면에 발표

1925년 5월 논문「소량 혈청 중의 칼슘 및 인(燐) 미량정량법에 대하여」를『조선의학회지』제55호, 1~14면에 발표

1926년 4월 논문「실험적 구루병(佝僂病)의 연구(전편): 실험적 흰쥐(白鼠) 구루병의 생성 및 그 일반적 제검색(諸檢索)」을『조선의학회지』제62호, 1~98면에 발표

    6월 논문「실험적 구루병의 연구(후편): 실험적 흰쥐 구루병의 병리적 연구」를『조선의학회지』제64호, 1~56면에 발표

    6월 23일 논문「실험적 구루병(佝僂病)의 연구」로 조선의학회지(朝鮮醫學會誌)로부터 장학금과 상장을 수여받음

    10월 논평「혈액형 유전 학통(學統)에 대한 사견(私見)」을『조선의학회지』제68호, 109면에 발표

1927년 4월 16일 경성의학전문학교 외과학교실 강사로 임명받음

1928년 4월 6일 논문「실험적 구루병(佝僂病)의 연구(전편): 실험적 흰쥐(白鼠) 구루병의 생성 및 그 일반적 제검색(諸檢索)」으로 토오꾜오제국대학(東京帝國大學) 의학부로부터 의학박사학위를 수여받음(한국인으로는 세 번째)

    5월 19일 여자의학전문학교 창립발기회 개최─백인제는 창립기성회 이사로 선임됨

    6월 1일 경성의학전문학교 외과학교실 주임교수로 임명받음(한국인으로는 최초의 임상의학 주임교수)─1941년 말까지 13년 7개월의 재임 기간 동안「인혈혈형(人血血型)의 유전 및 그 유전가설에 대한 비판」(『경성의전유린(京城醫專有鄰)』제33호, 1934년 6월),「수혈에 대하여」(『경성의전유린』제35호, 1935년 2월, 1~10면) 등 2편의 논문과 33편의 지도논문을 발표하였으

며(본문 참조), 하이다(灰田茂生), 이재복(李在馥), 유상규(劉相奎), 장기려(張起呂), 오오노(大野大夫), 오까모또(岡本太二), 미쯔이시(三石要助), 나까무라(中村修), 다나까(田中龍衛), 김희규(金熙圭), 박용규(朴容圭), 정준(鄭浚), 김창식(金昌式) 등 30여명의 의국원을 지도, 배출함

　6월 27일 최경진 여사와 결혼

　11월 21일 경성의학전문학교 유린회(有隣會) 주최로 대중을 대상으로 하는 통속의학강연회 개최―이때 백인제는 '관혈적 수술'이라는 제목의 강연을 하였으며, 그뒤로도 강연회의 주최와 강연에 주도적인 역할을 함

　11월 30일~12월 2일 3회에 걸쳐 동아일보에 「관혈적 수술」 게재

1930년 2월 21일 한국인 의사와 치과의사들에 의한 최초의 전국적 조직인 조선의사협회(朝鮮醫師協會) 창립―1939년 7월 일제에 의해 강제해산될 때까지 백인제는 사회부 간사 등 주요 간부로 활동

　3월(?)~6월(?) 제1차 유럽 여행(시찰 및 유학)

1931년 1월 2일~9일 4회에 걸쳐 동아일보에 '결핵'에 관한 대중계몽 글 게재

　7월 12일 장녀 향주(香洲) 출생

1932년 8월 12일 동료이자 선배인 유일준(兪日濬, 1895~1932, 경성의학전문학교 미생물학 주임교수) 불의의 사고로 사망

1933년 8월 12일 백인제의 주선으로 '유일준 박사 추도의학강연회' 개최

1934년 3월 23일 장남 낙조(樂朝) 출생

　9월 조선의사협회 제1회 학술연설회에서 '장루설치술(腸瘻設置術)의 적응과 그 치료법'이라는 제목으로 특별강연―그밖에 4차례에 걸친 학술대회에서 8편의 지도논문 발표

1936년경 장감압술(腸減壓術)을 세계 최초로 시술(본문 참조)

　5월 26일 차녀 남주(南洲) 출생

　11월 6일~1938년 1월 15일 제2차 구미 유학 및 시찰―이

기간 동안 메이요 클리닉 시찰

1940~1941년 경성여자의학전문학교에서 외과 강의

1941년 백인제외과의원 개설(우에무라 植村외과의원 승계)

1942년 3월 16일 삼녀 향남(香南) 출생

1945년 5월 8일 차남 낙훤(樂喧) 출생

　　　　8월 15일 일본제국주의로부터 해방

　　　　8월 17일 건국의사회 조직 ― 백인제는 주요 간부로 활동

　　　　9월 19일 조선의학연구회 발족 ― 백인제는 제도분과위원으로
활동

　　　　9월 24일 미군정청 보건후생부 의료정책자문위원으로 임명됨

　　　　10월 경성의학전문학교 재건 ― 백인제는 외과학교실 주임교
수 및 부속병원 원장으로 활동

　　　　12월 21일 서울의사회 창립 ― 백인제는 초대 회장으로 선임
되어 1949년까지 2대를 역임

　　　　12월경 흥사단에 정식 가입(단우번호 1102번)

1946년 10월 15일 서울대학교 의과대학 개교 ― 백인제는 제3외과교실
주임교수에 임명되어 1947년 1월까지 재임

　　　　11월 우리나라 최초의 재단법인 병원인 '재단법인 백병원' 설
립 ― 백인제는 설립자 겸 원장에 취임

1947년 5월 10일 조선의학협회(정부 수립 이후 대한의학협회로 개칭)
창립 ― 백인제는 상임이사로 선임됨

　　　　5월 10일 조선외과학회(정부 수립 이후 대한외과협회로 개
칭) 창립 ― 백인제는 초대 회장으로 선임되어 1950년 납북될
때까지 3대를 역임

　　　　수선사(首善社)를 설립하고 『서재필 박사 자서전』 등 약 20권
의 양서 출판

1948년 3월 18일 사녀 금주(錦洲) 출생

　　　　4월 3~4일 2회에 걸쳐 동아일보에 논설 「총선거에 대하여
국민에의 제언」 게재

　　　5월 10일 제헌국회의원 선거(중구선거구)에 출마 ― 윤치영,
박정근에 이어 3위 득표
　　　6월 서재필 초대 대통령 추대 운동에 참여
　　　10월 9일 흥사단 의사부원(議事部員)으로 임명됨
1949년 10월 8일 흥사단 의사부장(議事部長)으로 임명됨
1950년 6월 25일 한국전쟁 발발
　　　7월 19일 흥사단원 박현환의 집에서 공산군에 체포됨
　　　9월 28일경 동생 봉제 등과 함께 강제 납북
1951년 백병원 2대 원장에 김희규 박사 취임
1961년 3대 원장에 백낙환 박사 취임
1969년 3월 현재의 서울백병원 기공
1975년 5월 서울백병원 완공
1978년 4월 부산백병원 기공
1979년 1월 학교법인 인제학원 발족하고, 이사장에 백낙조 박사 취임
　　　3월 인제의과대학 개교
1983년 9월 인제대학으로 교명 변경
1988년 1월 서울시 노원구 상계동에 상계백병원 기공
1989년 3월 인제대학이 종합대학교로 승격하여 교명을 인제대학교로 변
　　　경하고, 초대 총장에 백낙환 박사 취임
1992년 3월 서울백병원 외과 이혁상 교수 팀 국내 최초로 절제불능의
　　　간암 환자에 대한 간이식 성공
　　　6월 백병원 창립 60주년 기념 학술대회 개최
1997년 9월 경기도 고양시 대화동 2240에 일산백병원 기공
　　　부산백병원 흉부외과 조광현 교수 팀 심장이식수술 성공
1999년 1월 28일 백인제 박사 탄생 100주년

□ 참고문헌

1) 백인제의 논문, 신문 기고글 등

白麟濟教授在職間業績紀念集. 1941년.

「實驗的 佝僂病의 研究 (前篇) —實驗的 白鼠佝僂病의 生成 및 其一般的諸檢索—」(장기려 요약번역), 『인제의학』 3권, 207~17면, 1981년.

「實驗的 佝僂病의 研究 (後篇) —實驗的 白鼠佝僂病의 病理的 研究」(전종휘 요약번역), 『인제의학』 3권, 218~28면, 1981년.

「관혈적 수술 (1)」, 『동아일보』, 1928년 11월 30일, 3면.

「관혈적 수술 (2)」, 『동아일보』, 1928년 12월 1일, 3면.

「관혈적 수술 (3)」, 『동아일보』, 1928년 12월 2일, 3면.

「결핵증의 묘한 특징」, 『동아일보』, 1931년 1월 2일, 5면.

「외과적 결핵과 일광요법」, 『동아일보』, 1931년 1월 4일, 4면.

「외과적 결핵과 일광요법 (속)」, 『동아일보』, 1931년 1월 6일, 5면.

「폐결핵과 공기치료법」, 『동아일보』, 1931년 1월 9일, 5면.

「나의 이십세 청년시대」, 『동아일보』, 1940년 4월 5일, 2면.

「총선거에 대하여 국민에의 제언 (상)」, 『동아일보』, 1948년 4월 3일, 1면.

「총선거에 대하여 국민에의 제언 (하)」, 『동아일보』, 1948년 4월 4일, 1면.

2) 법령, 정관, 건의서 등

Horace Newton Allen, 朝鮮政府京中建設病院節論(1885년 1월 27일).

朝鮮總督府 專門學校 官制(勅令 제80호, 1916년 4월 1일).

京城醫學專門學校 規則(府令 제28호, 1916년 4월 1일).

京城醫學專門學校の 敎授上 注意を 要する 事項(總督府 訓令 제16호, 1916

년 4월 1일).

財團法人 白病院 設立趣旨書(1946년 11월).

財團法人 白病院 寄附行爲(1946년 11월).

3) 단행본, 학술지, 잡지 등

국가보훈처, 『독립운동사』, 1986년.

국가보훈처, 『독립유공자서훈록 제2권 3·1독립운동편(상)』, 1986년.

국사편찬위원회, 『한민족독립운동사 사료집 18, 삼일운동 VII』, 1983년.

기창덕, 「의학교육의 현대화 과정」, 『醫史學』 제3권, 72~129면, 1994년.

기창덕, 『한국근대의학교육사』, 아카데미아 1995년.

김두종, 『한국의학사 (전)』, 탐구당 1966년.

김천영, 『연표 한국현대사』, 한울림 1985년.

남궁용권, 『교육사신론』, 교학연구사 1990년.

대한외과학회, 『대한외과학회』 50년사 1997년.

동아일보사, 『東亞日報 社史』 卷一, 1975년.

백낙환, 「외길 70년」, 『의학출판사』, 1996년.

서울대학교 의과대학, 『서울대학교의과대학사』, 1978년.

송승석, 『교육사신강』, 교육과학사 1994년.

여운학, 『장기려 박사 화고록·인생론』, 규장문화사 1985년.

이광수, 『도산 안창호』, 홍사단출판부 1996년.

이광수, 『민족개조론』, 우신사 1981년.

이충호, 『한국 의사 교육사 연구』, 국학자료원 1998년.

장기려, 「백인제 선생님의 학문적 업적」, 『인제의학』 3권, 201~205면, 1981년.

전종휘 등, 「백인제 선생 회고좌담회」, 『인제의학』 3권, 229~37면, 1981년.

전종휘·賀辭, 『한국헌혈운동사』, 1990년.

정구충, 『한국의학의 개척자 (1)』, 동방도서 1985년.

定州郡誌編纂委員會, 『定州郡誌』, 1975년.

조선의사협회, 『조선의보』 1권 1호(제1호)~7권 4호(제24호), 1930~
37년.

조성출, 「해방전후기를 대표하는 출판사와 잡지들」, 『책과 인생』, 범
우사 1995년 9월.

최제창, 『한미의학사』, (주)영림카디널 1996년.

한국사 편집위원회, 『한국사』 제12권~제16권, 한길사 1994년.

황상익, 「구한말 근대서양의학의 수용 과정 연구 (1)」, 『醫史學』 제7
권, 13~21면, 1998년.

홍사단, 『홍사단 오십년사』, 대성문화사 1964년.

4) 신문기사

『동아일보』, 1921년 6월 3일자 5면, 1926년 6월 16일자 5면, 1927년 6
월 10일자 2면, 1928년 3월 12일자 2면, 8월 7일자 4면, 11월
17일자 2면, 1930년 3월 12일자 2면, 10월 23일자 4면(R 기
자, 「구두질 수술쟁이 백린제 박사」), 1932년 11월 5일자 5면,
1933년 8월 9일자 3면, 1934년 10월 16일자 3면, 1935년 10월
19일자 3면, 1962년 6월 5일자 7면, 1970년 6월 25일자 10면
1980년 1월 12일자 11면.

『백병원 원보』, 1976년 제16호 4면(민영옥, 「은사 백인제 선생」), 1978
년 제34호 3면(조진석, 「나의 백외과 의국 시절의 회고」).

『신아일보』, 1975년 6월 17일자(주요한, 「잊을 수 없는 사람─한국외
과학계의 태두 백인제 2」), 6월 19일자(주요한, 「잊을 수 없
는 사람─한국외과학계의 태두 백인제 4」), 6월 20일자(주요
한, 「잊을 수 없는 사람─한국외과학계의 태두 백인제 5」).

『의사신문』, 1972년 3월 27일자(이면재, 「한국의학의 백년 야사」), 5
월 8일자(최종완, 「한국의학의 백년 야사」), 6월 5일자(현규
환, 「한국의학의 백년 야사」).

『의협신보』, 1981년 1월 22일자 14면(민영옥, 「은사 백인제 선생을 회고한다」), 2월 26일자 18면(민영옥, 「은사 백인제 선생을 회고한다」).

『조선일보』, 1937년 1월 13일~27일 (「인도양을 건너며―구주(歐洲) 가는 길에」) 연재――1회 1월 13일자 1면, 2회 1월 14일자 1면, 3회 1월 15일자 1면, 4회 1월 16일자 1면, 5회 1월 17일자 1면, 6회 1월 19일자 1면, 7회 1월 20일자 1면, 8회 1월 21일자 1면, 9회 1월 22일자 1면, 10회 1월 24일자 1면, 11회 1월 27일자 1면.

『한국경제신문』, 1983년 5월 28일자(백낙환, 「'인술제세' 가르쳐 준 백부 백인제 박사」).

『후생일보』, 1975년 6월 4일자 9면.

찾아보기

ㄱ

가회동 집 184, 237, 238, 248, 254
강문집(姜文集) 143
강성구(姜聖求) 118
강승호(姜承鎬) 118
강의원(姜義遠) 155
강일영(姜日永) 118, 157
강필모(康弼模) 143
건국의사회(建國醫師會) 186, 187
결핵예방 좌담회 153
결핵 좌담회 148, 149
결핵증(結核症) 127, 151, 167~70
경성공업전문학교 37, 41, 49, 50
경성법학전문학교 41
경성부구호단(京城府救護團) 187
경성여자의학강습소 153
경성여자의학전문학교 142, 143, 153
경성의사회 145
『경성의전기요(京城醫專紀要)』 101~
  104, 195
『경성의전유린(京城醫專有隣)』 101,
  104, 195
경성의학전문학교(京城醫學專門學校)
  19, 27, 34, 36, 37, 41, 48~50, 52,
  55~59, 62~69, 71, 73, 74, 77, 78,
  80, 86, 87, 89~92, 94, 96, 99, 101,
  104, 110, 117, 119, 120, 122, 123,
  128, 129, 140, 142, 143, 145, 147,
  148, 153, 154, 164, 173, 174, 177~

81, 187, 188, 195, 197, 205, 206,
  230, 248, 257~59
경성의학전문학교 강연부(講演部) 154,
  155, 157
경성제국대학 의학부 50, 67, 90, 117,
  128, 142, 143, 145, 146, 153, 232
계림의학회(鷄林醫學會) 144
고덕규(高德奎) 104
고명우(高明宇) 143
고병간(高秉幹) 143, 187, 188
고영목(高永穆) 145
공기치료법 170
공병우(公炳禹) 193, 194, 205, 247,
  251
관혈적(觀血的) 수술 154, 158, 159,
  161
광주(廣州) 이(李)씨 229
광혜원(廣惠院) 44, 46, 83
구보(久保武) 55, 56, 65, 67
구보(久保武) 망언 사건 55
국내위원부 211, 212
권병로(權炳魯) 202
기용숙(奇龍肅) 117, 123, 136, 190,
  193, 194, 196
기창덕(奇昌德) 53, 54, 63, 66, 68,
  100, 120, 121, 178, 190
길정희(吉貞姬) 153
김덕호(金德浩) 104, 188, 189
김도태(金道泰) 20, 215, 216
김만달(金萬達) 143

김명선(金鳴善) 187
김명연(金明演) 204
김명학(金明學) 129, 246
김병조(金秉祚) 15, 19
김붕준(金朋濬) 208, 211~13
김상린(金相麟) 154
김성진(金晟鎭) 128, 130, 138, 139,
  146, 187, 188
김성환(金星煥) 118
김소월(金素月) 23
김시창(金時昌) 189, 220
김억(金億) 15, 23, 27, 32
김여식(金麗植) 208, 211, 213
김영섭(金永燮) 104
김영준(金暎埈) 118
김영진(金永珍) 73
김영찬(金永燦) 105
김익남(金益南) 47, 144
김자훈(金子勳) 104, 188, 189
김장성(金將星) 118
김정식(金廷湜) 23
김창식(金昌式) 104, 143
김철수(金哲洙) 155
김춘상(金春翔) 104, 194
김하등(金河橙) 129
김하식(金夏植) 57
김하진(金河鎭) 220
김학현(金學賢) 104
김현오 197
김현주(金顯周) 65, 87
김홍일(金弘壹) 22, 27
김흥호(金興浩) 117
김희규(金熙圭) 104~106, 109, 147,
  148, 177, 180, 182, 189, 190, 193,
  194, 197, 208, 217, 225, 226, 228,
  233, 257

ㄴ

나까니시(中西周) 65
나까무라(中村修) 104
나까무라(中村雨造) 67
나리따(成田夬介) 97
나부열 30
나세진(羅世珍) 221
남상교(南尙敎) 43
남성순(南聖淳) 118
노진설(盧鎭卨) 208

ㄷ

다나까(田中龍衛) 104
대구의학전문학교 142, 143
대성학교(大成學校) 11, 28, 29
대한외과학회 108, 197, 215, 223
대한의원(大韓醫院) 47
대한의학협회(大韓醫學協會) 146, 175
『동광(東光)』 212, 213
『동아일보』 55, 56, 59, 87, 89~91,
  113, 127, 130, 141, 154, 155, 157~
  59, 161, 164, 166, 168~70, 172~
  174, 184, 185, 198, 199, 203, 220,
  221
동창현(董昌鉉) 118

ㅁ

마쯔오까(松岡正男) 67
마쯔이(松井權平) 67
『만선지의계(滿鮮之醫界)』 101, 104
메이요 클리닉(Mayo Clinic) 109,
  174, 175, 179, 181, 194, 223, 260
명주완 187
문봉제(文鳳濟) 208

문선명(文鮮明) 15
문화정책 78
미쓰로오(香山光郎) 25
미쓰이시(三石要助) 104
민규식 180
민영옥(閔泳玉) 83, 92, 94, 97, 98,
　　104, 105, 109, 135, 138, 230
민족개량주의 112
「민족개조론(民族改造論)」 112, 113,
　　210
「민족적 경륜」 113

ㅂ

박계양(朴啓陽) 145
박기선 30
박민주(朴敏柱) 11
박서양(朴瑞陽) 143
박숙란(朴淑蘭) 232
박승권(朴勝權) 143
박영룡(朴永龍) 182
박용규(朴容圭) 104, 148
박정근 202
박주병(朴柱秉) 55
박창훈(朴昌薰) 67, 87, 89, 117, 118,
　　164
박현환(朴賢煥) 27, 32, 211, 213, 217,
　　218
박희준(朴熙俊) 118
방응모(方應謨) 15, 20, 260
방종현(方鍾鉉) 20
백경한(白慶翰) 10
백경해(白慶楷) 10, 18
백계형(白桂衡) 232
백계희(白季姬) 11
백광훈(白光勳) 10
백기호(白基昊) 175, 193, 134
백낙준(白樂濬) 15, 20, 208, 212

백낙환(白樂晥) 14, 15, 84, 108, 110,
　　179~81, 194, 198, 203, 219, 221,
　　222, 225~28, 232, 256
백낙훤(白樂喧) 184, 231, 232
백난영(白蘭英) 229
백대희(白大姬) 11
백도형(白道衡) 232
백문경(白文景) 19
백문보(白文寶) 10
백봉제(白鳳濟) 11, 12, 20, 34~36
백붕제(白鵬濟) 11, 12, 20, 36, 193,
　　194, 203, 215, 216, 218, 219, 232
백선우(白善宇) 231
백선재(白善在) 231
백송계(白松溪) 10
백수경(白秀瓊) 232
백수욱(白受煜) 104, 143
백시증(白時增) 10
백시훈(白時塤) 11
백역(白繹) 10
백영(白永) 10
백영익(白暎翊) 231
백예행(白禮行) 19
백용제(白龍濟) 11, 12, 248
백유함(白惟咸) 10
백이정(白頤正) 10
백이행(白彛行) 11, 12, 20, 26, 27, 29,
　　37
백인걸(白仁傑) 10
백인제 외과교실 94, 128, 148, 180
백인제외과의원 177, 180, 182, 184,
　　230
백종걸(白宗杰) 10
백중희(白中姬) 11
백지원(白智瑗) 231
백진경(白眞瓊) 232
백학제(白鶴濟) 20
백향남(白香南) 184, 231
백향주(白香洲) 184, 231, 234

백홍준(白鴻俊) 10
백희행(白禧行) 9, 12, 37, 78
법관양성소 37
베를린 대학 171
보건후생부 187
보성학교 37, 41
부호(鳧湖) 14
부호육영학교(鳧湖毓英學校) 20, 26

ㅅ

사또오(佐藤) 65, 67, 78, 90, 117, 258
3·1운동 19, 22, 30, 31, 38, 57, 69~
71, 73~75, 78, 79, 112, 114, 116,
186, 242, 257, 259
서승해(徐昇海) 143
서울대학교 의과대학 127, 136, 187,
188, 197, 223, 225
서울의사회 127, 188, 215
서울의사회장 175, 187
서재필(徐載弼) 144, 174, 175, 204,
215, 216
서춘(徐椿) 20, 27, 32
서홍석(徐洪錫) 143
선우종원 219
세브란스연합의학교 37, 48
세브란스의학전문학교 41, 47, 63,
106, 143, 145, 153
「소량 혈청 중의 칼슘 및 인(燐) 미량정
량법에 대하여」 84
손정도(孫貞道) 208
송봉해(宋鳳海) 202
쇼오까제(莊風四郞) 67
수양동우회(修養同友會) 25, 113, 207,
210, 212
수원농림전문학교 41
수원(水原) 백(白)씨 9, 10
수원 제암리 학살 사건 71

수혈 87, 88, 91, 95, 104, 107, 109,
130, 134, 195, 196
「수혈에 대하여」 101, 195
수혈요법(輸血療法) 88, 107, 195
「수혈혈구의 운명」 84
수혈협회 107, 195
시가(志賀潔) 64, 90, 135
시이바(椎葉) 135
신기선(辛基善) 231
신기영(辛基榮) 231
신성우(申聖雨) 117, 118, 136, 155,
187, 220
신용균(申龍均) 118, 246
신융선(辛隆善) 231
신진당(新進黨) 198, 199, 214
신태숭(申泰崧) 117
신현구 225, 226
신현돈(申鉉燉) 202
신흥우(申興雨) 155
실력양성운동론 112~16
「a. 실험적 구루병(佝僂病)의 연구(전
편): 실험적 흰쥐(白鼠) 구루병의 생
성 및 그 일반적 제검색(諸檢索)」 84
~86 89, 90, 108
「b. 실험적 구루병의 연구(후편): 실험
적 흰쥐 구루병의 병리적 연구」 84
~86, 90, 108
심호섭(沈浩燮) 67, 87, 89, 127, 146,
187, 188, 246, 260

ㅇ

안동원(安東源) 204
안동조(安東晁) 118
안상호(安商浩) 144, 145
안창호(安昌浩) 11, 21~23, 27, 28,
65, 112, 197, 205~11, 213, 248,
259

애비슨(Oliver R. Avison) 47
양봉근(楊奉根) 56
에테르 마취 79
여자의학전문학교 창립발기회 153
여준(呂準) 30~32
여행열(呂行烈) 204
연희전문학교 37, 41
염형섭(廉亨燮) 104
오가와(小川蕃) 67, 90, 106
오까모또(岡本太二) 104
오명수(吳明洙) 104, 188, 189
오산학교(五山學校) 11, 15, 20~22,
    27, 28, 31, 71
오세혁(吳世赫) 232
5·10총선거 198, 199, 202, 222
오영석(吳瑛錫) 232
오오사까(大阪)공업전문학교 11
오오스까(大塚) 69
오오자와(大澤勝) 65
오원석(吳元錫) 118
오윤석(吳潤錫) 232
오정국(吳正國) 118
오천석(吳天錫) 208
왕겐스틴(Wangensteen) 106, 108
왕겐스틴 디컴프레션(Wangensteen
    decompression) 108
외과임상강의 97
외과총론 84, 97, 98, 196
우두술(牛痘術) 43
우에다(上田常吉) 65
우에무라(植村俊二) 65, 78, 90, 83
우에무라외과의원 66, 179
원장길(元長吉) 202
유(類)마약중독 좌담회 153
유린회(有隣會) 154
유병필(劉秉珌) 144
유봉식(柳鳳植) 143
유상규(劉相奎) 104, 118, 129, 143,
    145, 156, 205, 206, 208, 248, 259

유억겸(兪億兼) 208
유영모(柳永模) 30, 31
유일준(兪日濬) 87, 89, 104, 117, 118,
    121~24, 126~28, 146, 154
윤기섭(尹琦燮) 30, 31
윤덕선(尹德善) 137, 182, 196, 225,
    226, 228
윤석진(尹錫鎭) 204
윤일선(尹日善) 127, 145, 146, 187
윤종호(尹鍾湖) 104
윤주원(尹周源) 104, 155
윤치로(尹致魯) 118
윤치왕(尹致旺) 89
윤치형(尹治衡) 87, 89, 171
윤치호(尹致昊) 29
의사부장(議事部長) 205, 212, 213
의안(醫眼)으로 본 뱃속 156
의학강연회 143, 154
의학교(醫學校) 47, 48
이갑수(李甲洙) 145, 146, 155, 187
이강(李剛) 208
이경현(李競鉉) 156
이광수(李光洙) 15, 16, 23~25, 30,
    32, 33, 65, 92, 105, 110~16, 153,
    176, 205, 206, 208, 210, 213, 239,
    243
이규호(李揆皓) 231
이동기(李東沂) 158
이면재(李冕載) 54, 73
이명룡(李明龍) 15, 19, 71
이명용(李明鏞) 155
이민상(李敏相) 67
이범교(李範敎) 202
이병훈(李炳勳) 118, 129, 143, 180
이선근(李先根) 145
이성숙(李聖塾) 157
이세겸(李世謙) 117
이승만(李承晩) 200, 204, 260
이승훈(李昇薰) 15, 19~22, 26, 29,

65, 71, 205

이영준(李榮俊) 127, 202

이와다(稻田博) 67

이와모또(稻本龜五郞) 65, 90

이와이(岩井) 58

이용설(李容卨) 111, 127, 143, 146, 152, 186~88, 204, 208, 212, 248

이재복(李在馥) 104, 105, 118, 138, 143, 147, 187~89

이종대(李鍾大) 117, 123

이종륜(李鍾綸) 117, 187, 188

이종상(李宗相) 231

이종성(李鍾聲) 20, 30

이중락(李重樂) 67

이필근(李弼根) 56

이학송(李鶴松) 208

이혜정(李慧靜) 231

인제대학교 189, 223, 227, 228, 232, 241

인제의과대학 137, 227

『인제의학』 177

인제학원 128, 231

「인혈혈형(人血血型)의 유전 및 그 유전가설에 대한 비판」 101, 195

일광요법(日光療法) 169

『일본외과학회지(日本外科學會誌)』 103, 104

「일·선인(日鮮人)간에 있어서 혈액속별(血液屬別) 백분율의 차이 및 혈액속별 특유성의 유전에 대하여」 80, 195

임명재(任明宰) 118, 187

임질 좌담회 150

ㅈ

장감압술(腸減壓術) 106, 108

장기려(張起呂) 57, 69, 75, 77, 79, 80,

83~85, 90, 92, 93, 104, 105, 107, 109, 110, 118, 124, 126, 131, 135, 136, 143, 147, 148, 173, 178, 195, 205, 206, 224, 228, 246, 254, 255

장덕수(張德秀) 196, 260

장루설치술(腸瘻設置術)의 적용과 그 치료법 147

장루형성술(腸瘻形成術) 107

장이욱(張利郁) 207, 211~13, 248

장지만(張志萬) 220

장해평(莊海平) 22

재단법인 백병원 11, 181, 189, 190, 194, 197, 215, 223, 243, 246

　　부산백병원 109, 227

　　상계백병원 227

　　서울백병원 178, 179, 226, 227

　　일산백병원 227

　　재단법인 백병원 설립취지서 189, 190

　　재단법인 백병원 정관(財團法人 白病院 寄附行爲) 190, 191

적리(赤痢) 좌담회 150

전경화(全敬和) 231

전명제(全命濟) 231

전성관(全聖寬) 189

전수익(全秀翼) 231

전종휘(全鐘輝) 82, 97, 110, 117, 137, 175, 176, 178, 195, 196, 218, 219, 222, 227, 228, 254

전현오 194, 196, 217, 225, 226

정구충(鄭求忠) 143, 153, 188

정민택(鄭民澤), 118, 154

정석태 217

정약용(丁若鏞) 43

정연희(鄭蓮姬) 231

정인경(鄭仁景) 204

정일형(鄭一亨) 208, 211, 212

정주의 낙토(樂土) 14

정주파(定州派) 9, 10

정주평야(定州平野) 16
정준(鄭浚) 104, 143, 148, 157
정직, 성실, 근면 78
제1차 유럽(구미) 여행 172
제2차 유럽(구미) 여행 106, 173, 176, 258
제생의원(濟生醫院) 43
제중원(濟衆院) 44, 46, 47, 83
제중원의학교 47
조만식(曺晩植) 29, 30
조병옥(趙炳玉) 207
조선교육령 38~40, 50
조선미생물학회 127
조선우생협회(朝鮮優生協會) 155
『조선의보(朝鮮醫報)』(The Korean Medical Journal) 102, 104, 146, 148, 173
조선의사협회(朝鮮醫師協會, The Korean Medical Association) 105, 127, 143, 145~48
조선의사회(朝鮮醫師會) 187
조선의학연구회(朝鮮醫學硏究會) 187, 188
조선의학협회 146, 175
조선의학회(朝鮮醫學會) 86, 87, 144
『조선의학회잡지(朝鮮醫學會雜誌)』 144
『조선의학회지(朝鮮醫學會誌)』 80, 84
조선 정판사(精版社) 위조지폐 사건 204, 218, 222, 260
조선총독부의원(總督府醫院) 48, 50, 57, 61, 65, 67, 68, 78, 79, 83, 84, 87~91, 101, 104, 117, 122, 123, 129, 130, 144, 164, 179, 195
조선총독부의원 부속의학강습소 37, 48~50, 52, 121
조영규(曺泳珪) 202
조진석(趙震錫) 12, 27, 34, 82, 83
조한성(趙漢盛) 67, 129

조형균(趙衡均) 71
좌신적출술(左腎摘出術) 105
주성순(朱星淳) 118
주영재(朱永在) 84, 95~97, 99, 104, 132, 133, 138, 139, 143, 177~82, 209, 228, 244, 254
주요한(朱耀翰) 111, 203, 206~208, 211~13, 230, 248
중앙고보 11
지석영(池錫永) 42~44, 46
진인현(晋寅鉉) 117, 123
쯔모리(津守) 104

ㅊ

차남수(車南守) 143
차이석(車利錫) 208
창립기념가 33
청주(淸州) 한(韓)씨 9
총선거에 대하여 국민에의 제언 199, 201
최경세(崔經世) 118
최경식(崔炅湜) 118
최경진(崔炅珍) 96, 142, 180, 185, 228~31
최규옥(崔圭鈺) 202
최남선(崔南善) 31, 112, 113, 115
최능진(崔能鎭) 204, 208
최동(崔棟) 187
최상채(崔相彩) 143, 187, 188
최성장(崔性章) 143
최일문(崔日文) 89
최제창(崔濟昌) 109, 174, 175, 178, 187
최종완(崔鍾完) 54, 65
추문구(秋文求) 117
치질 좌담회 151

ㅋ, ㅌ, ㅍ

키리하라(桐原眞) 67, 82, 83, 90, 91,
    95, 105, 129, 195, 258
토라코마 좌담회 152
토오꾜오(東京)제국대학 의학부 86,
    89, 90
통속의학 강연회(通俗醫學講演會) 154,
    155, 157

ㅎ

하가(芳賀榮次郎) 64
하네로레 이틱 231
하이다(灰田茂生) 104
한격부(韓格富) 189
한국의 메이요 클리닉 109, 223
한국의사연구회(韓國醫事硏究會) 143
    ~45

한문식(韓文植) 189
한성의사회(漢城醫師會) 145, 188
허영숙(許英肅) 25, 153, 242
허태영(許泰榮) 208
현규환(玄圭煥) 71
현상윤(玄相允) 15, 20, 29
혈액고(血液庫) 196
혈액형 81, 82, 87, 88, 90, 91, 95,
    195, 196, 258
「혈액형 유전 학통(學統)에 대한 사견
    (私見)」 84
홀(Rosetta S. Hall) 153
홍경래 18
홍경래난 10, 18, 19
홍순옥(洪淳玉) 202
홍진구(洪震求) 118
황용수(黃龍水) 104
후지따(藤田宗憲) 67, 87
흥사단 11, 24, 25, 112, 197, 204~14,
    217, 248, 250, 260

백인제 박사 전기 간행위원회
위원장: 白樂晥
간행위원: 白樂朝 金鎭福 白樂晅 李赫相 沈載洪
　　　　　金官曄 車仁淊 黃尙翼 徐洪官

선각자 백인제
한국 현대의학의 개척자

초판 발행/1999년 1월 29일

지은이/백인제 박사 전기 간행위원회
펴낸이/김윤수
펴낸곳/(주)창작과비평사

등록/1986년 8월 5일 제10-145호

주소/서울시 마포구 용강동 50-1 우편번호 121-070
전화/영업 718-0541·0542 편집 718-0543·0544
　　716-7876·7877(독자관리)
팩시밀리/영업 713-2403 편집 703-3843
인터넷/홈페이지 www.changbi.co.kr
　　　　전자우편 changbi@changbi.com
하이텔·천리안·나우누리 ID/changbi
지로번호/3002568
대체구좌/010041-31-0518274

ⓒ 백인제 박사 전기 간행위원회, 1999

ISBN 89-364-7052-3 03990
* 책값은 뒤표지에 표시되어 있습니다.